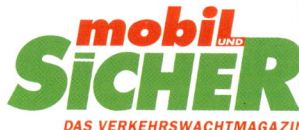

RATGEBER

Fit bleiben im Straßenverkehr

Tipps für die Generation 50 plus

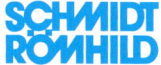

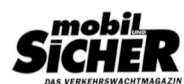 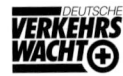

© 2000 by Verlag Schmidt-Römhild, Lübeck
– alle Rechte vorbehalten –
ISBN: 3-7950-0761-5
Redaktion:
Dr. Rita Bourauel, Chefredakteurin *mobil und sicher* – Das Verkehrswachtmagazin
Am Pannacker 2, 53340 Meckenheim bei Bonn, Tel. 02225 / 88472, Fax 02225 / 88487,
E-Mail: mobilundsicher@t-online.de, Internet: www.mobilundsicher.de
Titelbild: Gestaltung Schmidt-Römhild, Lübeck; Foto: ZVA, Düsseldorf
Layout: Verlag Schmidt-Römhild, Lübeck

SCHMIDT RÖMHILD

Druck:
Deutschlands ältestes Verlags- und Druckhaus seit 1579
Verlagsgruppe Beleke
Mengstraße 16, 23552 Lübeck
Tel. 0451 / 7031-01, Fax 0451 / 7031-231,
E-Mail: msr-luebeck@t-online.de, Internet: www.schmidt-roemhild.de

Mit freundlicher Unterstützung

 KRAFTFAHRER-SCHUTZ e.V. Automobilclub

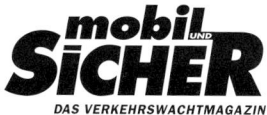

RATGEBER

Fit bleiben im Straßenverkehr

Dr. Rita Bourauel

mit Beiträgen von

Dr. Christine Bergmann
Prof. Dr. Amos S. Cohen
Dr. Michael Emsbach
Arnd Engeln
Prof. Dr. Dr. Benedikt von Hebenstreit
Helga Henkel
Bernd Herzog-Schlagk
Prof. Dr. Hans Jürgen Kaiser
Prof. Dr. Maria Limbourg
Prof. Dr. Krista Mertens
Dr. Heidrun Mollenkopf
Sigrid Nicodemus
Pamela Rompe
Prof. Dr. Bernhard Schlag
Angelika Schlansky
Prof. Dr. Dietrich Ungerer
Trude Unruh
Horst Vanselow
Roswitha Verhülsdonk
Manfred Weinand
Andreas Zehnpfennig

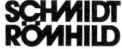

INHALTSVERZEICHNIS

Vorworte 6
Fakten 9
Das Alter und die Alten 10
Bevölkerungsentwicklung 11
Mobilität 13
Mehr Senioren im Straßenverkehr 14
Senioren im Straßenverkehr: Erfahrene Verkehrsteilnehmer oder besondere Risikogruppe? 17
Unfälle sind keine Zufälle 21
Schlechtes Sehen erhöht die Unfallgefahr 22
Machen Sie den Sehtest 26
Farbsehvermögen 29
Altersbedingte Makula-Degeneration 30
Die optimale Brille für Autofahrer 32
Unfallgefahr durch Sonnenblendung ... 34
Wahrnehmungstäuschung 35
Gutes Hören 36
Körper, Geist und Seele 37
Seelisches Wohlbefinden 39
Heilsteine und Sternzeichen 41
Schlafen, Essen und Trinken 43
Medikamente 46
Medikamente können die Verkehrstüchtigkeit beeinträchtigen 47
Diabetes und Autofahren 49
Mit dem Auto unterwegs 53
Der ältere Autofahrer ist besser als sein Ruf 54
Der sichere Autofahrer 56
Fahrtüchtigkeit und Eigenverantwortung 57
Checkliste 58
Im Auto, bevor die Fahrt losgeht 59
Die Autofahrt 60
Wohnmobile und Wohnwagengespanne 62
So bleiben Sie sicher und fit am Steuer . 63
Senioren: Welches Auto passt? 64
Tipps für die Autowahl 65
Zweiradfahrer 67
Motorisierte Zweiradfahrer 68
Radfahrer 72
Der sichere Radfahrer 73
Das Fahrrad für ältere Menschen 76
Checkliste für den Fahrradkauf 78
„Oben mit" – ist sicherer 79
Fußgänger 81
Senioren als Fußgänger 82
Der sichere Fußgänger 83
Überqueren der Fahrbahn 84

INHALTSVERZEICHNIS

An der Ampel 85
Am Zebrastreifen 86
Sichtbarkeit bringt Sicherheit 87
Öffentliche Verkehrsmittel 89
Unterwegs mit Bus und Bahn 90
Planung der Fahrt 91
An der Haltestelle 91
Die Fahrt im Bus/in der Bahn 92
Das Aussteigen 93
Auto im Zug 94
Erst denken, dann lenken 95
Medien und Programme 97
Filmtipps 98
Programmarbeit der Deutschen
Verkehrswacht 103
Zielgruppenprogramme 107
Recht 113
Besonderer Schutz für Senioren 114
Ein Herz für Senioren 117
Rechte und Pflichten 118
Alter kein Grund für
Fahruntüchtigkeit 119
Müde am Steuer? 120
Wissenschaft 123
Alter zählt nicht in Jahren 124
Ältere Menschen unterwegs 126
Alterung und Handlungs-
zuverlässigkeit 129
Ältere Menschen als Kraftfahrer ... 136
Der ältere Mensch – als Vorbild für mehr
Sicherheit im Straßenverkehr? 139

Leistungsfähigkeit und
Kompensationsstrategien im Alter 144
Verkehrssicherheit durch Aktivität 148
Umgang mit Belastungsgrenzen
im Alter 152
Die Begutachtung der Fahreignung 155
Ältere Autofahrer und öffentliche
Verkehrsmittel 158
Maßnahmen zur Erhöhung der
Verkehrssicherheit von Senioren 162
Europäische Konferenz 167
Telefonieren im Auto? 168
Jung gegen Alt, Alt gegen Jung 170
Keine Mehrheit für
Führerscheinentzug ab 70 172
Autofahrer-Typen in Deutschland 174
Wir schaffen den Ruhestand ab! 175
Senioren sind die großen
Sorgenkinder im Verkehr 177
Nachworte 178
Wichtige Adressen 184
Register 190

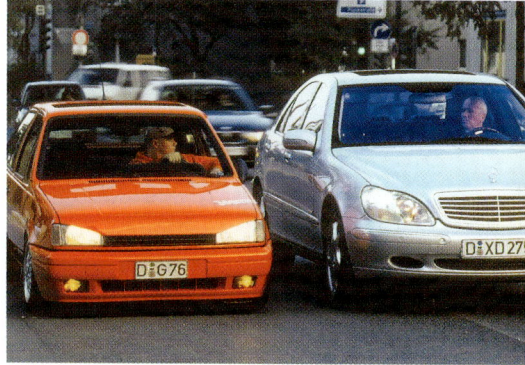

VORWORTE

Liebe Leserin, lieber Leser!

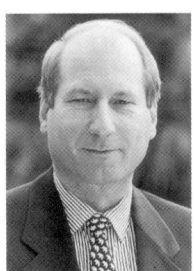

Mobilität ist ein Stück Lebenszufriedenheit im Alter, und deshalb darf es keine Beschränkungen speziell für ältere Menschen geben. Allerdings ist Aufklärung und Information in der Bevölkerung notwendig: Zum einen sollte mehr ins Bewusstsein treten, dass ältere Menschen als Fußgänger besonderen Schutzes bedürfen, d.h. vorsichtig fahren und immer bremsbereit sein, wenn Ältere im Straßenverkehr zu sehen sind. Zum anderen sollten die älteren Menschen selber für ihre Sicherheit im Straßenverkehr verantwortlich sein.

Im Straßenverkehr verunglückten im letzten Jahr (1999) rund 36.700 Menschen, die 65 Jahre und älter waren; 1.300 starben. Das Unfallrisiko der älteren Menschen ist zwar im Vergleich zu den übrigen Altersgruppen bezogen auf die Einwohnerzahlen deutlich geringer. Allerdings wenn ältere Menschen verunglücken, ist die Gefahr weitaus größer als bei Jüngeren, dass sie bei einem Unfall schwer verletzt oder getötet werden. Senioren sind als Fußgänger und Radfahrer besonders gefährdet. Als Kraftfahrer verunglücken sie kaum häufiger als jüngere Autofahrer. Die meisten Senioren haben eine eher nüchterne und vernunftbetonte Einstellung zum Autofahren; sie kompensieren ihr nachlassendes sensorisches, motorisches und kognitives Leistungsvermögen durch Veränderung ihres Fahrverhaltens, z.B. meiden sie ungünstige Tageszeiten, Dämmerungs- und Dunkelheitsfahrten, ungünstige Witterungsbedingungen, fahren langsamer und vorsichtiger als Jüngere. Dadurch reduzieren sie ihr altersbedingtes Unfallrisiko.

Zur Zeit leben 13 Millionen Menschen in Deutschland, die 65 Jahre und älter sind. Ihr Anteil an der Gesamtbevölkerung ist in den letzten Jahren kontinuierlich gestiegen. In 10 Jahren wird statistisch gesehen jeder vierte 60 Jahre und älter sein. Zukünftig wird es immer mehr ältere Menschen geben, die als Verkehrsteilnehmer im Straßenverkehr mobil und sicher unterwegs sein möchten. Deshalb trägt die Bundesregierung seit Jahren mit einem Bündel von Maßnahmen aktiv zur Verbesserung der Verkehrssicherheit von älteren Menschen im Straßenverkehr bei. Die diesjährige ECE-Woche „schwächere Verkehrsteilnehmer" unter der Federführung des Bundesministeriums für Verkehr, Bau- und Wohnungswesen widmete sich vor allem der Sicherheit älterer Mitbürger. Hinzu kommen Programme und Aktionen zur Erhöhung der Verkehrssicherheit für Senioren. Die gute Arbeit der Verkehrswachten vor Ort ist in diesem Zusammenhang besonders hervorzuheben!

Reinhard Klimmt, Bundesminister für Verkehr, Bau- und Wohnungswesen (BMVBW)

Dieser ***mobil und sicher-***Ratgeber gibt eine Vielzahl von nützlichen Ratschlägen, damit man als Verkehrsteilnehmer im Straßenverkehr mobil und sicher bleibt! ■

Zu einem selbstbestimmten Leben im Alter gehört die Mobilität und damit auch die Teilnahme am Straßenverkehr.

Jeder von uns, der sich tagtäglich im Straßenverkehr bewegt, ist sich normalerweise bewusst, dass er damit Risiken eingeht. Mit ihnen kann man lernen umzugehen, denn man weiß ziemlich genau, wodurch diese Gefährdungen entstehen. Die-

VORWORTE

ses Lernen, die Tücken des Straßenverkehrs zu bewältigen, ist ein lebenslanger Prozess, der im Kindergarten beginnt und eigentlich nie enden sollte. Auch alte Menschen können noch lernen; allerdings benötigen sie dazu angemessene Lernbedingungen. Vor allem aber brauchen sie Einsicht in die Notwendigkeit des Lernens. Die Lerninhalte müssen für sie eine Bedeutung im Hinblick auf ihre eigene Lebensführung haben, auf ihre Ziele und Interessen, auf ihre Gewohnheiten, Wertvorstellungen und Gefühle. Jedem Alternden muss erst einmal die Tatsache bewusst gemacht werden, dass seine Teilnahme am Straßenverkehr mit besonderen Merkmalen, Beeinträchtigungen und Gefährdungssituationen verbunden ist.

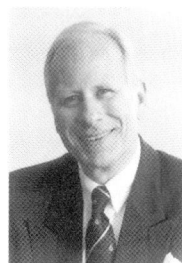

Peter Dietrich Rath, Präsident Automobilclub Kraftfahrer-Schutz e.V. (KS)

Alle Verkehrssicherheitsmaßnahmen bleiben nur Stückwerk, wenn die Betroffenen – also hier die Zielgruppe der Alternden – nur Objekt sind und nicht Mitwirkende der Maßnahmen. Sie dürfen nicht länger als eine soziale Problemgruppe dargestellt werden, sondern vielmehr als wichtiges gesellschaftliches Potential.

„Hohes Alter" allein ist noch kein Grund, an der Fahrtüchtigkeit eines Autofahrers zu zweifeln. Eine solche Unterstellung ist weder durch Gesetz noch durch wissenschaftliche Erkenntnisse gedeckt. Man muss dankbar sein, wenn sich heute immer mehr die Erkenntnis durchsetzt, dass Älterwerden kein negativer, krankhafter, mit Abbau endender Prozess ist, sondern auch viele positive Aspekte bietet, die unserer Gesellschaft zugute kommen können.

Auch die Älteren von uns haben das Recht auf Mobilität und damit bessere Lebensqualität. Dies gilt es zu unterstützen.

Ich danke allen, die mitgeholfen haben, diesen Ratgeber für Senioren zu erstellen. ∎

Die Menschen in Deutschland werden immer älter. Als neuer Oberbegriff für eine veränderte Lebenseinstellung der älteren Generationen hat sich in der Marktforschung der Begriff „50 plus" eingebürgert. Er trägt der Tatsache Rechnung, dass der neue Lebensabschnitt neue Perspektiven und Rahmenbedingungen bietet. Die Lebensfreizeit steigt ständig an, die neue Berufswelt fordert ein lebenslanges Lernen, ein gewisser materieller Wohlstand ist erreicht und die Mobilität in einem erweiterten Bewegungsradius kennzeichnen die gestiegenen Ansprüche.

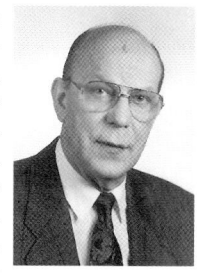

Dr. Burkhard Ritz Präsident der Deutschen Verkehrswacht

Dieser *mobil und sicher*-Ratgeber will Menschen der Altersgruppe ab 50 Jahren aufwärts Informationen und Hinweise geben, wie rechtzeitige Vorbereitung im Lebens- und Freizeitstil und auch im Verkehrsverhalten zu einer langen und vitalen Lebensgestaltung beitragen können.

Neben den sozialen und psychologischen Begleitumständen des Älterwerdens spielen biologische und medizinische Faktoren eine wichtige Rolle.

Zudem finden Menschen Rat und Unterstützung bei ihrer Selbsteinschätzung im Verkehrsverhalten. Tipps für Fitness sind ebenso enthalten wie der Umgang mit Verkehrsmitteln bei Medikamentengebrauch, die oft erst die Verkehrstüchtigkeit herstellen.

Ich wünsche mir, dass dieser *mobil und sicher*-Ratgeber dazu beiträgt, die eigenverantwortliche Mobilität so lange wie möglich zu erhalten, ohne die Augen vor den Herausforderungen und der Mitverantwortung zu verschließen.

Mein Dank geht an die Fachleute, die Verbände und alle, die zum Gelingen dieses Ratgebers beigetragen haben. ∎

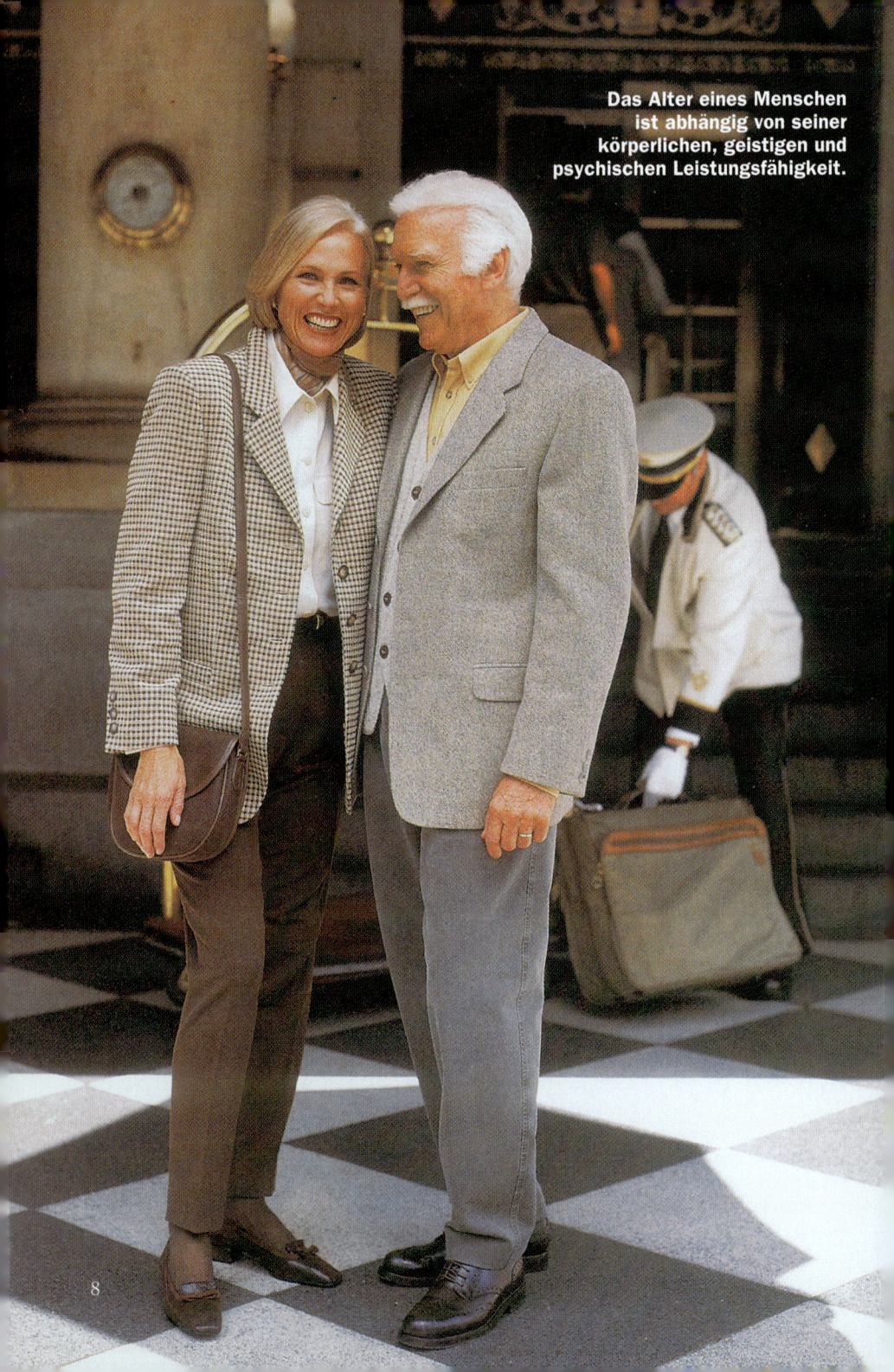

Das Alter eines Menschen ist abhängig von seiner körperlichen, geistigen und psychischen Leistungsfähigkeit.

Fakten

Das Alter und die Alten 10
Bevölkerungsentwicklung in Deutschland 11
Mobilität 13
Mehr Senioren im Straßenverkehr 14
Neue Anforderungen 15
Senioren im Straßenverkehr:
Erfahrene Verkehrsteilnehmer oder
besondere Risikogruppe? 17

Das Alter und die Alten

Wer ist alt?

Altsein will keiner, immer sind es die anderen, die „alt" sind; man selber möchte nicht dazu gehören. In unserer jugendorientierten Gesellschaft ist der Begriff „alt" mit zahlreichen negativen Vorurteilen behaftet wie verkalkt, starrsinnig, vergesslich, passiv und empfindlich.

Selbstbild – Fremdbild

Es ist verständlich, dass ältere Menschen sich von diesen Vorurteilen abgrenzen möchten. Das Bild, das andere von älteren Menschen haben (Fremdbild) ist sehr viel negativer als das Bild, das ältere Menschen von sich selber haben (Selbstbild). Ältere Menschen selber halten sich für ruhig, gelassen und erfahren.

Junge Alte und alte Junge

Natürlich gibt es bei Menschen individuelle Altersunterschiede für das körperliche, geistige und seelische Altern. Training, Genetik und Umwelt haben einen Einfluss darauf. Jede Altersgruppe in ein vorgegebenes Schema zu pressen, wäre unangemessen. Es gibt bereits alte Junge und auch junge Alte.

Pauschalisierungen sind unangebracht – sie diskriminieren nur –, auch wenn allgemein gerne in Kategorien gedacht wird. Jedes Lebensalter hat seine Sonnen- und Schattenseiten – und diese sollte jeder versuchen zu akzeptieren.

In der amtlichen Statistik wird der ältere Mensch/Verkehrsteilnehmer auf die Altersgrenze 60 bzw. 65 Jahre und älter festgelegt.

Umdenken der Generationen

Zwischen den Generationen gibt es einen Generationenkonflikt – vor allem zwischen den Jungen und Alten sowie Alten und Jungen – dies betrifft auch den Straßenverkehr (siehe auch Seite 170 –>). Die Diskriminierung einzelner Gruppen sollte jedoch vermieden werden, da sie zu Unzufriedenheit beiträgt.

Die Generationen untereinander müssen lernen, sich in den anderen einzufühlen (Einfühlungsvermögen/Empathie), den anderen zu tolerieren und negative Vorurteile dem anderen gegenüber zu reduzieren.

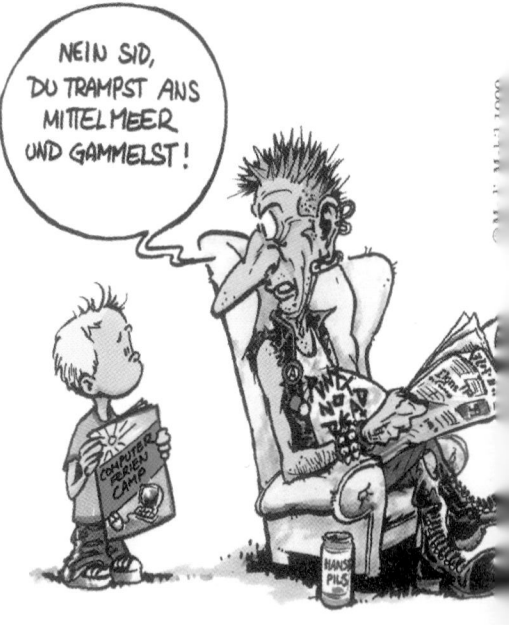

Bevölkerungsentwicklung in Deutschland

Mehr Ältere, weniger Jüngere

In Deutschland leben derzeit ca. 83 Millionen Menschen; davon sind 23 Prozent 60 Jahre und älter und 21 Prozent jünger als 20 Jahre. In 10 Jahren wird statistisch gesehen jeder vierte 60 Jahre und älter sein.

Im Jahr 2040 werden die Älteren 35 Prozent der Bevölkerung ausmachen, hingegen die Jüngeren nur noch 16 Prozent. Mehr als die Hälfte der Bundesbürger wird bis zum Jahr 2040 über 50 Jahre alt sein; schon heute sind es etwa 36 Prozent, d.h. über 29 Millionen Menschen.

Mit diesem Wandel wird auch der Anteil Hochbetagter/-altriger (80 Jahre und älter) stark zunehmen. Zur Zeit leben ca. 3 Mio. Hochbetagte in Deutschland; dies entspricht knapp 4 Prozent der Gesamtbevölkerung.

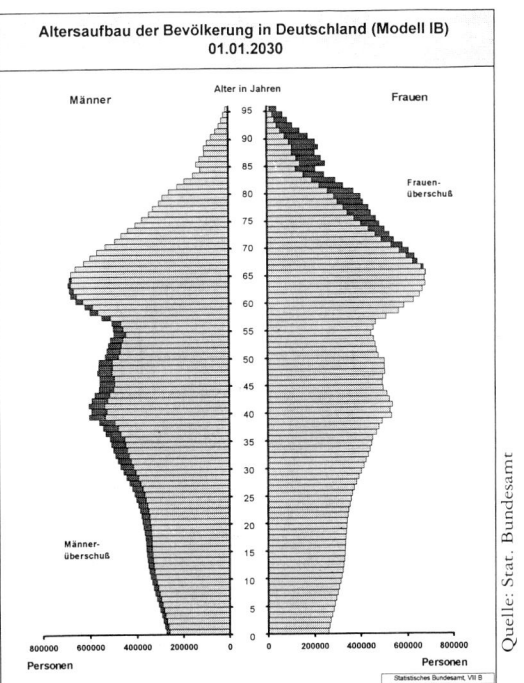

Entwicklung der Bevölkerung in Deutschland bis 2040

Jahr	insgesamt in 1.000	davon im Alter von ... bis unter ... Jahren		
		unter 20	20 - 60	60 und älter
		in % der Bevölkerung		
2000	83.347,4	21,2	55,7	23,1
2010	81.960,3	18,5	56,2	25,3
2020	78.581,0	17,0	54,2	28,8
2030	73.677,3	16,7	48,7	34,6
2040	67.580,2	15,9	49,1	35,0

Quelle: Bevölkerungsvorausschau des Statistischen Bundesamtes

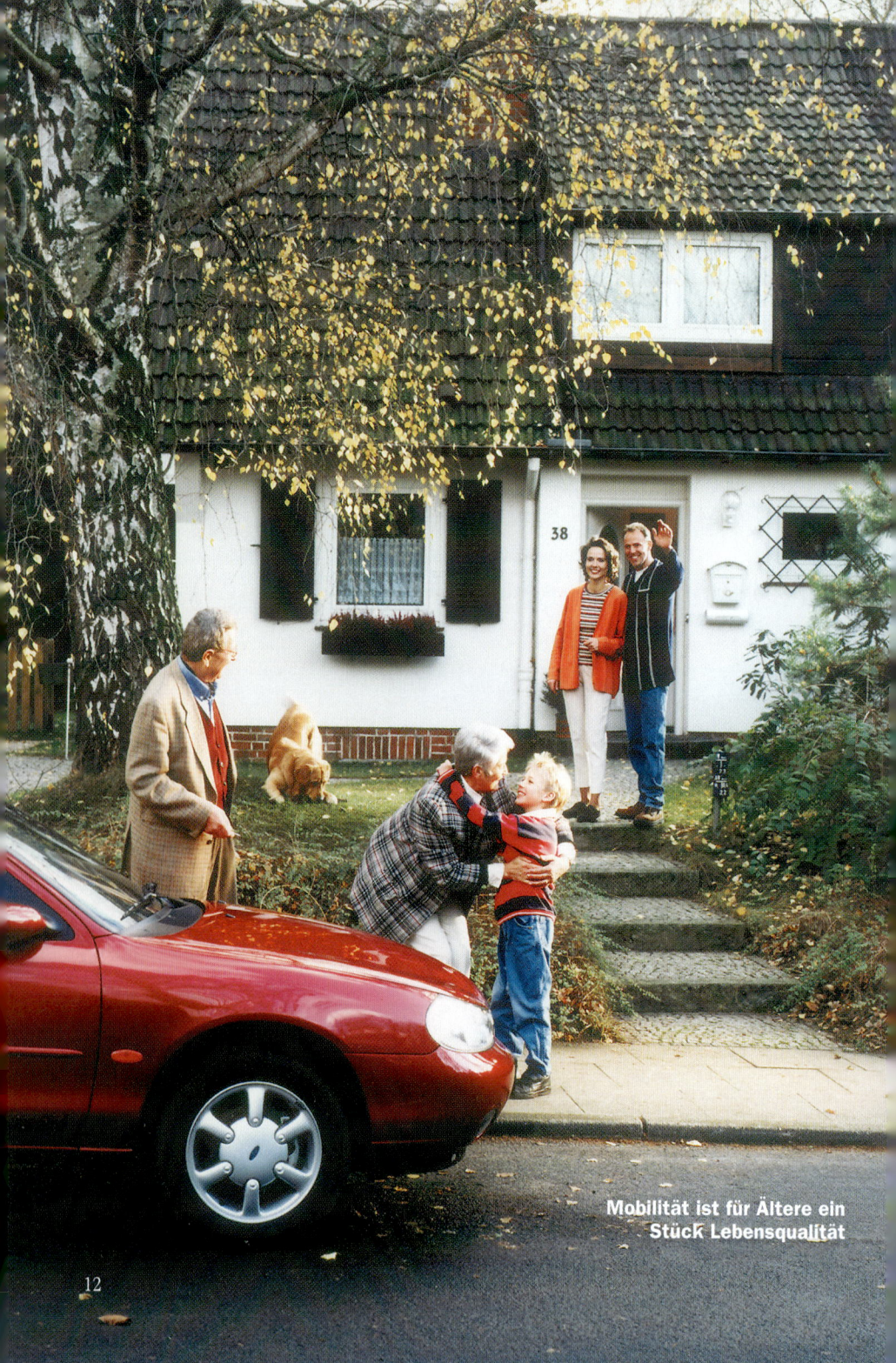

Mobilität ist für Ältere ein Stück Lebensqualität

Mobilität

Mobilität ist für ältere Menschen ein Stück Lebensqualität. In einer Zeit in der Familienmitglieder, Verwandte und Freunde nicht mehr unmittelbar in der Nachbarschaft wohnen, wird Mobilität zunehmend wichtiger. Wer mobil ist, kann außerdem länger selbständig leben. Man kann zum Arzt oder zum Einkaufen fahren und Wege machen, die sonst ohne fremde Hilfe nicht mehr möglich wären.

Dieses Stück Lebensqualität und Unabhängigkeit möchten viele Senioren nicht missen und deshalb fahren selbst Hochbetagte in Deutschland so lange wie sie meinen, dass es eben geht. Besonders das Auto spielt für Ältere eine wichtige Rolle.

Senioren legen den größten Teil ihrer Wege im Pkw (Pkw-Fahrer, Pkw-Mitfahrer) zurück. Sie fahren jedoch weniger Kilometer pro Jahr (ca. 8000 km) als der Durchschnitt der Bevölkerung (ca. 14.000 km). Als Fußgänger sind Senioren tagesdurchschnittlich häufiger unterwegs als als Radfahrer und Nutzer des öffentlichen Verkehrs (Bus u.a.); als Benutzer motorisierter Zweiräder ist ihr Anteil am geringsten. Allerdings variiert die Nutzung der einzelnen Verkehrsmittel zwischen den Geschlechtern, Stadt-/Landbewohnern und auch innerhalb der Altersgruppen der Senioren.

Sind ältere Autofahrer im Straßenverkehr auffällig?

Ältere Autofahrer sind in der Regel sichere Verkehrsteilnehmer und verhalten sich im Hinblick auf Verkehrsverstöße viel besser als beispielsweise junge Fahrer; erst bei den 75-Jährigen und Älteren gibt es einen leichten Anstieg der Verkehrsverstöße (siehe Abb.).

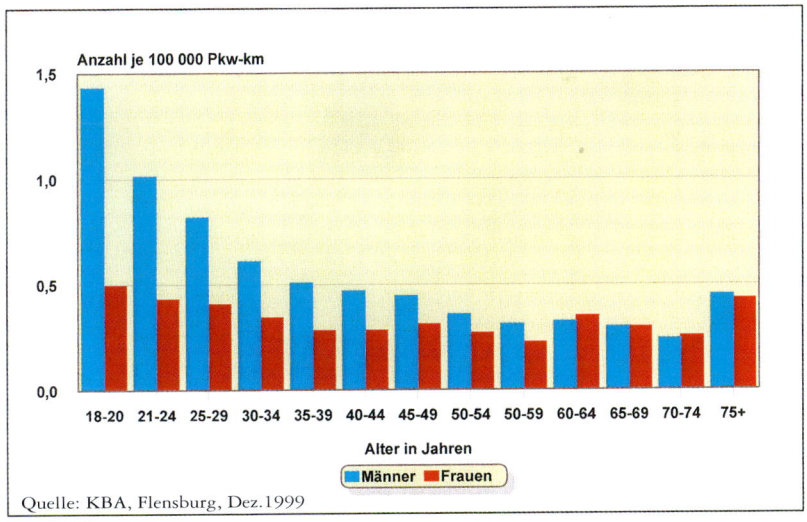

Im Verkehrsregister erfasste Verkehrsverstöße von Pkw-Fahrerinnen bzw. -Fahrern nach Alter und Geschlecht

Quelle: KBA, Flensburg, Dez. 1999

Mehr Senioren im Straßenverkehr

Zukünftig wird es mehr ältere Menschen geben, die als Autofahrer, Fußgänger, Radfahrer, motorisierte Zweiradfahrer und Nutzer des öffentlichen Personenverkehrs (Bus und Bahn) unterwegs sind.

Immer mehr Senioren fahren Auto

Der Anteil der Führerscheininhaber unter den älteren Menschen wird in Zukunft steigen. Männer und Frauen aus den heute bereits motorisierten Altersgruppen werden in den nächsten Jahrzehnten in die Gruppe der Senioren hineinwachsen und weiterhin Auto fahren, da sie den Besitz und Komfort eines eigenen Fahrzeuges gewöhnt sind und nicht darauf verzichten möchten. Das Auto erlaubt ihnen im Alter mobil zu bleiben und aktiv am Leben teilzunehmen.

Von ca. 42 Millionen in Deutschland zugelassenen Pkw fallen 8 Millionen (ca. 21 %) auf die 60-jährigen und älteren Menschen: 2 Millionen (6,4 %) auf Seniorinnen und ca. 6 Millionen (14,3 %) auf Senioren (Stand: Dezember 1999). In Zukunft wird die Pkw-Motorisierung bei Senioren noch mehr zunehmen. Besonders bei den Seniorinnen wird die Motorisierung bis zum Jahre 2020 um fast das Vierfache ansteigen; bei den Senioren hingegen wird es nur einen geringen Anstieg geben.

Die zukünftigen Senioren werden jedoch noch mehr Erfahrungen als Autofahrer haben als ihre Altersgenossen aus früheren Generationen. Schon heute sind ältere Autofahrer, Fußgänger, Radfahrer und Nutzer von öffentlichen Verkehrsmitteln „verkehrserfahrener" als frühere Generationen.

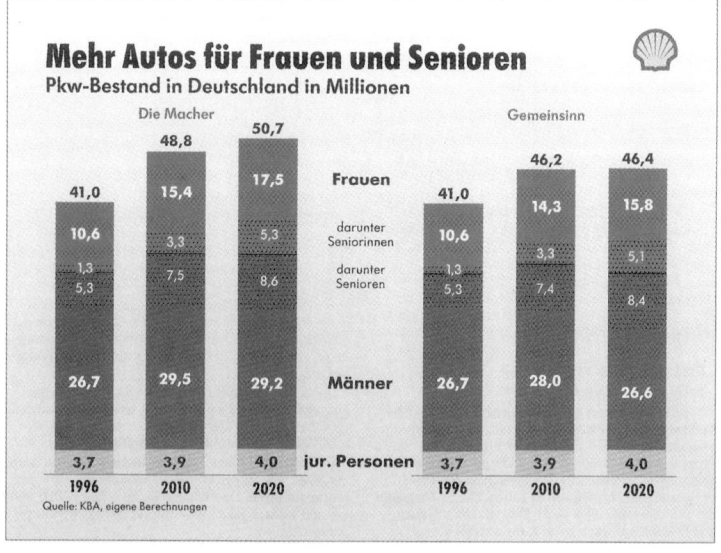

Neue Anforderungen

Gesellschaft und Politik

Jede Senioren-Generation hat ihre ganz besonderen Mobilitätsprobleme und -bedürfnisse. Darauf wird sich die Gesellschaft immer wieder neu einstellen müssen. An die Stadt- und Verkehrspolitik, Verkehrsplanung und auch Verkehrssicherheitsarbeit stellen sich somit neue Anforderungen.

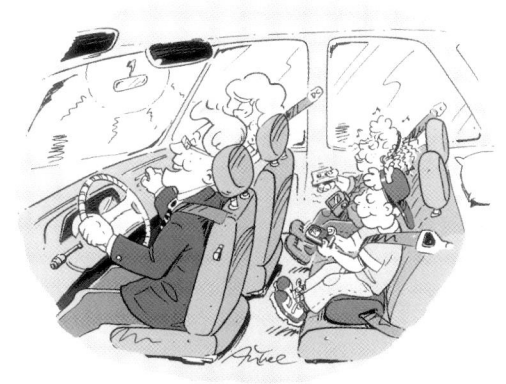

Der Mensch

Aber nicht nur die Gesellschaft, sondern auch jeder einzelne Mensch selbst, sollte sich bereits im mittleren Alter mit dem Alter und Älterwerden befassen, seinen Blick für typische Probleme im Alter sensibilisieren, um auf altersbedingte Veränderungen optimal vorbereitet zu sein.

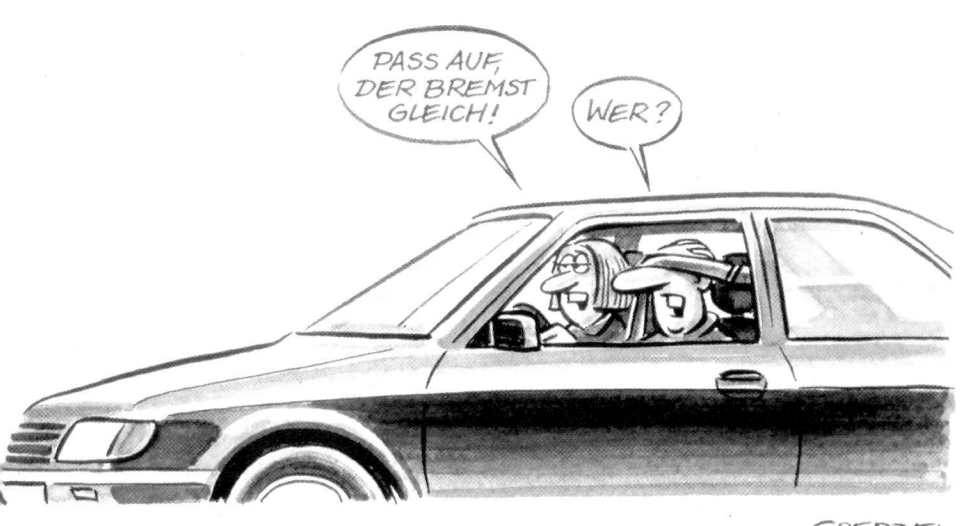

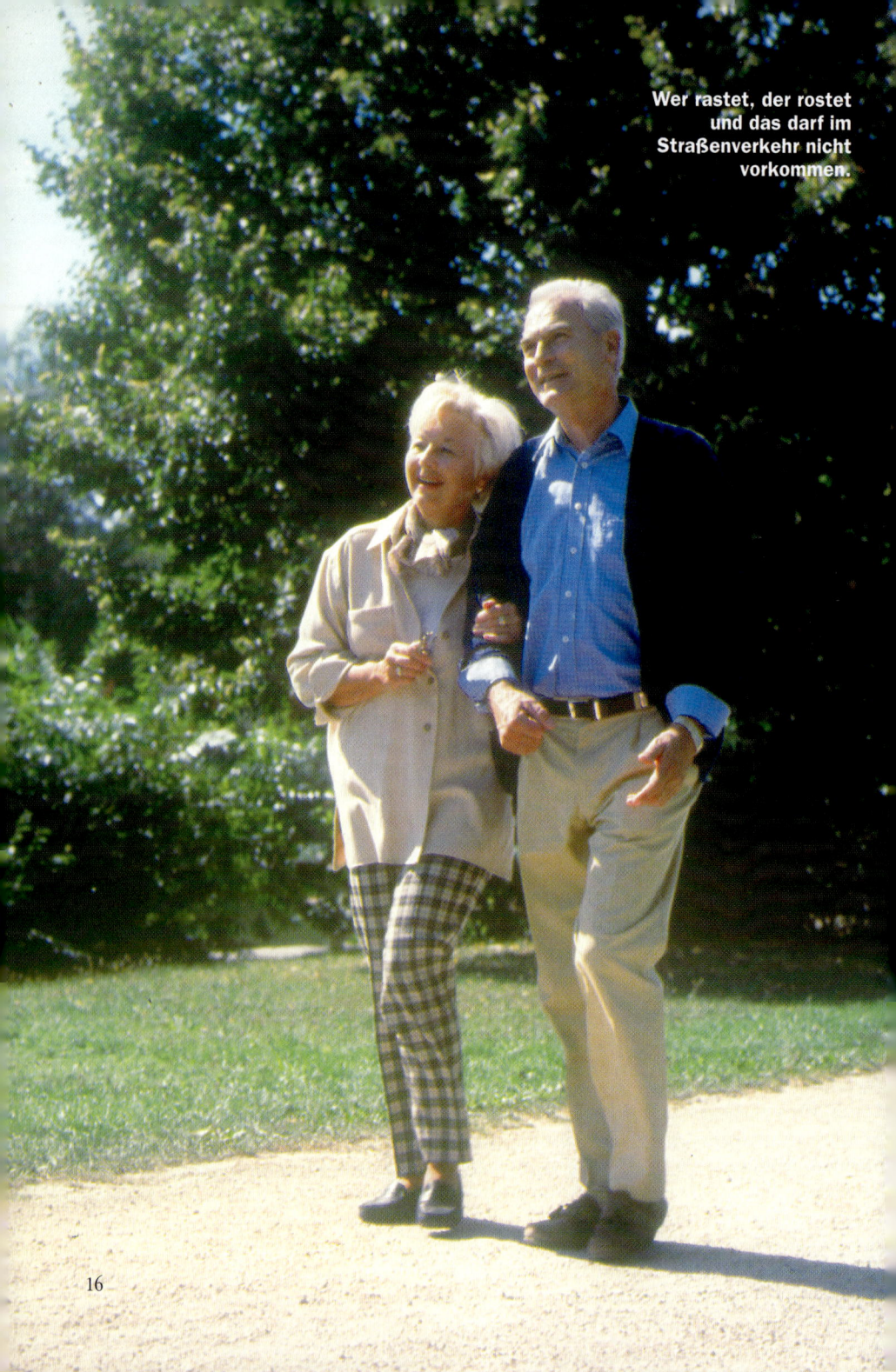

Wer rastet, der rostet und das darf im Straßenverkehr nicht vorkommen.

Senioren im Straßenverkehr:
Erfahrene Verkehrsteilnehmer oder besondere Risikogruppe?

Sigrid Nicodemus, Statistisches Bundesamt, Wiesbaden

Die ältere Generation hat im Straßenverkehr rasante Entwicklungen erlebt. Mit den stetig wachsenden Kfz-Beständen hat sich auch die Verkehrsinfrastruktur erheblich verändert. Die wirtschaftliche Entwicklung, zunehmende internationale Verflechtungen sowie höhere Mobilität und Reiselust der Bevölkerung haben das Verkehrsaufkommen deutlich ansteigen lassen. Der Verkehr auf den bundesdeutschen Straßen ist erheblich dichter geworden.

Senioren sind jedoch nicht nur als Fußgänger und Benutzer von öffentlichen Verkehrsmitteln „passive" Teilnehmer am Straßenverkehr. Viele von ihnen nehmen mit ihrem eigenen Pkw im Straßenverkehr teil, um sich ihre Mobilität bis ins hohe Alter zu erhalten.

Sind ältere Verkehrsteilnehmer dank ihrer jahrzehntelangen Erfahrung sichere Verkehrsteilnehmer oder bilden sie eine besondere Risikogruppe, da sie den Anforderungen des Straßenverkehrs nicht mehr in allen Situationen gewachsen sind? Im folgenden soll das Unfallgeschehen älterer Menschen näher beleuchtet und Stärken und Schwächen dieser Altersgruppe dargestellt werden.

Senioren im Überblick

● Zur Zeit leben 13 Mill. Menschen in Deutschland, die 65 Jahre oder älter sind. Ihr Anteil an der Gesamtbevölkerung ist in den letzten Jahren kontinuierlich angestiegen, er beträgt zur Zeit 16 Prozent. Aber sie stellen nur 7 Prozent aller Beteiligten an Unfällen mit Personenschaden dar.

● Aus diesen unterschiedlichen Anteilswerten kann jedoch nicht unmittelbar geschlossen werden, dass ältere Menschen die sichereren Verkehrsteilnehmer sind; zu berücksichtigen ist ihre geringere Verkehrsteilnahme als Pkw-Fahrer.

● Im Gegensatz zu früher nehmen zwar immer mehr Senioren mittels Pkw aktiv am Straßenverkehr teil. Dennoch verfügen ältere Menschen – insbesondere ältere Frauen – seltener als jüngere Menschen über einen Pkw und fahren durchschnittlich weniger Auto als jüngere Verkehrsteilnehmer.

Verletzungsschwere

● Insgesamt verunglückten 1999 im Straßenverkehr rund 36.700 ältere Menschen. Davon wurden 24.400 leichtverletzt und 11.000 schwerverletzt.

● Das Unfallrisiko der älteren Menschen ist im Vergleich zu den übrigen Altersgruppen bezogen auf die Einwohnerzahlen deutlich geringer.

● Wenn ältere Menschen verunglücken, ist aber die Gefahr weitaus größer als bei Jüngeren, dass sie bei einem Unfall schwer verletzt werden oder gar ums Leben kommen.

● Senioren stellen 7 Prozent aller Verunglückten dar, ihr Anteil an den Todesopfern beträgt allerdings 17 Prozent.

● Durchschnittlich alle 7 Stunden wird ein älterer Mensch im Straßenverkehr getötet, insgesamt sind dies rund 1.300.

Verunglückte Senioren

insgesamt	36 747
Getötete	1 306
Schwerverletzte	11 030
Leichtverletzte	24 411

Verkehrsbeteiligung

● Die Hälfte der verunglückten Senioren kommt als Pkw-Insasse zu Schaden.
● Anteilsmäßig wesentlich häufiger als die Jüngeren verunglücken ältere Menschen als Fußgänger (zu 19%) bzw. Fahrradfahrer (zu 22%).
● 9 Prozent der verunglückten Senioren kommt in einer sonstigen Art der Verkehrsbeteiligung (z.B. Businsassen, motorisierte Zweiradbenutzer) zu Schaden.
● Fast jeder zweite getötete ältere Verkehrsteilnehmer (43%) kam als Pkw-Insasse ums Leben.
● Jeder dritte starb als Fußgänger.
● Für Senioren ist das Risiko, als Fußgänger tödlich zu verunglücken, bezogen auf die jeweilige Bevölkerungszahl rund viermal so hoch wie für die 18- bis 64-Jährigen. Rund jeder fünfte getötete ältere Mensch war ein Fahrradfahrer.

Geschlecht

● Männer sind erheblich gefährdeter als die Frauen. Bezogen auf die Einwohnerzahlen werden rund doppelt so viele ältere Männer im Straßenverkehr getötet als ältere Frauen.

● Männer werden am häufigsten als Pkw-Insassen getötet, Frauen kommen dagegen am häufigsten als Fußgängerinnen ums Leben.

Zeitliche Verteilung

Die tageszeitliche Verteilung der Zahlen der verunglückten Senioren steht im engen Zusammenhang mit deren Verkehrsteilnahme und ihrem täglichen Lebensrhythmus sowie den Spitzenzeiten des Berufsverkehrs.
● Das höchste Unfallrisiko besteht in der vormittäglichen Einkaufszeit zwischen 10 und 12 Uhr sowie in den Nachmittagsstunden zwischen 14 und 18 Uhr.
● Die folgenschwerste Stunde für die älteren Verkehrsteilnehmer ist die tägliche „rush hour" zwischen 16 und 18 Uhr.
● Die meisten Senioren verunglücken freitags, die wenigsten sonntags und samstags.
● Das höchste Unfallrisiko besteht für Senioren zwar in den Monaten Mai bis Oktober, die meisten älteren Menschen kamen jedoch in den „dunklen" Monaten November und Dezember ums Leben.
● Insbesondere für die älteren Fußgänger besteht in diesen Monaten ein besonders hohes Risiko, im Straßenverkehr getötet zu werden. Im November und Dezember kommen zusammen in etwa so viele ältere Fußgänger ums Leben wie insgesamt in den sechs Monaten April bis September. Die häufig schlechte Witterung, schlechte Sichtverhältnisse für die Pkw-Fahrer sowie die noch immer oft dunkle Kleidung der älteren Menschen dürften hierfür die Ursachen sein.

Beteiligte

Die Polizei ermittelt für jeden Unfall einen Beteiligten, der nach ihrer Einschätzung die Hauptschuld an dem Unfall trägt, den sogenannten Hauptverursacher.

- Es fällt auf, dass die älteren Unfallbeteiligten überdurchschnittlich oft diese Unfälle selbst verursacht haben. Rund zwei Drittel der älteren unfallbeteiligten Pkw-Fahrer bzw. Fahrerinnen tragen die Hauptschuld am Zustandekommen des Unfalls.
- Mit zunehmendem Alter nimmt der sogenannte Hauptverursacheranteil zu: Bei den über 75-Jährigen wird drei von vier unfallbeteiligten Pkw-Fahrern die Hauptschuld am Unfall zugewiesen.

Unfalltyp

Der Unfalltyp kategorisiert die Konfliktsituation, die zum Unfall führte.
- Am häufigsten sind ältere Pkw-Fahrer bzw. -Fahrerinnen an „Einbiegen-Kreuzen-Unfällen" beteiligt. Dies sind Unfälle zwischen einem einbiegenden oder kreuzenden Wartepflichtigen und einem vorfahrtsberechtigten Fahrzeug an Kreuzungen, Einmündungen oder Ausfahrten von Grundstücken oder Parkplätzen.
- Es folgen „Unfälle im Längsverkehr". Dies sind Unfälle, die durch einen Konflikt zwischen Verkehrsteilnehmern ausgelöst wurden, die sich in gleicher oder entgegengesetzter Richtung bewegten (z.B. Auffahrunfälle, Unfälle beim Überholen).
- An dritter Stelle stehen die „Abbiege-Unfälle".
- Erheblich seltener als die jüngeren Altersgruppen sind Senioren an „Fahrunfällen" beteiligt. Dies sind Unfälle, bei denen der Fahrer die Kontrolle über das Fahrzeug verliert, weil er die Geschwindigkeit nicht entsprechend dem Verlauf, der Neigung oder dem Zustand der Straße gewählt hat.

Unfallursachen

In engem Zusammenhang mit den Unfalltypen stehen die Unfallursachen.

- Die mit Abstand häufigste Unfallursache der älteren Pkw-Fahrer bzw. -Fahrerinnen sind Vorfahrtsfehler, es folgen Abbiegefehler.
- Abstandsfehler, nicht angepasste Geschwindigkeit, Fehler beim Überholen sowie Alkoholeinfluss spielen im Vergleich zu den jüngeren Altersklassen eine geringere Rolle.
- Die Unfallursachen der Senioren deuten damit eher auf Wahrnehmungsprobleme als auf leichtsinniges Verhalten hin.
- Bei den Radfahrern sind eine „falsche Straßenbenutzung", „Vorfahrtsfehler" sowie „Fehler beim Abbiegen" die Hauptunfallursachen.
- Bei den älteren Fußgängern ist ein falsches Verhalten beim Überschreiten der Fahrbahn die mit Abstand wichtigste Unfallursache. Diese wird rund 38 Prozent der an einem Unfall mit Personenschaden beteiligten älteren Fußgängern angelastet. Der häufigste Fehler von ihnen ist dabei ein Überschreiten der Fahrbahn, ohne auf den Fahrzeugverkehr zu achten; dies wird rund jedem Vierten an einem Unfall verwickelten Fußgänger vorgeworfen.

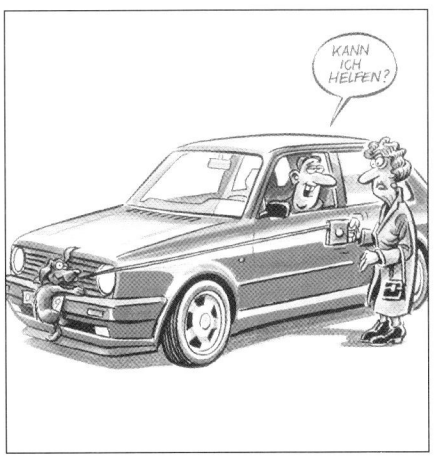

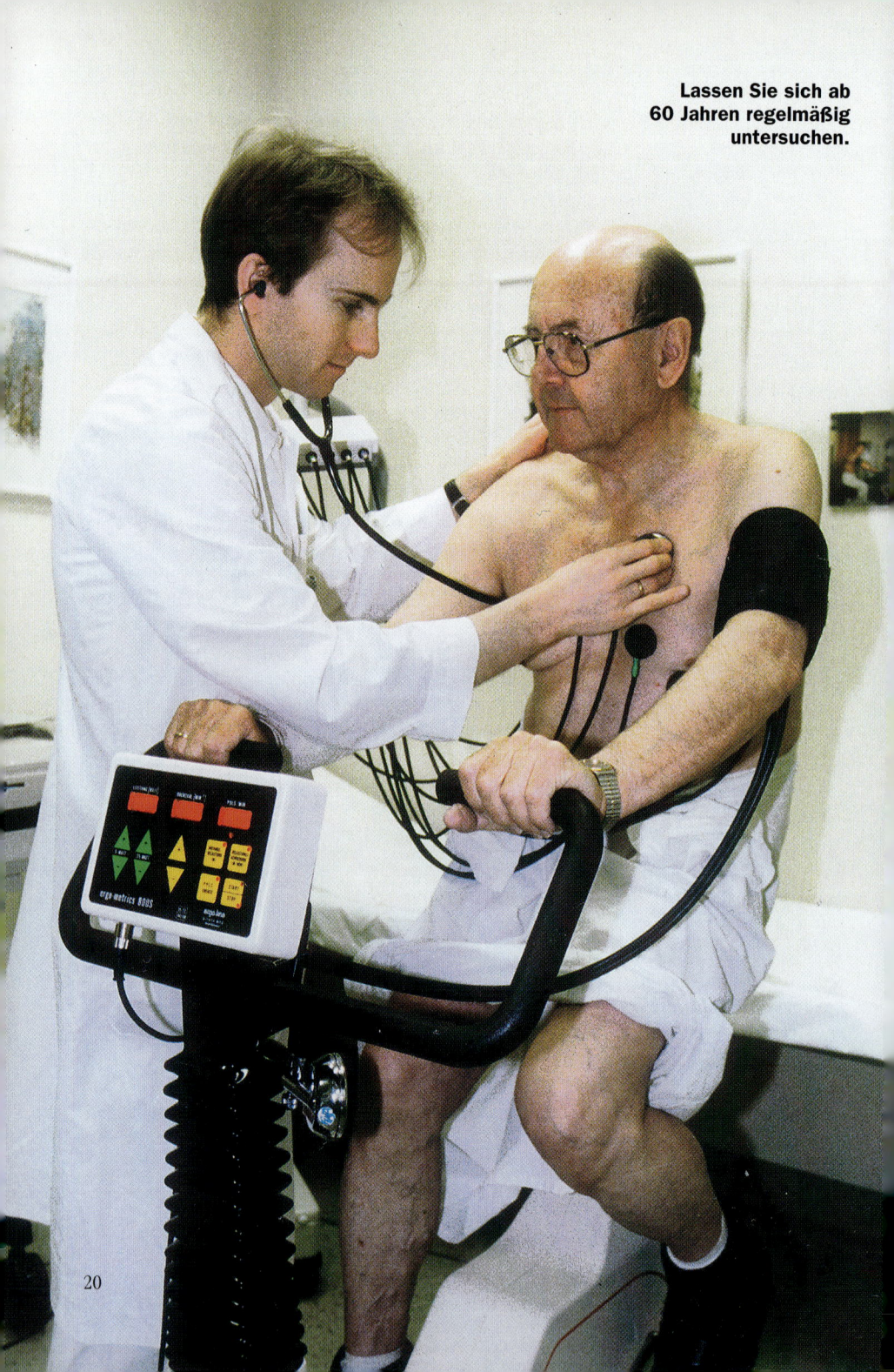

Unfälle sind keine Zufälle

Schlechtes Sehen erhöht die Unfallgefahr 22
Machen Sie den Sehtest 26
Farbsehvermögen 29
Altersbedingte Makula-Degeneration (AMD) 30
Machen Sie den Selbsttest 31
Die optimale Brille für Autofahrer 32
Vorsicht: Unfallgefahr durch Sonnenblendung 34
Wahrnehmungstäuschung 35
Gutes Hören 36
Körper, Geist und Seele 37
Seelisches Wohlbefinden 39
Heilsteine und Sternzeichen 41
Schlafen, Essen und Trinken 43
Medikamente 46
Medikamente können die
Verkehrstüchtigkeit beeinträchtigen 47
Diabetes und Autofahren 49

Schlechtes Sehen erhöht die Unfallgefahr

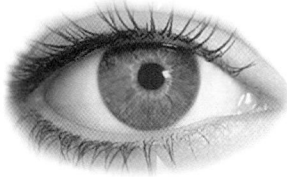

Gutes Sehen – das ist im Straßenverkehr überlebenswichtig. Nur wer eine Verkehrssituation richtig erkennt und angemessen darauf reagiert, kommt auch sicher an. Voraussetzung: regelmäßig Augen testen!

Wahrnehmen – erkennen – reagieren. Eine Verkehrssituation wahrnehmen, sie richtig erkennen und angemessen darauf zu reagieren, das ist im Straßenverkehr überlebenswichtig! Rund 90 Prozent aller Sinneseindrücke werden mit den Augen aufgenommen, ganz gleich, ob Autofahrer, Zweiradfahrer oder Fußgänger.

Der einzige obligatorische Sehtest wird heute bei der Führerscheinprüfung gemacht. Da eine Wiederholungsprüfung nicht vorgeschrieben ist, merken viele Autofahrer gar nicht, dass sie immer schlechter sehen. Etwa jeder fünfte Deutsche – ob mit oder ohne Brille – sieht so schlecht, dass er ohne geeignete Sehhilfe kein Auto mehr führen sollte.

Schlechte Augen = wie eine Fahrt mit schlechten Bremsen

Autofahrer mit Sehproblemen verursachen doppelt so häufig Unfälle wie gut sehende Fahrer. Bei erhöhter Geschwindigkeit ist das Unfallrisiko von Kraftfahrern mit unzureichender Sehschärfe sogar neunfach höher.

Gutes Sehen ist das A und O im Straßenverkehr. Der Sehsinn ist die wichtigste Informationsquelle für den Verkehrsteilnehmer, nachlassende Sehschärfe ist daher ein erhebliches Sicherheitsrisiko.

Auto fahren ist Schwerstarbeit für die Augen. Denn will man sicher fahren, muss eine Fülle von Eindrücken, wie beispielsweise Straßenverlauf, Verkehrsschilder, das Verhalten anderer Verkehrsteilnehmer, Fahrbahnbeschaffenheit, Lichtverhältnisse, Wetterbedingungen, ständig parallel zueinander erfasst und verarbeitet werden.

Viele Menschen nehmen trotz eines unzureichenden Sehvermögens aktiv am motorisierten Straßenverkehr teil. Die meisten älteren Autofahrer glauben sich im vollen Besitz der Sehkraft, obwohl sie tatsächlich erhebliche Mängel aufweisen. Und 40 Prozent von denen, die eine ungenügende Sehschärfe haben, sitzen sogar ohne Brille hinterm Lenkrad. Dabei ist erwiesen, dass bei 60-Jährigen nur noch 75 Prozent und bei 80-Jährigen sogar nur noch 50 Prozent des Sehvermögens vorhanden ist.

Gutes Sehen

Gutes Sehen heißt in erster Linie: scharf sehen. Man muss die Begrenzung von Gegenständen und auch Farbunterschiede deutlich wahrnehmen können – sowohl bei guter Beleuchtung als auch bei Dämmerung. In der Entfernung gilt es beispielsweise, Ortsschilder, Verkehrshinweise usw. und in der Nähe Angaben im Armaturenbereich klar zu erfassen.

Je schlechter alle Details wahrgenommen werden, desto länger muss sich der Autofahrer darauf konzentrieren, was bedeutet, dass er für diese Zeit seine Aufmerksamkeit vom übrigen Verkehrsgeschehen abzieht. Damit nehmen gleichzeitig der Überblick über das Gesamtgeschehen und die Sicherheit ab.

Die Sehschärfe jedes Menschen nimmt im Laufe des Lebens ab – und dies meist, ohne dass man es bemerkt, denn es tut nicht weh.

Veränderungen, die das Alter mit sich bringt

- **Alterssichtigkeit/Augenerkrankungen**
Ältere Menschen leiden häufiger an Augenerkrankungen als Jüngere – eine ganz natürliche Folge des Alterungsprozesses.
- **Eingeschränktes Gesichtsfeld**
Mit zunehmendem Alter wird unter anderem das Wahrnehmungsfeld kleiner. Ereignisse, die sich im seitlichen Bereich abspielen, werden nicht mehr so gut oder gar nicht mehr registriert.
- **Eingeschränktes Dämmerungssehen**
Vorsicht ist vor allem bei Nachtfahrten geboten, denn bei älteren Menschen verringert sich die Dämmerungssehschärfe, während die Blendempfindlichkeit zunimmt. Eine 60-jährige Person benötigt achtmal soviel Licht wie eine 20-Jährige, um bei Dunkelheit noch richtig sehen zu können. Dunkel gekleidete Fußgänger oder ein unbeleuchtetes Auto, das am Straßenrand parkt, werden deshalb später – manchmal zu spät – wahrgenommen.
- **Erhöhte Blendempfindlichkeit**
Gleichzeitig reagieren die Augen sehr viel empfindlicher auf die Scheinwerfer der entgegenkommenden Fahrzeuge. In extremen Fälle dauert es mehrere Sekunden, bis die Blendung nachlässt und das Geschehen auf der Straße wieder vollständig wahrgenommen wird. Schon eine regennasse Fahrbahn, die die Scheinwerfer eines entgegenkommenden Autos reflektiert, kann dann zur Unfallursache werden!
- **Nachlassende Reaktionsfähigkeit**
Auch die Reaktionsfähigkeit lässt im Alter nach, das betrifft vor allem die Blickdynamik, die beim Autofahren besonders wichtig ist. Im Alter lassen Häufigkeit und Geschwindigkeit dieser Bewegungen nach, was Verzögerungen in der Gesamtreaktionszeit zur Folge hat. Dies kann besonders in ungewohnter Umgebung oder überraschenden Situationen gefährlich werden.

Viele ältere Menschen haben keine Ahnung von dem Ausmaß ihrer Seheinbußen und erfahren oft erst dann, wenn der Schaden bereits angerichtet ist, von ihrer Sehbeeinträchtigung.

Selbsttest

Sie sollten sofort einen Augenarzt aufsuchen, wenn Sie folgende Veränderungen feststellen:
- Sie fühlen sich unsicher, wenn Sie bei Dämmerung oder im Regen fahren.
- Ihre Sehkraft ist bei Nachtfahrten extrem eingeschränkt.
- Sie ertappen sich dabei, dass Sie die Augen zusammenkneifen, weil Sie auf weite Entfernung nicht gut sehen.
- Sie haben das Gefühl, dass sich Ihr Gesichtsfeld verändert. Manchmal meinen Sie, wie durch einen Tunnel zu blicken.

Nicht nur als Autofahrer spielt Ihr Augenlicht eine ganz wichtige Rolle im Straßenverkehr. Auch wenn Sie Fußgänger oder Radfahrer sind, ist gutes Sehen lebenswichtig.

Die folgenden Tipps helfen, dass Sie im Straßenverkehr sicher und fit bleiben.

Tipps

● Ab 60 Jahre jährlich beim Augenarzt die Augen untersuchen lassen, damit krankhafte, oft schleichende Prozesse am Auge, die man meistens nicht spürt, frühzeitig erkannt und behandelt werden können. Der Test sollte neben der Tagessehschärfe auch das Dämmerungssehen, die Blendempfindlichkeit und das Farbensehen beinhalten. Lassen Sie auch ihr Gesichtsfeld und das Stereosehen prüfen. Denn alle diese Seheigenschaften zusammen lassen erst das richtige Bild entstehen und sind für sicheres Fahren eine wichtige Voraussetzung.

● Kraftfahrende Diabetiker sollten ihre Sehleistung halbjährlich überprüfen lassen. Diabetiker sind für bestimmte Augenkrankheiten wie Diabetische Netzhautkrankheit, Grauer Star, Augenmuskellähmungen anfällig. Während der Einstellung mit Insulin kann es beim Diabetiker zu einer vorübergehenden Kurzsichtigkeit mit teilweise erheblichen Schwankungen kommen. Stoffwechselentgleisungen (Hyper-/Hypoglykämie) können Seh- und Reaktionsvermögen akut beeinträchtigen (siehe auch Seite 49 —>).

● Seien Sie kritisch mit sich selbst und vergleichen Sie Ihre Sehleistung mit jüngeren Personen, denen Sie vertrauen. Ein Außenstehender kann häufig besser beurteilen, ob Sie sich sicher und richtig auf der Straße bewegen.

● Kritische Selbsteinschätzung hinsichtlich der Fahrtauglichkeit. Erfahrung, Lebensweisheit und Vorsicht können nicht alle körperlichen Mängel ausgleichen. Deshalb sollten ältere Menschen die eigene Leistungsfähigkeit immer wieder kritisch unter die Lupe nehmen.

● Verzichten Sie bei Sehbeeinträchtigungen, die nicht mit der Brille ausgeglichen werden können, lieber aufs Auto fahren, bevor Sie Ihre Gesundheit, vielleicht sogar Ihr Leben — oder das anderer — aufs Spiel setzen.

● Für eine eingeschränkte Dämmerungssehschärfe und eine erhöhte Blendempfindlichkeit gibt es **keine** Kompensationsmöglichkeiten. Umso wichtiger ist ihre Prüfung, damit man als Betroffener ein Bewusstsein für diese Beeinträchtigung bekommt.

● Nachtfahrten meiden und größere Touren auf den Tag verlegen. Unbeleuchtete Straßen bei Nacht meiden oder — in schweren Fällen — sogar ganz auf das Fahren in der Dunkelheit verzichten. Das ist besser als einen Unfall zu riskieren. Viele fahren nachts im „Blindflug" viel zu schnell und bringen sich und andere dadurch in Gefahr.

● Ältere Autofahrer sollten auf getönte Frontscheiben und getönte Brillen im Fahrzeug verzichten, da diese zusätzlich Licht schlucken. Wer also tagsüber eine Brille mit getönten Gläsern trägt, braucht bei Nachtfahrten eine zweite, (super)entspiegelte Brille ohne Tönung. Superentspiegelte Gläser verhindern störende Reflexe auf Vorder- und Rückseite und sind um einige Prozent lichtdurchlässiger als nicht entspiegelte Gläser.

● Führen Sie im Auto immer eine Ersatzbrille oder Ersatzkontaktlinsen mit!

● Die Fahrgeschwindigkeit immer den Sichtverhältnissen anpassen. Durch Verringerung der Fahrgeschwindigkeit kann ein Defizit der Wahrnehmung und Erkennung ausgeglichen werden.

● Mit angepasster Geschwindigkeit fahren, denn mit zunehmender Geschwindigkeit wird das Gesichtsfeld noch mehr eingeengt. Alles was außerhalb dieses Ab-

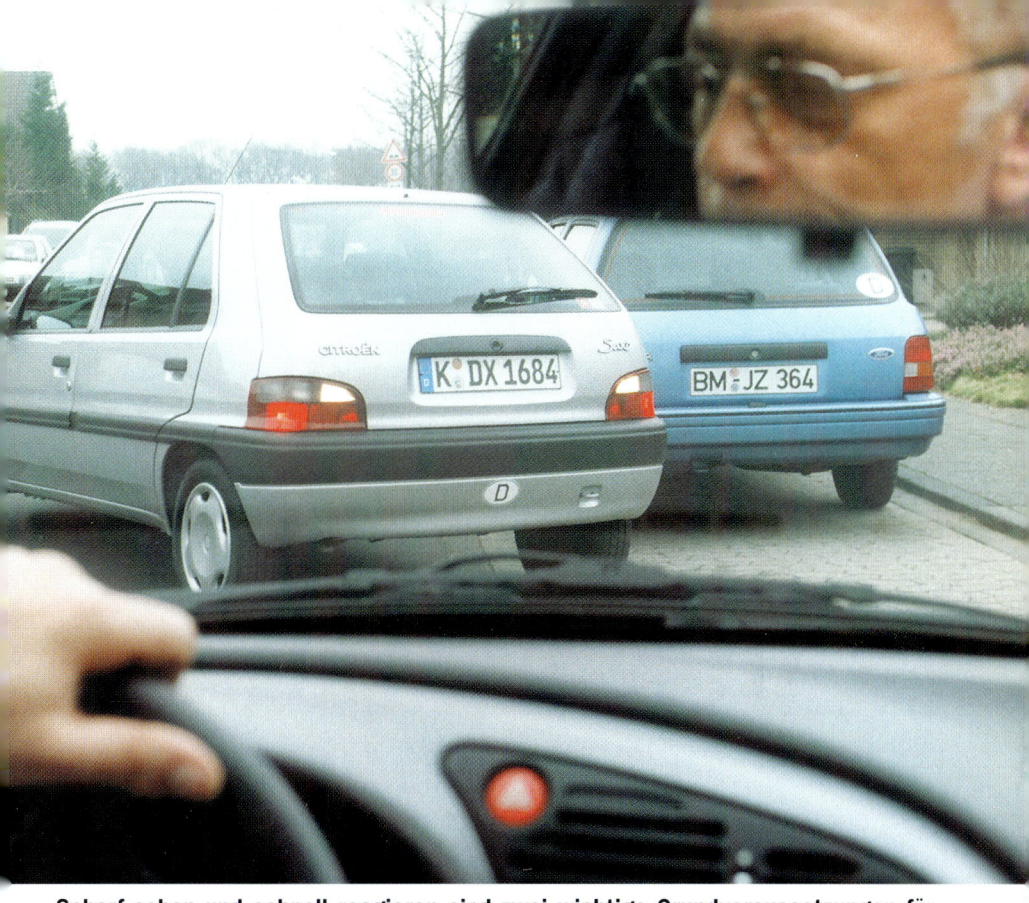

Scharf sehen und schnell reagieren sind zwei wichtige Grundvoraussetzungen für das sichere Autofahren.

schnittes liegt, z.B. Fußgänger, Radfahrer wird nicht mehr wahrgenommen.

● Die Frontscheibe sollte innen und außen immer sauber sein. Vor allem Raucher sollten die Scheiben des öfteren von innen säubern.

● Zustand der Scheiben prüfen – und eventuell die Frontscheibe auswechseln. Durch gealterte Scheiben kann bis zu 20 Prozent Sehleistung verloren gehen. Schmutzpartikel auf der Windschutzscheibe, Kratzer und andere Oberflächenbeschädigungen beeinträchtigen die Sicht, weil sie Streulicht verursachen.

● Scheibenwischer regelmäßig auswechseln. Abgenutzte Scheibenwischer machen die Sicht miserabel.

● Denken Sie daran, dass Medikamente (siehe auch Seite 46 –>), die Sie einnehmen müssen, Ihre Fahrsicherheit beeinträchtigen können. Fragen Sie Ihren Arzt unbedingt danach und beherzigen Sie seinen Rat.

● Auf Alkohol am Steuer ganz verzichten, da mit Alkohol die Augen sehr viel schneller „blau" sind als der Kopf. Der Blick ist also schon längst getrübt, wenn man sich auch sonst noch fit und höchstens „ein bisschen angeheitert" fühlt.

Machen Sie den Sehtest

Testen Sie Ihre Augen!
Der Sehtest ist die einzige Möglichkeit, Klarheit über das Sehvermögen zu bekommen. Mit diesem Sehtest können Sie Ihre Augen hier und jetzt sofort überprüfen.

Erkennen Sie, wo die Ringöffnungen sind?
Dieser Sehtest testet Ihre Sehschärfe.

Und so wird´s gemacht:
- Stellen Sie das Buch mit dem Sehtest auf einen Tisch bei Tageslicht oder guter Beleuchtung.
- Setzen Sie sich bequem auf einen Stuhl in einem Abstand von 4 Meter.
- Brillenträger lassen die Brille auf.
- Nun kann der Sehtest beginnen! Erst mit dem linken, dann mit dem rechten Auge testen.

Erkennen Sie, wo die Ringöffnungen sind?
- Wenn Sie alle Ringöffnungen – auch die in den untersten beiden Reihen – erkennen, ist Ihre Sehkraft zwar gut, aber dennoch sollten Sie Ihre Augen regelmäßig überprüfen.
- Können Sie allerdings die Ringöffnungen in einer der vier oberen Reihen nicht mühelos erkennen, dann sollten Sie baldmöglichst die fehlende Sehschärfe beim Augenarzt durch eine (andere) Brille oder Kontaktlinsen ausgleichen lassen – zur eigenen Sicherheit und der anderer Verkehrsteilnehmer.
- Neben den einzelnen Reihen können Sie nachlesen, wie Ihr Testergebnis zu bewerten ist.
- Und nun: Schauen Sie mal!

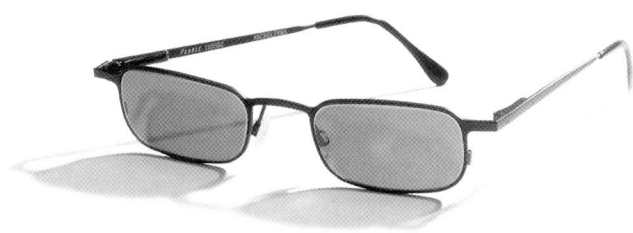

Schauen Sie mal! (Bei Tageslicht – Entfernung 4 m)

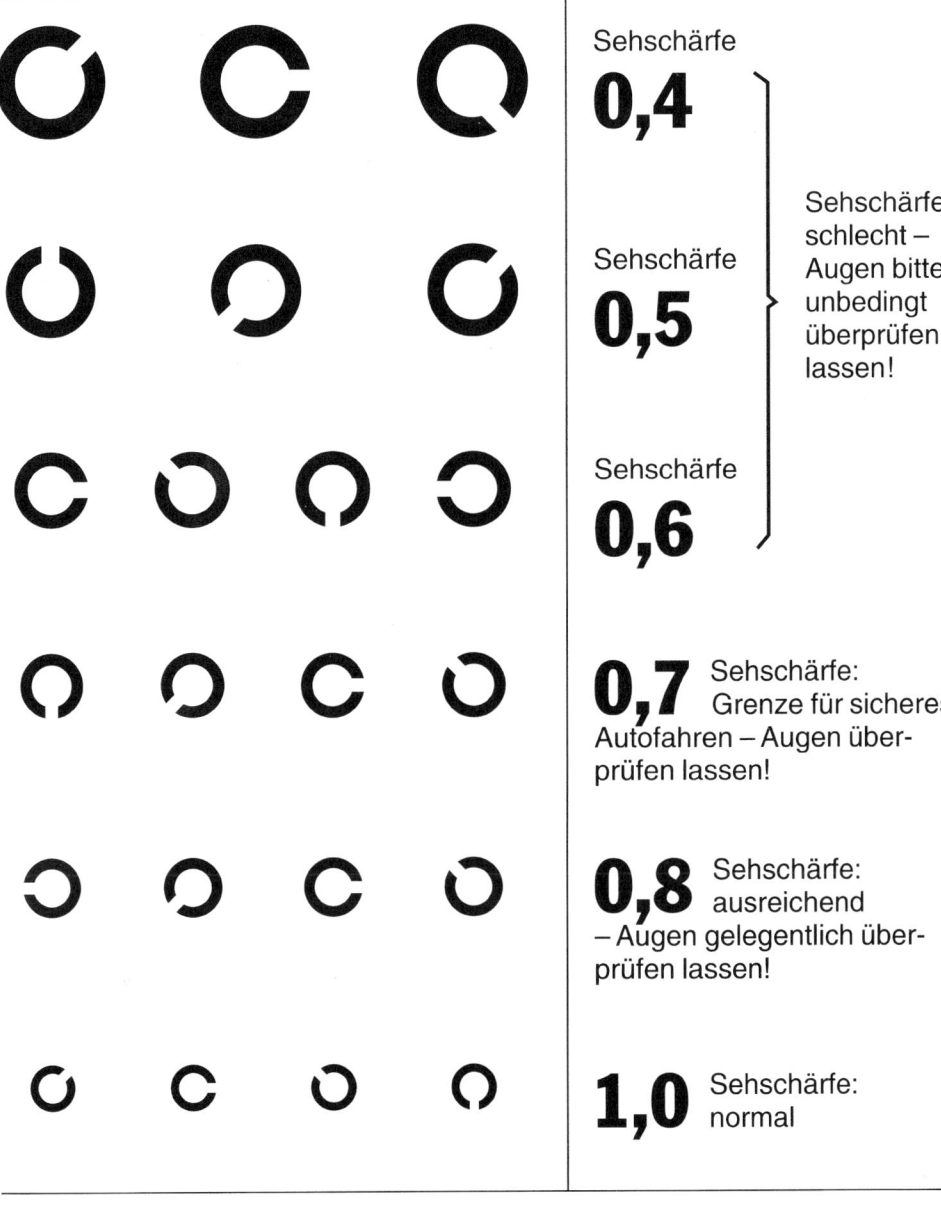

Wenn Sie die Ringöffnungen in einer der vier oberen Reihen nicht mühelos erkennen, dann wird es allerhöchste Zeit, die Augen überprüfen zu lassen und die fehlende Sehschärfe durch eine Brille oder Kontaktlinsen auszugleichen. Auch wenn Sie alle Ringöffnungen erkennen, empfiehlt sich ein regelmäßiger Wiederholungstest.

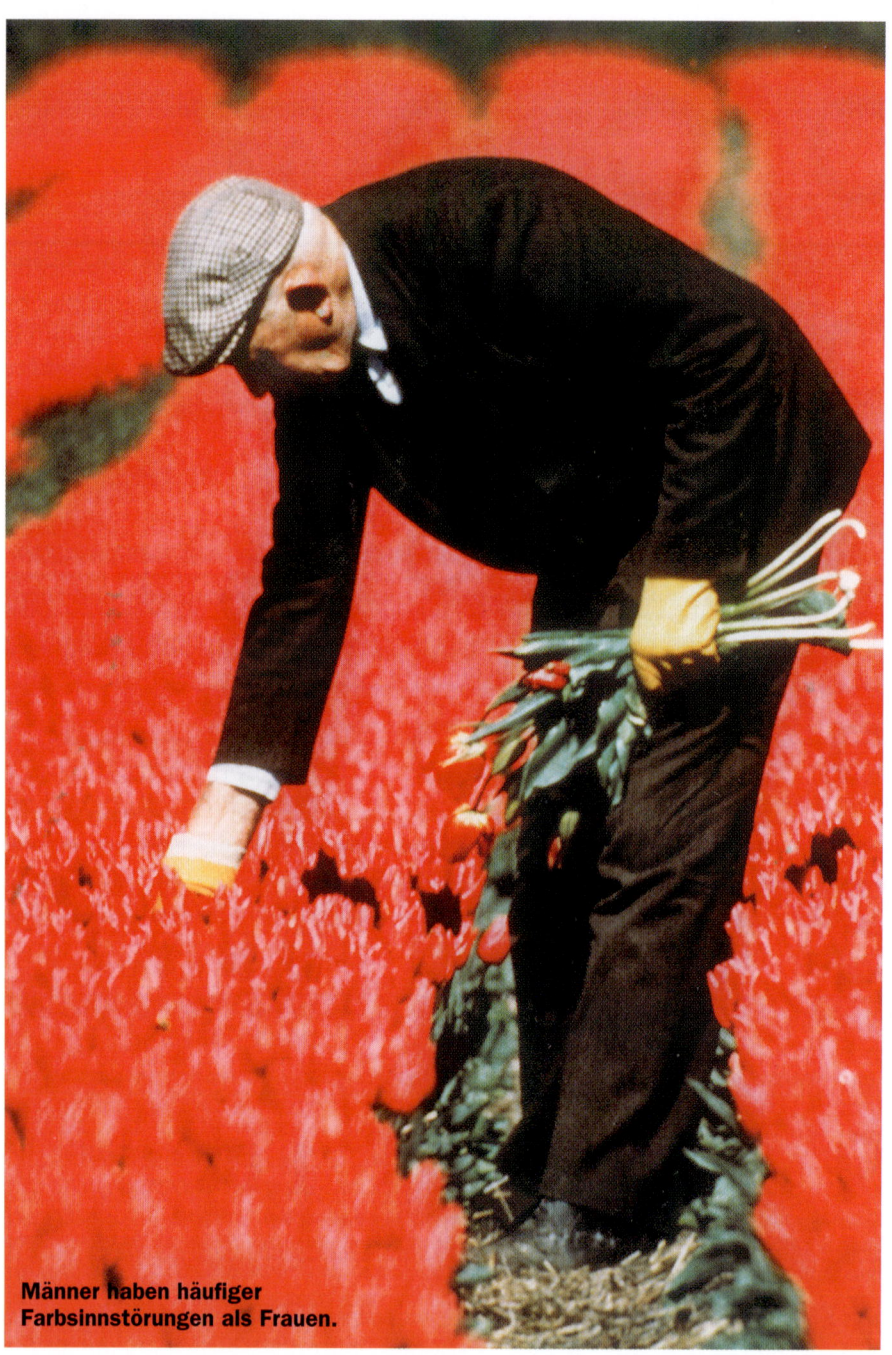

Männer haben häufiger Farbsinnstörungen als Frauen.

Farbsehvermögen
Farbsinnstörungen sind angeboren

Für die Sicherheit im Straßenverkehr ist es wichtig, dass Sie rote Ampeln und Bremslichter richtig erkennen.

Farbsinnstörungen sind angeboren und dem Betroffenen oft nicht bewusst. Häufiger als Frauen haben Männer eine über das Geschlechtschromosomen vererbte Form der Farbsinnstörungen. 8 Prozent aller Männer können die Ampelfarben Rot oder Grün nicht richtig bzw. Farben überhaupt nicht erkennen. Bei Frauen sind Farbsinnstörungen seltener, nur 0,4 Prozent sind davon betroffen.

Abgeschwächte Formen der Rot-Grün-Blindheit sind relativ häufig und führen oft nur zu sehr geringer Beeinträchtigung im Alltag. Die Farbwahrnehmung von Grün und Rot nimmt im Alter in der Regel nicht ab, jedoch ist im Alter die Wahrnehmung der Farben Blau und Gelb oftmals beeinträchtigt. Dies hat aber keinen so großen Einfluss auf die Bewältigung des Straßenverkehrs.

Vielmehr problematisch im Straßenverkehr ist eine Rotblindheit, besonders deshalb, weil die Bremsleuchten nicht gesehen werden; bei einer dritten Bremsleuchte sind die Probleme nicht so groß. Auch an der Ampel sind die Probleme geringer; es ist bekannt, dass das obere Licht Rot ist.

Tipps

● Wenn Sie Probleme mit dem Farbensehen feststellen, machen Sie einen Farbsehtest beim Augenarzt.
● Keine Sonnenbrillen mit grünen oder blauen Gläser verwenden, da diese das rote Licht dämpfen.
● Bei Rotblindheit als Autofahrer immer genügend Abstand zum Vordermann halten und besonders sorgfältig auf die Bremsleuchten achten.

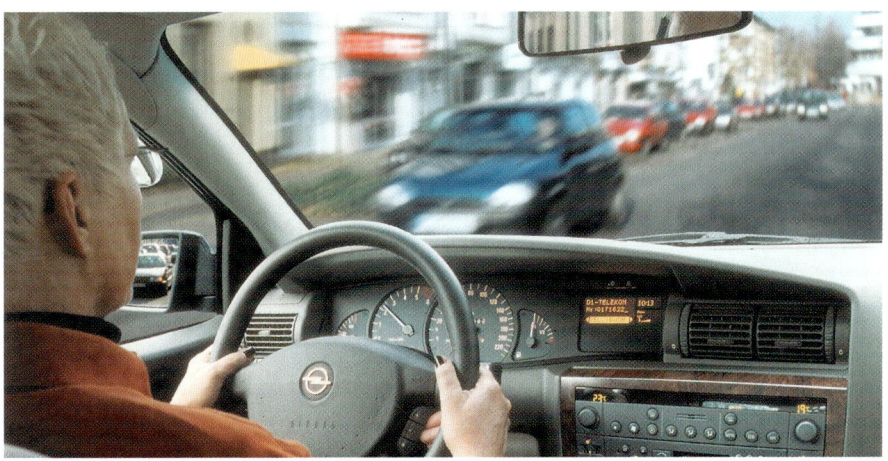

Gutes Sehen ist im Straßenverkehr lebenswichtig.

Altersbedingte Makula-Degeneration (AMD)

Eine Augenerkrankung, die in der zweiten Lebenshälfte auftritt

Die altersabhängige Makula-Degeneration (AMD) ist eine Erkrankung des Auges, die den Verlust des zentralen Sehvermögens hervorruft. AMD ist die häufigste Ursache für schwere Sehbehinderung und Erblindung von Menschen über 50 Jahre.

Zwei Formen der Erkrankung

Diese Erkrankung tritt in zwei Formen auf: Die **trockene Form** ist die häufigste. Sie verursacht unterschiedlich starke Sehbehinderungen. Man erkennt sie an den gelblichen Ablagerungen (Drusen) auf der Macula (der Teil der Netzhaut, der für klare zentrierte Sicht zuständig ist).

Die **feuchte Form** kommt weniger häufig vor (nur in 10 - 15 % der Fälle), führt aber zu einer schweren Sehbehinderung. Charakteristisch für die feuchte Form ist die Bildung von undichten neuen Blutgefäßen, welche in die Macula wachsen. In fortgeschrittenen Fällen können die Narben blinde Flecken bilden und so zu schwerer Sehbehinderung führen.

Hoffnung durch Früherkennung

Früherkennung ist wichtig, da ein einmal eingetretener Sehverlust nicht mehr rückgängig gemacht werden kann.

Tipp

● Ein regelmäßiger Besuch beim Augenarzt (alle zwei Jahre) gibt diesem die Möglichkeit, eventuelle Behandlungs- und Rehabilitationsmaßnahmen rechtzeitig einzuleiten und über Dienstleistungen und Hilfsmittel zu informieren.

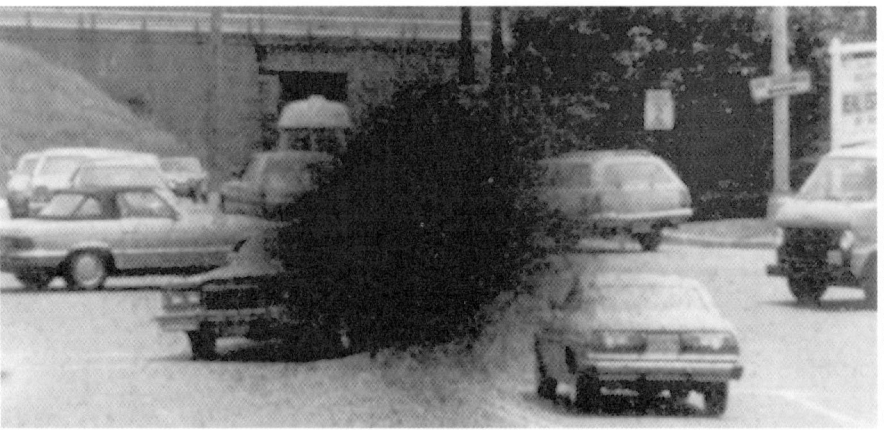

So sieht ein Mensch mit AMD den Verkehr auf unseren Straßen. Übrigens: Durch AMD verursachte Sichtverzerrungen können auch gerade Linien gebogen erscheinen lassen (siehe Seite 31→).

Quelle: ADM ALLIANCE INTERNATIONAL

Machen Sie den Selbsttest:
Liegen bei Ihnen Symptome von AMD vor?

Verwenden Sie dieses Raster, um Ihre Augen auf AMD zu prüfen.

Und so wird es gemacht

● Nehmen Sie das „Amsler-Raster" und halten Sie es in bequemer Lesedistanz. Benutzen Sie eine Lesebrille, tragen Sie diese bei dem Test.
● Decken Sie ein Auge ab und konzentrieren Sie sich mit dem anderen Auge auf den Punkt in der Mitte.

Ergebnis: Was sehen Sie?

● Sehen Sie wellenförmige oder verschwommene Linien, dann könnte es sein, dass bei Ihnen Symptome von AMD vorhanden sind. Sprechen Sie unbedingt mit Ihrem Augenarzt.

Tipp

● Jedem Selbsttest sollte ein Besuch bei Ihrem Augenarzt folgen, um Ihre Augen gründlich untersuchen zu lassen.

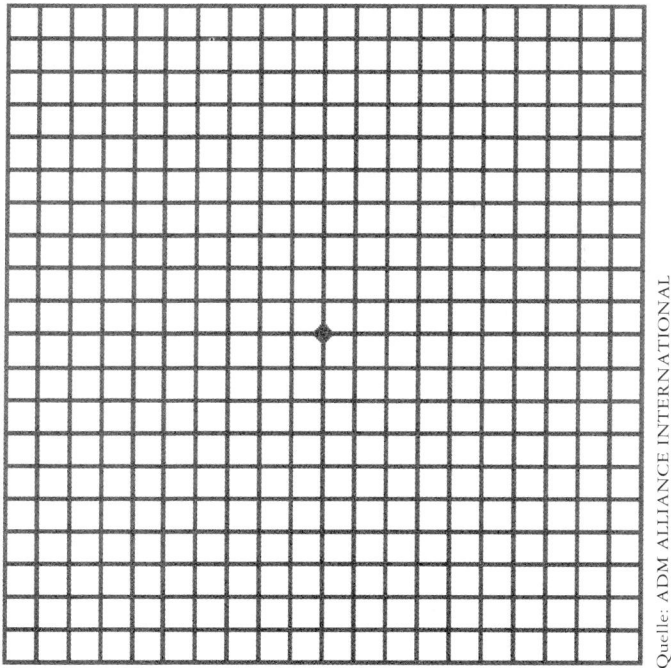

Amsler-Raster.

Quelle: ADM ALLIANCE INTERNATIONAL

Die optimale Brille für Autofahrer

Die fehlende Sehkraft lässt sich in den meisten Fällen durch eine geeignete Brille oder Kontaktlinsen ausgleichen. Selbst Kopfschmerzen, die durch Übersichtigkeit entstehen, können eventuell mit einer geeigneten Brille überwunden werden.

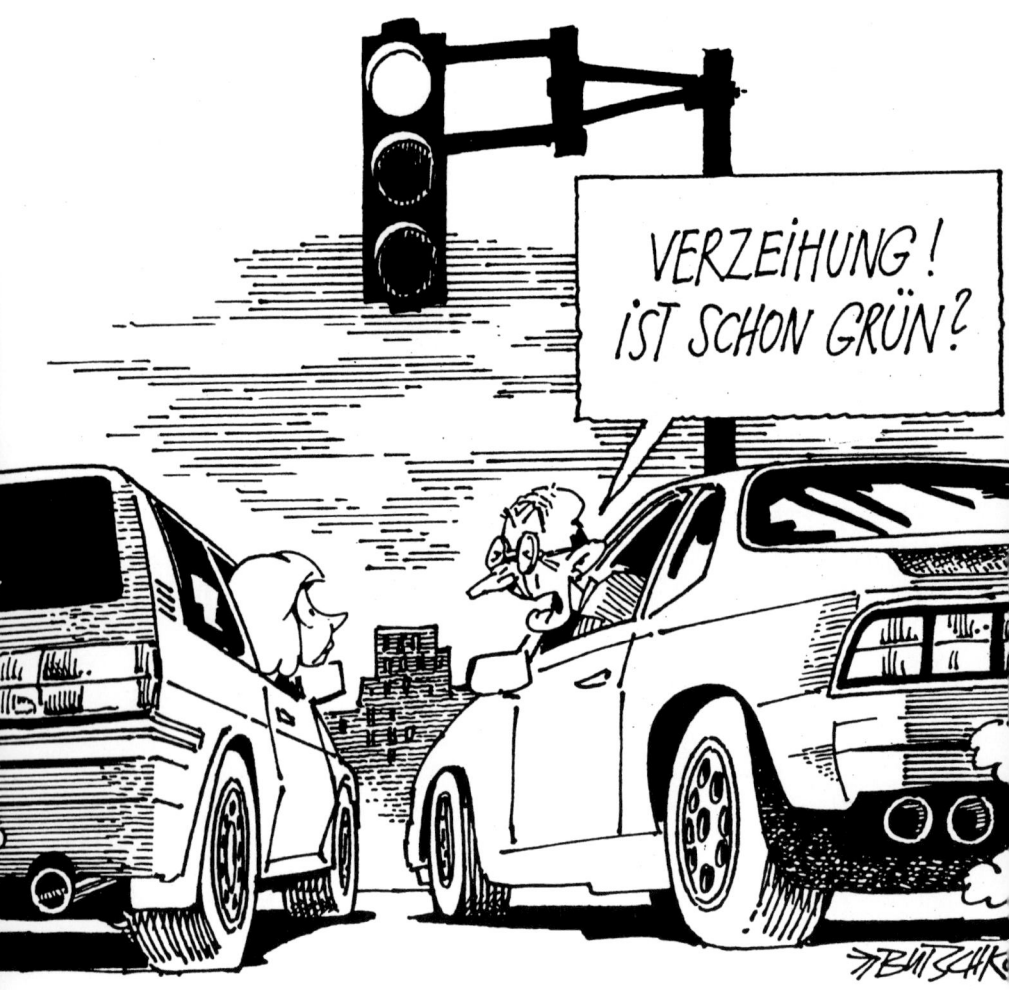

Tipps für Autofahrer mit Brille

● Die Brille sollte beim Autofahren **immer** aufgesetzt werden. Wenn sich ein Brillenträger ohne Brille ans Steuer setzt und einen Unfall verschuldet, kann er im Schadensfall regresspflichtig gemacht werden.

● Tägliche Reinigung der Brille mit einem Spritzer Spülmittel und reichlich Wasser oder mit einem beim Augenoptiker erhältlichen Reinigungsmittel verhelfen zu klarem Durchblick.

● Eine Brille, die zum Autofahren benutzt wird, darf nicht rutschen. Das ständige hochschieben einer schlecht sitzenden Brille während der Fahrt ist lästig und gefährlich.

● Der untere Rand sollte nicht auf den Wangen aufliegen, sonst können die Gläser leicht beschlagen.

● Der Rand der Brillenfassung sollte möglichst dünn sein, insbesondere dann, wenn der Fahrer übersichtig ist. Die Brillenbügel sollten so angesetzt sein, das durch sie das seitliche Blickfeld nicht eingeengt wird.

● Die Brillengläser sollten so groß sein, dass man den linken Außenspiegel mit dem linken Auge bei gerader Kopfhaltung beobachten kann. Ohne Kopfbewegung sollte man durch die Brille den Rückspiegel betrachten können.

● Für Autofahrer, die eine Korrektur für die Ferne und Nähe benötigen, sind Gläser mit größerem Fern- und kleinem, weit unten eingearbeitetem Nahteil ideal (Zweistärkenbrille oder Gleitsichtbrille). Sie bieten beides: die umfassende Sicht auf den Verkehr und den klaren Blick auf die Instrumente des Armaturenbretts.

● Moderne Gleitsichtgläser sind ohne weiteres zum Autofahren geeignet. Für alle Gläser gilt: Sie müssen richtig zentriert sein.

● Entspiegelte Gläser sind empfehlenswert, weil sie lichtdurchlässiger sind und störende Lichtreflexe verhindern. Dadurch wird die Blendung durch die Scheinwerfer eines entgegenkommenden oder hinter einem fahrenden Fahrzeugs vermindert.

● In der Dämmerung sind gänzlich ungetönte, dafür aber entspiegelte Gläser am sinnvollsten; sie verhindern störende Reflexe.

● Die Brillengläser sollten eine einwandfreie Oberfläche aufweisen. Zerkratzte Gläser erzeugen Streulicht, das bei nächtlichen Autofahrten sehr irritiert.

● Eine Zweitbrille gehört ins Handschuhfach – vor allem bei einer Auslandsreise sollte man daran denken.

● Wer eine Brille aussucht, möchte meist eine Fassung, die ihm gefällt, gut sitzt und zusammen mit den Gläsern nicht zu teuer wird. Beim Beratungsgespräch mit dem Optiker sollte man konkrete Angaben über Anlass und Einsatzzweck der Brille äußern.

● Regelmäßige Augenkontrolle – auch mit Brille. Lassen Sie in regelmäßigen Abständen beim Augenoptiker ihre Brillengläser prüfen und feststellen, ob sie die fehlende Sehschärfe noch ausreichend korrigieren oder ob sie durch Neue ersetzt werden müssen.

● Denken Sie von Zeit zu Zeit an eine neue Brillenfassung. Altersbedingte anatomische Veränderungen am Kopf, die winzig sind, die aber doch den Sitz der Brille beeinträchtigen, werden damit verbessert. Außerdem tut es dem Selbstbewusstsein gut, mal eine neue, moderne und typgerechtere Brille zu tragen, mit der man sich besser gefällt und sicher fühlt.

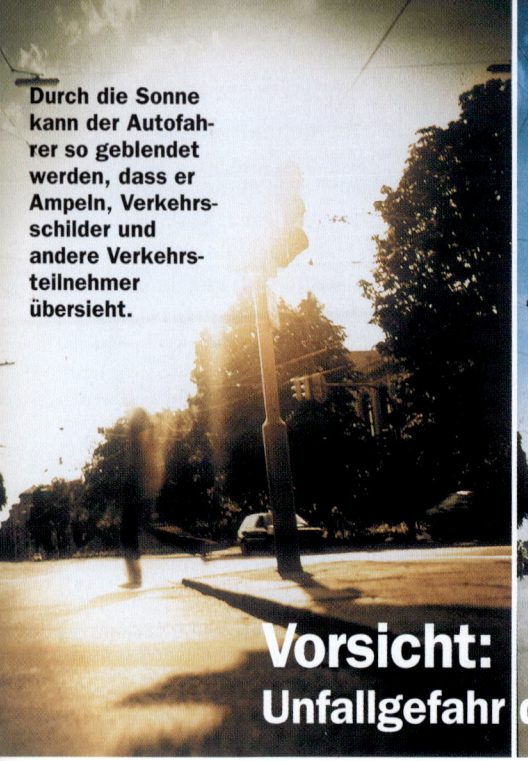

Durch die Sonne kann der Autofahrer so geblendet werden, dass er Ampeln, Verkehrsschilder und andere Verkehrsteilnehmer übersieht.

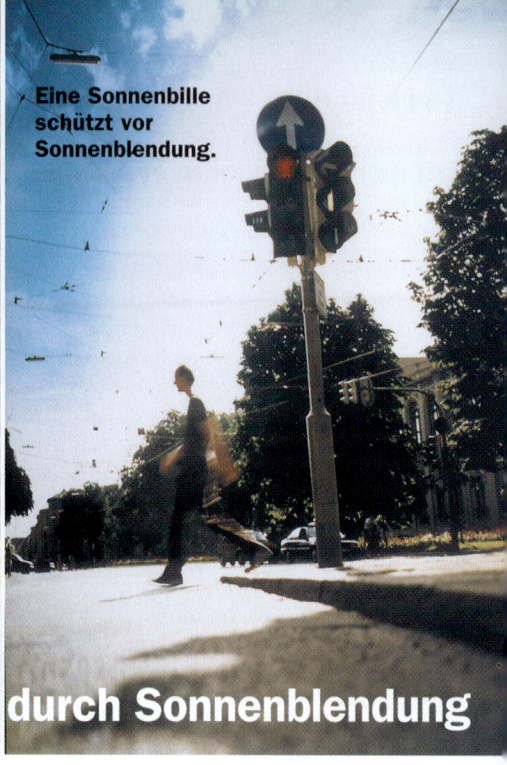

Eine Sonnenbille schützt vor Sonnenblendung.

Vorsicht:
Unfallgefahr durch Sonnenblendung

Das Thema Sonnenschutz betrifft Normal- und Fehlsichtige gleichermaßen. Es besteht ein erhöhtes Unfallrisiko durch Sonnenblendung. Autofahrer empfinden besonders die tiefstehende Sonne zwischen September und März als einen extrem fahrbehindernden Umstand. So führt die Sonnenblendung zum Übersehen von Ampeln und Verkehrsschilder im Gegenlicht, auch andere Verkehrsteilnehmer werden oft übersehen.

Tipps gegen Sonnenblendung

● Eine Sonnenbrille mit guten Brillengläsern sollte stets im Handschuhfach liegen.
● Jede Sonnenbrille ist bei schönem Wetter tagsüber geeignet, die den bereits genannten Bedingungen entspricht (siehe Seite 33) und bei Fehlsichtigkeit die richtige Korrektion gewährleistet. Als Glasfarbe ist Grün und Braun empfehlenswert, weil diese Farben die Umwelt am wenigsten verfälschen und damit das Erkennen von Signallichtern nicht beeinträchtigen.
● Bewährt haben sich Verlaufgläser mit nach unten abgeschwächter Tönung. Sie dämpfen das von oben einfallende Licht und geben dennoch den Blick auf das Armaturenbrett frei. Vorsicht bei Nacht: Hier sind maximal 20 Prozent Tönung erlaubt.
● Der Augenoptiker ist der kompetente Ansprechpartner, der Sie bei der Auswahl der geeigneten Brille berät.

Informationen beim

Kuratorium Gutes Sehen e.V. (KGS)
Kirchweg 2, 50858 Köln
Tel. 0221 / 948628-0
Fax 0221 / 4846220
Internet: www.sehen.de

Wahrnehmungstäuschung

Manchmal kann man seinen Augen nicht trauen

Im Straßenverkehr müssen Verkehrssituationen wahrgenommen werden, um entsprechend reagieren zu können. Die menschliche Wahrnehmung funktioniert jedoch nicht immer korrekt; sie kann sich täuschen und trügerisch sein. Dies kann im Straßenverkehr zu Fehlentscheidungen führen. Die Wahrnehmung ist abhängig von individuellen Erfahrungen und wird von Wünschen, Gewohnheiten, Vorurteilen sowie Gefühlen beeinflusst; Sorgen und eine gedrückte Stimmung können die Wahrnehmung „trüben". Wir nehmen somit nicht im Sinne einer „fotografischen Abbildung der Realität" wahr. Folglich registrieren wir manchmal Objekte bzw. Subjekte nicht, die wir nicht sehen wollen.

Tipps

● Bedenken Sie, dass Sie manchmal Ihren Augen nicht trauen und Sie sich täuschen können. Deshalb in unsicheren Situationen lieber noch einmal genau hinsehen und sich vergewissern.

● Immer bewusst hinsehen! Oberflächliches und unkonzentriertes Hinschauen (und Hinhören) kann zu Fehleinschätzungen führen.

● Beobachten Sie den Verkehr. Üben Sie sich darin, vorherzusagen, was die Fußgänger, Radfahrer, Autofahrer gleich machen werden: einfach loslaufen, abbiegen, beschleunigen? Mit der Zeit bekommen Sie einen „7. Sinn" für Vorgänge im Straßenverkehr.

Wahrnehmungs-Test
Was meinen Sie: Welche der beiden Strecken ist länger?

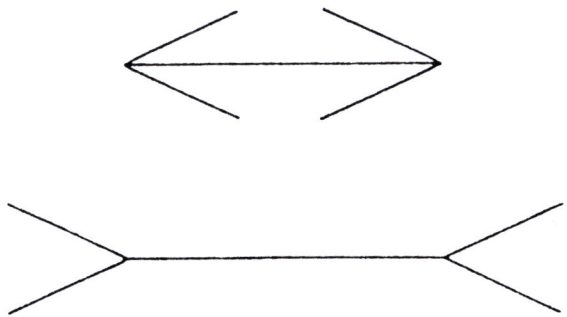

Lösung: Beide Strecken sind gleich lang. Es handelt sich um eine optische Täuschung, die durch äußere Begrenzungen beeinflusst wird. Die Verlängerungen der Linien verzerren unsere Beobachtung. Sie sind die Ursache einer Sinnestäuschung. Die Beobachtung stimmt nicht mit den objektiv messbaren Gegebenheiten überein.

Gutes Hören

Unfallrisiko: Schlechtes Hören

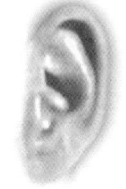

Im Straßenverkehr kommt es auch auf gutes Hören an. Besonders Fußgänger und Radfahrer können beispielsweise durch Motorengeräusche auf Gefahrenquellen hingewiesen werden. Mit zunehmendem Alter lässt das Gehör jedoch nach. Etwa 30 Prozent aller 65-Jährigen sind hörbehindert und oft ist ihnen dies nicht bewusst.

Senioren mit beeinträchtigtem Hörvermögen haben ein rund zweieinhalbmal so hohes Risiko, schwere Verletzungen im Straßenverkehr zu erleiden, dies ergab eine Studie der Schweiz. Beratungsstelle für Unfallverhütung. Die Analysen haben gezeigt, dass das beeinträchtigte Hörvermögen sogar der bedeutsamste Faktor für die Verletzungsschwere von im Straßenverkehr verunfallten älteren Menschen ist.

Tipps!

● Wenn Sie nicht mehr gut hören können, sollten Sie im Straßenverkehr besonders darauf achten, was um Sie herum vorgeht. Öfters genau hinsehen.

● Benutzen Sie wenn nötig eine Hörhilfe. Solche Geräte sind heute meist sehr klein und unauffällig und stören den Träger kaum.

● Machen Sie beim Arzt einen Hörtest, wenn Sie unsicher sind. Hierdurch bekommen Sie Gewissheit über ihr Hörvermögen.

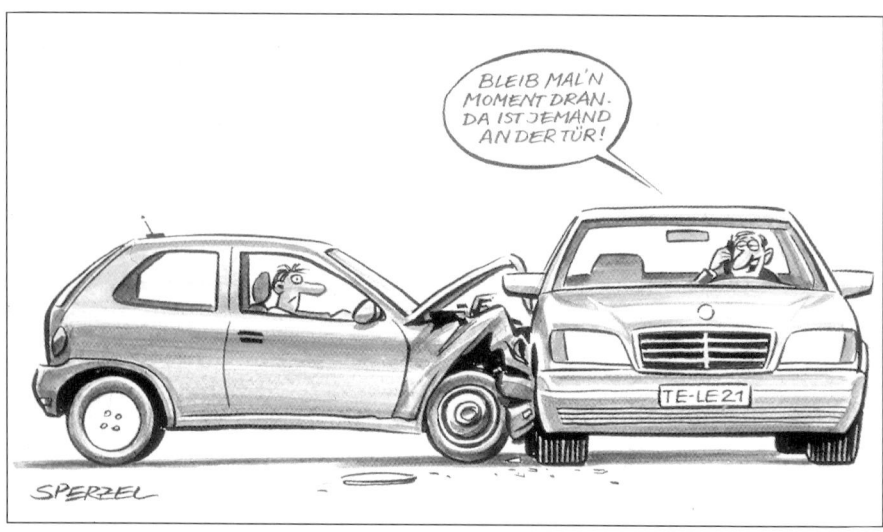

Körper, Geist und Seele

Regelmäßig Körper und Gehirn trainieren

„Was rastet, das rostet". Das gilt sowohl für den Körper als auch für den Kopf. Die Muskeln des Körpers und auch das Gehirn müssen regelmäßig trainiert werden, damit diese möglichst lange leistungsfähig bleiben.

Wer auch im Alter sicher am Straßenverkehr teilnehmen möchte, sollte seinen Körper und Denkapparat auf Trab halten. Die Muskulatur und das Gehirn („Gehirn-Jogging") sollten regelmäßig trainiert werden, um sich für den Straßenverkehr körperlich und geistig fit zu halten.

„Üben, üben, üben", so lautet die Devise, um die körperlichen und geistigen Fähigkeiten aktiv zu halten. 10 bis 20 Minuten pro Tag reichen aus, um im Kopf fit zu bleiben. Für das maßvolle Bewegungs-Training sollten täglich mindestens 30 Minuten eingeplant werden.

Tipps für Bewegungs-Training

● Bewegung an der frischen Luft (z.B. Spaziergänge, Wandertouren oder Dauerläufe) kurbelt Durchblutung, Atmung und Stoffwechsel an.
● Laufen und Gehen stärken Herz, Kreislauf, Lungen, Immunsystem sowie Muskulatur und verbessern den Fettstoffwechsel.
● Schwimmen beansprucht alle wichtigen Muskelgruppen und fördert Ausdauer und Koordination.
● Gymnastik macht beweglicher und stabilisiert die Wirbelsäule. Lassen Sie sich vom Arzt geeignete Übungen zeigen.
● Radfahren und zügiges Wandern fördert die Ausdauer.
● Tanzen stärkt die Koordinationsorgane und bringt den ganzen Körper in Schwung.
● Wassertreten trainiert das Herz-Kreislauf-System.
● Übertreiben aber ist Gift für den untrainierten Körper.
● Lassen Sie sich von Ihrem Hausarzt ein persönliches Ausdauertraining zusammenstellen.

Tipps für Gedächtnis-Training

● Kreuzworträtsel lösen.
● Schreiben Sie öfter mal einen Brief anstatt zu telefonieren. Schreiben Sie regelmäßig ein Tagebuch.
● Spielen Sie regelmäßig, z.B. wöchentliches Treffen zum Kartenspielen.
● Lesen Sie regelmäßig die Tageszeitung, Zeitschriften oder ein Buch.
● Schauen Sie sich Verkehrszeichen und Verkehrsregeln an und prüfen Sie Ihr Wissen.
● Besuchen Sie Vorträge, Konversationskurse oder lernen Sie eine Fremdsprache. Besuchen Sie Informations-Veranstaltungen „um auf dem Laufenden" zu bleiben. Alle Verkehrswachten (siehe Seite 184 →) geben Auskunft über die Programme: „Ältere aktive Kraftfahrer", „Ältere Menschen als Fußgänger im Straßenverkehr".
● Schauen Sie sich einen Video-Film aus der DEA MEDIATHEK der Deutschen Verkehrswacht (siehe auch Seite 98 →) an und überprüfen Sie Ihr Wissen über Verkehrsvorschriften/-regeln.

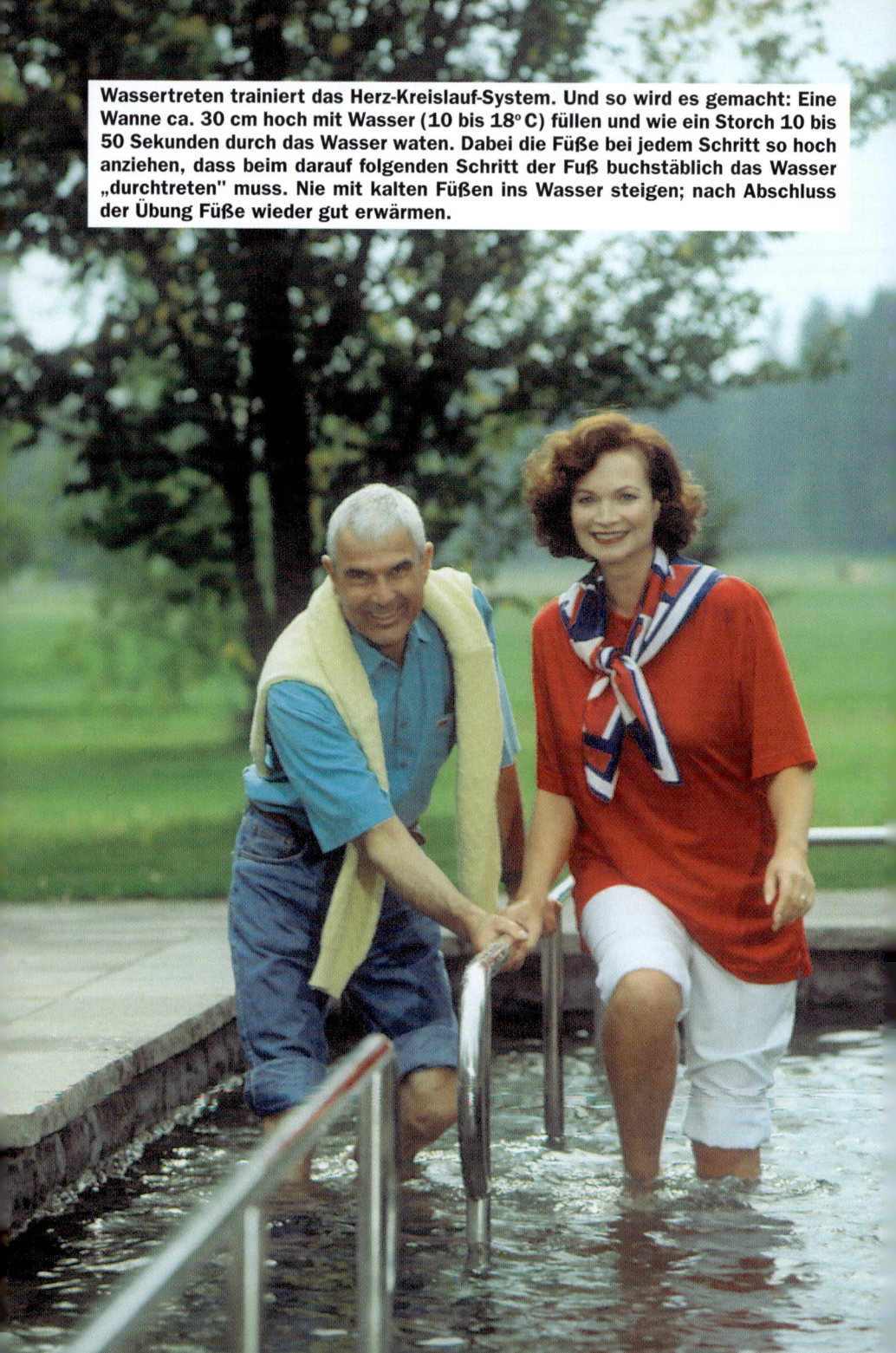

Wassertreten trainiert das Herz-Kreislauf-System. Und so wird es gemacht: Eine Wanne ca. 30 cm hoch mit Wasser (10 bis 18° C) füllen und wie ein Storch 10 bis 50 Sekunden durch das Wasser waten. Dabei die Füße bei jedem Schritt so hoch anziehen, dass beim darauf folgenden Schritt der Fuß buchstäblich das Wasser „durchtreten" muss. Nie mit kalten Füßen ins Wasser steigen; nach Abschluss der Übung Füße wieder gut erwärmen.

Seelisches Wohlbefinden
Körper, Geist und Seele bilden eine Einheit

Das körperliche Wohlbefinden wird aber auch durch persönliche Gefühle, Gedanken und Worte – also durch die seelische Verfassung (Psyche) – beeinflusst. Eine positive Lebenseinstellung verhilft zu guter Laune, gibt Kraft und stärkt sogar das Immunsystem. Wer sich wohl fühlt, ist einfach „gut drauf" und fit; er wird das Leben und auch die Teilnahme am Straßenverkehr besser meistern.

Tipps für Mental-Training
● **Akzeptieren Sie Ihr Leben**
Jeder Lebensabschnitt hat sowohl „Sonnen-" als auch „Schattenseiten". Nehmen Sie sich vor, sich nicht über Kleinigkeiten aufzuregen, denn das führt zur Verbitterung und zu einer negativen Lebenseinstellung.

Ziehen Sie einen Schlussstrich unter Dinge, die Sie nicht ändern können oder mit denen Sie sich abfinden müssen. Gefühle sollten dort ausgeblendet werden, wo diese Sie nicht weiterbringen. Denken Sie an das alte Pilgergebet: Gib mir die Gelassenheit, die Dinge hinzunehmen, die ich nicht ändern kann. Gib mir die Kraft, die Dinge zu ändern, die ich ändern kann.

● **Leben Sie im Einklang mit sich selbst**
Jeder Mensch hat von Natur aus bestimmte Charaktereigenschaften. Denken Sie über sich nach, lernen Sie sich besser kennen und führen Sie ein Leben, das zu ihrem Naturell passt.

● **Selbstbestätigung und Selbstliebe**
Stellen Sie Ihre Stärken in den Vordergrund und mögen Sie sich selbst. Verwöhnen Sie sich und denken Sie positiv über sich selbst. Lösen Sie sich von negativen Gefühlen, die ihre Person betreffen.

● **Sie sind, was Sie denken, das Sie sind**
Nutzen Sie die Kraft der Gedanken. Eine auf uns selbst gerichtete positive Denkweise kann das körperliche Wohlbefinden unterstützen. Denken Sie in positiven Bildern und machen Sie sich positive Gedanken. Die Art, wie wir über etwas denken, beeinflusst unsere eigene Stimmung. Der eine sagt, das Glas ist halbvoll, der andere, es sei halbleer – die Situation ist dieselbe, nur die Bewertung ist grundverschieden. Negative Gedanken über die eigene Person und das Leben können sich auch auf die Lebenssituation ungünstig auswirken.

Übung: Lassen Sie zur Aufmunterung einen kleinen Film mit positiven Inhalten oder einer fröhlichen Erinnerung vor Ihrem inneren Auge abspulen.

● **Zeigen Sie Gefühl**
„Fressen" Sie Ärger, Wut und Trauer nicht in sich hinein. Aufgestaute Gefühle erzeugen Stress und veranlassen den Körper Stresshormone auszuschütten. Zeigen Sie Ihre Gefühle und formulieren Sie diese in Worte.

● **Nicht alles so absolut perfekt machen**
Wer fünf auch mal gerade sein lassen kann, lebt gesünder. Menschen mit eisernen Regeln und sehr hohem Perfektionsanspruch haben häufiger Probleme und körperliche Beschwerden.

● **Lächeln Sie öfters**
Lächeln tut gut. Wenn Sie lächeln, dann werden Sie Lächeln beggenen. Denn Lächeln wirkt ansteckend.

Übung: Atmen Sie tief durch und lächeln Sie.
- **Lachen Sie jeden Tag herzlich**
Ein altes Sprichwort sagt: „Lache und die Welt lacht mit dir, weine und du weinst allein." Lachen ist gesund und erzeugt gute Laune. Lachen befreit, reduziert die Auswirkungen des Stresses, stärkt die Immunabwehr, senkt den Blutdruck und minimiert sogar das Schmerzempfinden.
- **Richtiges Atmen**
Bauchatmung und Brustatmung zusammen einsetzen, tief und regelmäßig atmen.
Übung: Atmen Sie ein paar Mal bewusst tief in den Bauch hinein am besten an der frischen Luft und dann kräftig ausatmen.
- **Zärtlichkeit und Liebe**
Zärtlichkeit und Liebe wirken sich positiv auf die Gesundheit aus – auch auf die seelische.
- **Pflegen Sie Ihre Freundschaften**
Freunde können gegen Stress und Einsamkeit helfen.
- **Vermeiden Sie – soweit möglich – Stress und Lärm**
Entwickeln Sie Kraft und Ausdauer, die täglichen Herausforderungen anzunehmen. Schaffen Sie sich Momente der Ruhe und Entspannung.
- **Düfte für die Seele**
Eine Duftlampe mit aromatischen Düften hebt die Stimmung. Bestimmte Gerüche wirken sich positiv auf Geist und Körper aus und beeinflussen das Wohlbefinden. Über Duftlampen, elektrisch oder mit einem Teelicht, in die Wasser und ätherische Öle tropfenweise eingefüllt werden, lassen sich aromatische Öle genießen. Die Wirkung der Öle ist vielfältig: Lorbeer, Eukalyptus und Zitrusöle wirken eher aktivierend, erfrischend oder belebend. Zu den besten Stressblockern gehören Lavendel, Orangenblüte, Melisse und Fenchel.
- **Edelsteine**
Bei Edelsteinen wird eine heilende Wirkung auf Körper und Seele vermutet. Sie sollen für mehr Wohlbefinden, Ausgeglichenheit, Konzentration, seelische Harmonie sorgen und selbst Krankheiten lindern (→ Seite 41).

LITERATURTIPPS

- Felicitas Holdau: Einfach gut drauf, GU München 1999
- Gesundsein AKTUELL 1/2000, Deutsche Gesellschaft für Nährstoffmedizin und Prävention e.V., www.eu-sana.de/club
- Dr. Bernhard Graf: Heilen mit Edelsteinen, GU München 1999

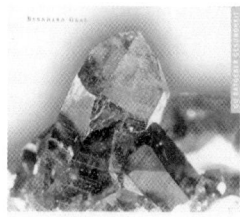

♦ Die wichtigsten Heilsteine und ihre Wirkungen
♦ Wie Sie Ihre persönlichen Steine auswählen
♦ Heilenergie mit Wasser, Sonne & Mond
ISBN 3-7742-3743-3
96 Seite, 40 Fotos
© Gräfe und Unzer (GU) Verlag, München 1999

Heilsteine und Sternzeichen

Welcher Heilstein passt zu welchem Sternzeichen?

21. Januar bis 19. Februar

Heilsteine: Aquamarin, Azurit, Chrysokoll, Flourit, Mondstein, blauer Topas, Türkis

20. Februar bis 20. März

Heilsteine: Amethyst, Flourit, Mondstein, Opal

21. März bis 20. April

Heilsteine: Carneol, Granat, Hämatit, Rhodochrosit, Rhodonit, Rubin, roter Jaspis

21. April bis 20. Mai

Heilsteine: Achat, Chrysokoll, Lapislazuli, Malachit, Rosenquarz, Saphir, Smaragd, Turmalin

21. Mai bis 21. Juni

Heilsteine: Achat, Bernstein, Chrysopras, Citrin, Tigerauge

22. Juni bis 22. Juli

Heilsteine: Chalcedon, Jade, Opal, Rhodochrosit, Rosenquarz, Smaragd

23. Juli bis 22. August

Heilsteine: Achat, Bergkristall, Diamant, weißer Topas, Imperialtopas, Tigerauge

23. August bis 22. September

Heilsteine: Achat, Imperialtopas, Jaspis, Saphir, Tigerauge

23. September bis 22. Oktober

Heilsteine: Aquamarin, Jade, Jaspis, Lapislazuli, Saphir, Smaragd, blauer Topas

23. Oktober bis 21. November

Heilsteine: Achat, Granat, Hämatit, Jaspis, Magnetit, Malachit, Obsidian, Rubin, Sardonyx

22. November bis 20. Dezember

Heilsteine: Amethyst, Lapislazuli, Obsidian, Saphir, blauer Topas, Türkis

21. Dezember bis 20. Januar

Heilsteine: Bergkristall, Obsidian, Onyx, schwarzer Turmalin

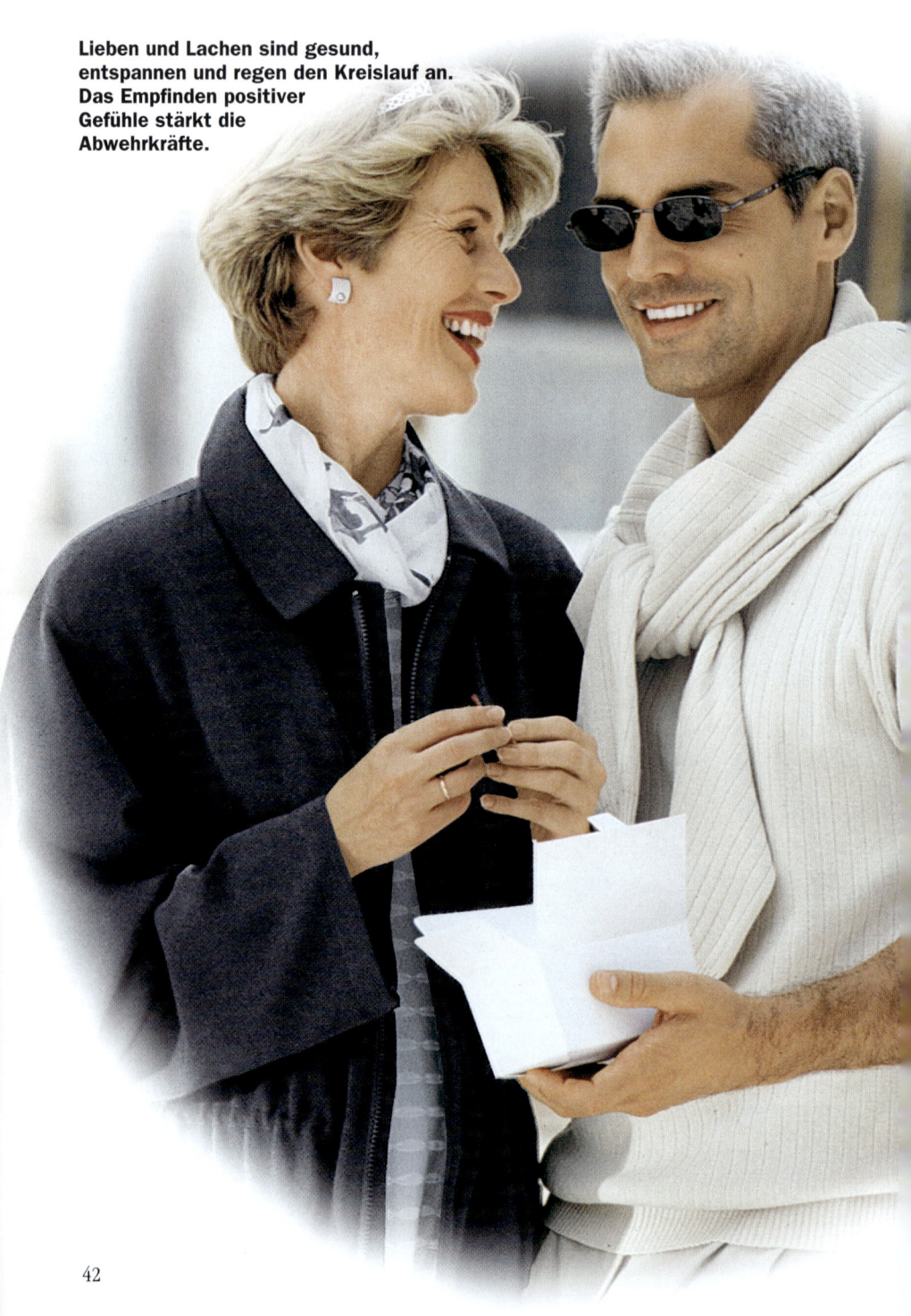

Lieben und Lachen sind gesund, entspannen und regen den Kreislauf an. Das Empfinden positiver Gefühle stärkt die Abwehrkräfte.

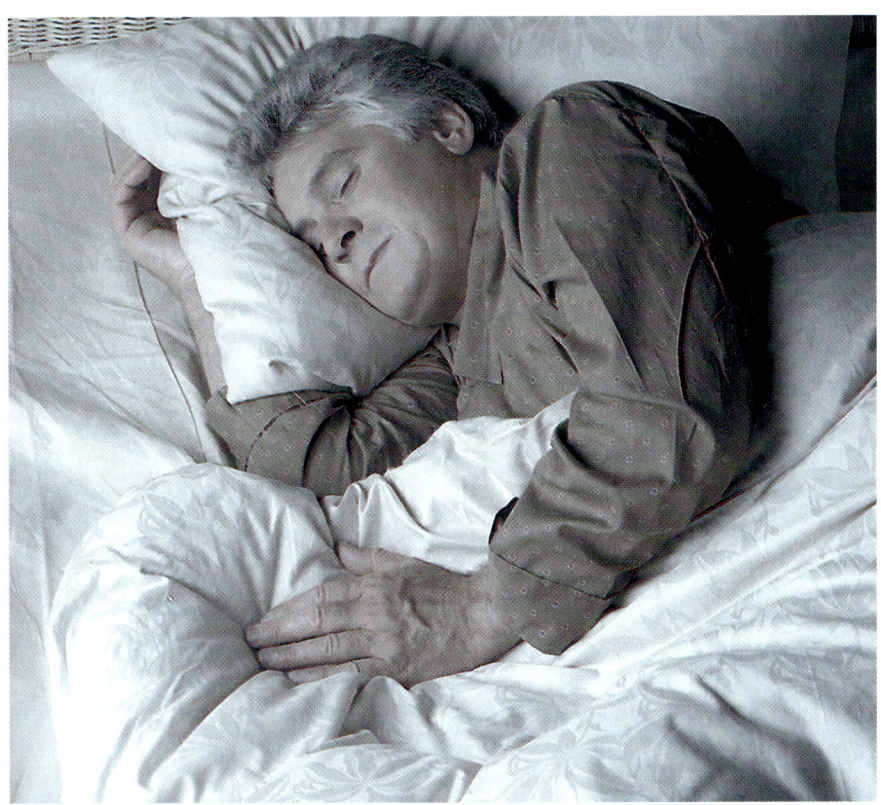

Schlaf ist die beste Medizin für Körper, Geist und Seele.

Schlafen, Essen und Trinken

Gesunder Schlaf und gesunde Ernährung sind lebenswichtig

Wir verschlafen ein Drittel unseres Lebens. Gesunder Schlaf ist lebenswichtig. Schlaf ist die beste Medizin für Körper, Geist und Seele. Ausreichender und tiefer Schlaf ist eine Grundvoraussetzung für Gesundheit und Wohlbefinden. Nachts laufen beispielsweise unser Immunssystem, die Zellerneuerungen und die Nährstoffverwertung auf Hochtouren.

Tipps für gesunden Schlaf

● Ein beruhigender Kräutertee, heiße Milch mit Honig oder ein entspannendes Fußbad sorgen für tiefen Schlaf und süße Träume.

● Düfte, z.B. Lavendel und Orangenöl, im Zimmer verdampfend, verbessern die Schlafdauer und -intensivität.

Gesundheit kann man essen

Richtiges Essen und Trinken hält Körper, Geist und Seele gesund

Essen und Trinken ist mehr als bloße Nahrung, die uns am Leben hält. Eine gute Nährstoffversorgung ist die Voraussetzung für körperliches, geistiges und seelisches Wohlbefinden. Essen beeinflusst sogar unsere Stimmung; es gibt Nahrungsmittel die glücklich machen und Stress, Frust sowie Müdigkeit entgegenwirken. Gehirn und Nerven benötigen ausreichend Vitamine. Nervösität, Müdigkeit, depressive Verstimmungen, Konzentrationsschwäche, Abgeschlagenheit und Stressanfälligkeit können Anzeichen von Vitaminmangel sein.

Richtiges Essen und Trinken kann helfen, Körper, Geist und Seele gesund zu halten. Die Bedeutung der Ernährung auf die körperliche und geistige Fitness und das seelische Wohlbefinden ist vielen Menschen jedoch in diesem Ausmaß nicht bewusst. Nahrung dient als Energiequelle für Körper, Gehirn und Seele. Es gibt Nahrungsmittel die matt und lustlos und solche die aktiv und fröhlich machen. Folgende Nahrungsmittel sind für die tägliche Ernährung empfehlenswert.

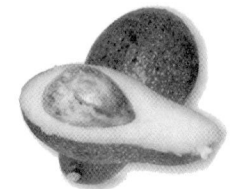

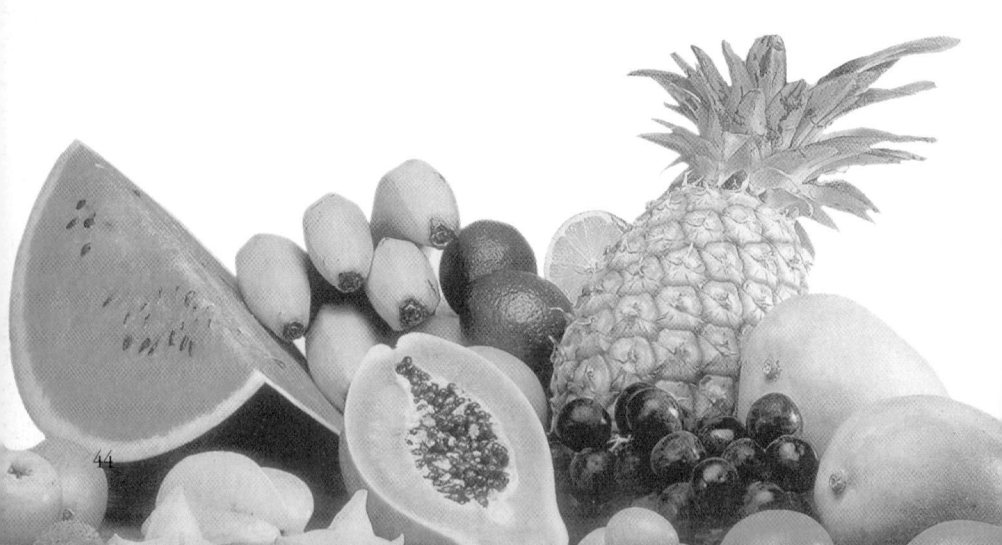

Tipps für gesunde Ernährung

- Viel frisches Obst und Gemüse
- Balaststoffreiche Lebensmittel und Getreideprodukte wie Vollkornprodukte, Reis und Hülsenfrüchte
- Fettarme Milch und Milchprodukte
- Fisch, Geflügel und mageres Fleisch
- Wenig tierische Fette, besser pflanzliche Fette, z.B. Dieselöl/kaltgepresstes Olivenöl
- Beschränkter Verbrauch von Zucker und Süßwaren
- Fünf bis sechs kleinere Mahlzeiten über den Tag verteilen
- Ausreichend trinken – mindestens 2 Liter pro Tag am besten Mineralwasser. Wasser ist das „Lebenselixier" für alle Stoffwechselvorgänge. Aber auch Obst-/Gemüsesäfte und Kräutertees sind empfehlenswert.
- Reduzieren oder vermeiden Sie Alkohol- und Tabakkonsum. Mäßiger Umgang mit Genussmitteln wie Kaffee, schwarzem Tee, Cola und anderen koffeinhaltigen Getränken.

LITERATURTIPPS

Dr. Friedhelm Mühleib: Essen macht Laune, GU München 1999

Dr. med. Ulrich Strunz: forever young. Das Ernährungsprogramm, GU München 2000

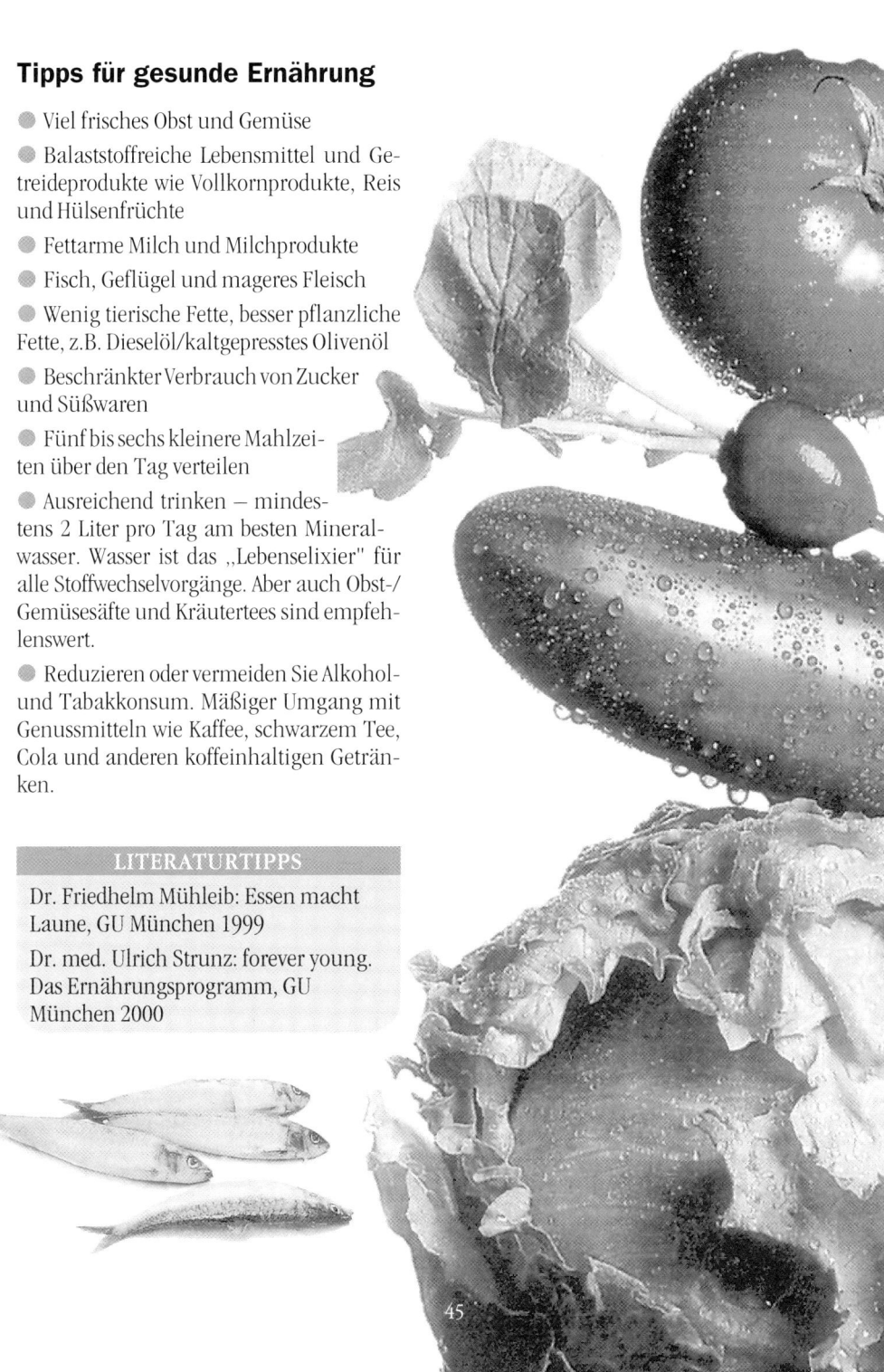

Medikamente

Das Risiko trägt jeder selbst

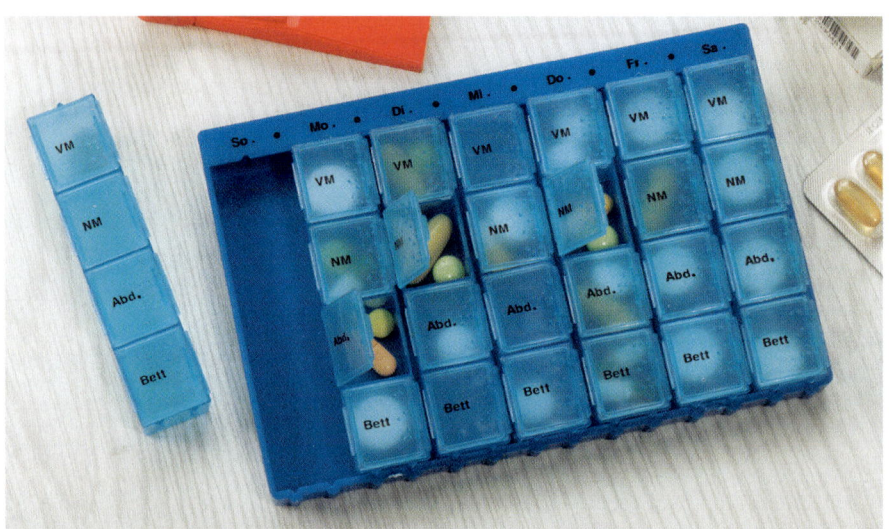

Gleichwohl es individuelle Unterschiede zwischen den Menschen gibt und die körperliche Fitness auch trainierbar ist, lässt mit zunehmendem Alter die Leistungsfähigkeit nach und Krankheiten treten häufiger auf.

Leistungseinbußen und Gesundheitsprobleme

- Nachlassen der Muskelkräfte und Beweglichkeit
- Schnellere Erschöpfung bei starken persönlichen Anforderungen
- Herz-Kreislauf-Erkrankungen (Bluthochdruck, Verengung der Herzkranzgefäße, Kreislaufschwäche)
- Stoffwechselerkrankungen (Diabetes)
- Psychiatrische Alterskrankheiten (Morbus Alzheimer, Morbus Parkinson)
- Einschränkungen der motorischen Beweglichkeit durch Krankheiten (Arthrose, Rheuma)
- Der plötzliche Tod im Straßenverkehr (Herzinfarkt, Schlaganfall, Kreislaufkollaps).

Diese Leistungseinbußen und Gesundheitsprobleme müssen sich nicht unmittelbar auf die Verkehrstüchtig auswirken. Allerdings wird oftmals versucht, körperliche Unzulänglichkeiten mit Medikamenten auszugleichen und dies kann sich zweifelsohne auf die Verkehrssicherheit auswirken.

Tipp

- Lassen Sie sich ab 60 Jahren regelmäßig ärztlich untersuchen.

Medikamente können die Verkehrstüchtigkeit beeinträchtigen

Ältere Menschen haben einen relativ hohen Arzneimittelverbrauch. Zehn Mal höher ist die Einnahme von Mitteln mit Wirkung auf die seelische Verfassung (Psychopharmaka) bei den über 60-Jährigen im Vergleich zu den 20- bis 30-Jährigen. 54 Prozent aller sogenannten Fertig-Arzneimittel werden von älteren Menschen eingenommen, deren Anteil an der Gesamtbevölkerung dagegen nur 23 Prozent beträgt.

Viele Medikamente können das Fahrvermögen negativ beeinflussen und sind sogar Ursache für Verkehrsunfälle. So ist jeder vierte Unfall direkt oder indirekt auf die Einnahme von Tabletten, Tropfen oder Zäpfchen zurückzuführen.

Schätzungsweise 15 bis 20 Prozent aller in Deutschland gebräuchlichen Medikamente beeinträchtigen das Fahrvermögen und damit die Verkehrssicherheit erheblich: Die Sehschärfe lässt nach, eine Hörverschlechterung und Gleichgewichtsstörungen können eintreten, die nötige Aufmerksamkeit, Konzentration, Reaktion, Wahrnehmung, Kritikfähigkeit, Grob- und Feinmotorik sind nicht mehr vorhanden.

Viele wissen über die Wirkungen nicht Bescheid

Doch nur wenige Verkehrsteilnehmer sind über die möglichen Wirkungen von Medikamenten informiert. 80 Prozent aller Verkehrsteilnehmer, die Medikamente einnehmen, wissen nicht, dass ihre Fahrtüchtigkeit dadurch beeinträchtigt wird.

Das Risiko trägt jeder selbst

Es liegt in der Eigenverantwortung des Kraftfahrers zu prüfen, ob er fahrtüchtig ist, so steht es in der Straßenverkehrs-Zulassungsordnung (StVZO) § 2. Daher besteht eine besondere Sorgfaltspflicht bei Kraftfahrern und die ständige Notwendigkeit zur Selbstprüfung, die vor allem im höherem Alter, bei Krankheit und Medikamenteneinnahme erforderlich ist. Fahrlässig handelt derjenige, der sich nicht über die Wirkungen eines Medikamentes informiert, obwohl es ihm möglich oder zumutbar gewesen wäre.

Unwissenheit schützt vor Strafe nicht

Wird Fahruntüchtigkeit durch Medikamenteneinnahme nachgewiesen, kann der Autofahrer seinen Versicherungsschutz verlieren. Auch Bußgeld und Fahrverbot sind Folgen; schlimmstenfalls droht sogar eine Freiheitsstrafe.

Tipp

● Im Zweifel sollten Sie das Auto stehen lassen.

Wie gefährlich sind Tabletten?

Viele Medikamente – auch rezeptfreie (z.B. Hustensaft, Schmerz-/Beruhigungsmittel) – können das Fahrvermögen im Straßenverkehr beeinträchtigen. Hier die wichtigsten Arzneimittelgruppen, bei denen Vorsicht geboten ist.

Arzneimittelgruppen

- Schmerzmittel
- Hustenblocker
- Mittel gegen Bluthochdruck und Herz-Kreislauf-Beschwerden
- Schlaf- und Beruhigungsmittel
- Mittel mit Wirkung auf die seelische Verfassung
- Aufputsch-/Schlankheitsmittel
- Mittel gegen Allergien
- Mittel gegen Diabetes
- Mittel gegen starke Muskelverspannungen
- Mittel gegen Augenkrankheiten und zur Augenuntersuchung
- Langzeitbehandlung mit Kortison
- Mittel gegen (Reise)übelkeit
- Mittel gegen Magen-Darm-Geschwüre
- Mittel gegen epileptische Anfälle

Vorsicht!

Eine Behandlung mit diesen Arzneimitteln kann zu einer Einschränkung des Fahrvermögens führen. Wer derartige Präparate einnehmen muss, sollte sich beim Arzt oder in der Apotheke beraten lassen.

Tipps für den Umgang mit Medikamenten

- Wählen Sie verkehrssichere Alternativpräparate. Als Verkehrsteilnehmer sollten Sie immer Ihren Arzt oder Apotheker nach dem verkehrssichersten Medikament fragen.
- Beim Einlösen eines Rezeptes sollten Sie sich über die Wirkung des Arzneimittels auf Ihre Fahrtüchtigkeit informieren lassen.
- Lesen Sie sorgfältig die Packungsbeilage und halten Sie sich unbedingt an die vorgeschriebene Einnahmedosis.
- Vorsicht: Wechselwirkung! Arzneimittel beeinflussen sich in ihrer Wirkung auch untereinander. Falls Sie dauerhaft ein bestimmtes Präparat einnehmen, informieren Sie Ihren Apotheker darüber, wenn Sie ein rezeptfreies Medikament kaufen.
- Wenn Sie bei verschiedenen Ärzten in Behandlung sind, sagen Sie jedem, welche Medikamente Sie schon einnehmen.
- Beobachten Sie sich selbst. Sobald Sie anders als gewohnt reagieren, können Arzneistoffe die Ursache sein. In diesem Fall Hände weg vom Lenkrad.
- Auch rezeptfreie Medikamente beispielsweise gegen Husten, Schmerzen oder zur Beruhigung können die Verkehrstüchtigkeit beeinflussen.
- Besonders zu Beginn einer Behandlung oder bei sehr hoher Dosierung ist besondere Vorsicht angesagt. Der Körper muss sich zuerst an das Arzneimittel gewöhnen.
- Seien Sie auch bei Langzeitbehandlungen besonders vorsichtig am Lenkrad.
- Nehmen Sie niemals unkontrolliert Medizin, etwa von Freunden, denen das eine oder andere Pillchen auch schon mal gut geholfen hat.
- Trinken Sie auf keinen Fall Alkohol (nicht ein Gläschen), wenn Sie Tabletten nehmen müssen.
- Kritische Selbstüberprüfung vor jeder Fahrt. Ältere Autofahrer, die krank sind und regelmäßig Medikamente einnehmen müssen, sollten sich vor jeder Fahrt stets gewissenhaft fragen, ob sie fahrtauglich sind. Bus und Bahn können doch auch eine gute Alternative zum Auto sein.

Diabetes und Autofahren
Wenn der Blutzuckerspiegel sinkt

Nach Experten-Schätzungen ist bereits jeder 10. Bundesbürger von Diabetes betroffen. Gerade beim Autofahren müssen Diabetiker vieles beachten und sich gut vorbereiten. Das heißt vor der Autofahrt die Blutzuckerwerte checken, damit keine Unterzuckerung droht.

Eine Unterzuckerung (Hypoglykämie) kann fast jeden Diabetiker treffen. Dabei spielt es keine Rolle ob er mit Insulin oder blutzuckersenkenden Tabletten (Sulfonylharnstoff) behandelt wird.

Ursache einer Unterzuckerung kann beispielsweise sein, dass der Diabetiker zu viel Insulin gespritzt hat, zu wenig gegessen oder sich ungewöhnlich stark körperlich betätigt hat. Was auch immer der Grund ist, jede beginnende Hypoglykämie muss sofort durch Einnahme von rasch verwertbaren Kohlenhydraten wie zum Beispiel Traubenzucker bekämpft werden, bevor die Unterzuckerung zur Bewusstlosigkeit führt.

Hypoglykämie

Als Hypoglykämie (Kurzform: Hypo) wird jeder Blutzuckerwert unter 50 mg/dl (auch ohne Symptome) bezeichnet, die in jedem Fall behandelt werden muss. Jedoch können die typischen Warnsymptome schon bei einem Wert von 80 mg/dl oder höher auftreten, wenn der Blutzucker steil abfällt.

Man unterscheidet eine leichte und eine schwere Unterzuckerung. Die Anzeichen einer leichten Hypo (H1) werden durch die Hormone der Gegenregulation und durch Zuckermangel im Gehirn hervorgerufen, wogegen die Symptome einer mittelschweren (H2) bzw. schweren Hypoglykämie (H3) nur auf Zuckermangel im Gehirn zurückzuführen sind.

Symptome bei hormoneller Gegenregulation

- Blässe
- Schweißausbruch
- Zittrigkeit
- Herzklopfen
- Angst und Druckgefühl
- plötzlicher Heißhunger
- Kribbeln in den Lippen

Symptome durch Zuckermangel im Gehirn

- Kopfschmerzen
- Nervosität
- Konzentrationsstörungen
- Gleichgewichtsstörungen, Schwindelzustände
- Bewusstseinsstörung
- Herzrasen, Muskelschwäche, weiche Knie
- Verwirrtheit, komische Gedanken
- Aggressivität, Albernheit
- Sprachstörungen
- Störungen im Bewegungsablauf
- Sehstörungen (Doppelbilder, Augenflimmern)
- Krampfanfall
- Bewusstlosigkeit

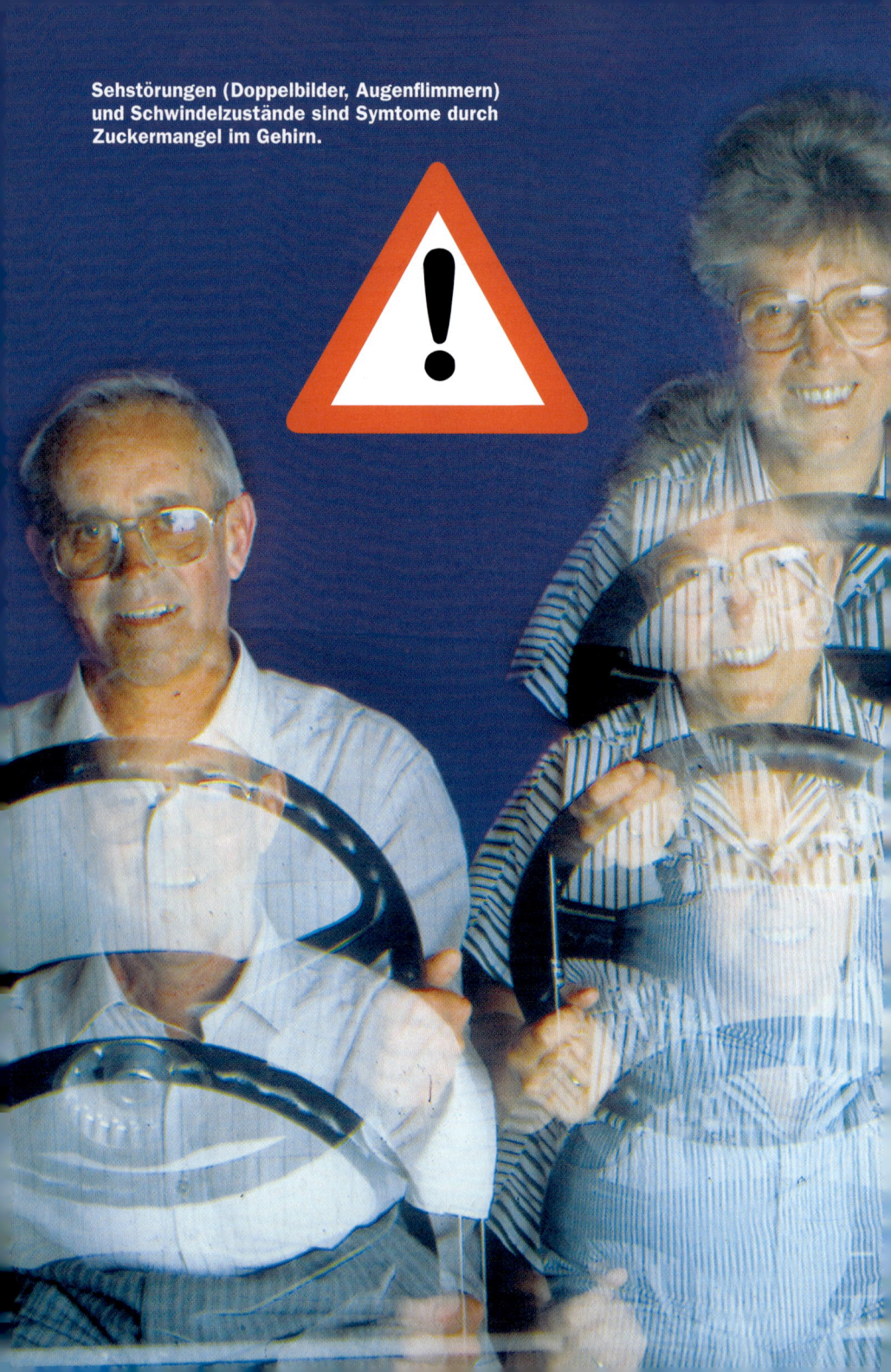

Bei einer leichten Unterzuckerung ist man oft noch in der Lage klar zu denken, und kann etwas gegen die Hypo tun. Eine mittelschwere Unterzuckerung zeigt sich durch den Verlust der vernünftigen Handlungsfähigkeit. Man wirkt auf sein Umfeld völlig unauffällig, ist jedoch geistig abwesend. Hier ist ein Handeln sehr wichtig, um den gefährlichen Zustand der Verwirrtheit zu vermeiden. Von einer schweren Hypoglykämie spricht man bei einer Unterzuckerung mit Bewusstlosigkeit. In diesem Zustand ist man vollkommen auf Hilfe anderer angewiesen.

● Bei Unwohlsein oder Anzeichen einer Unterzuckerung sollte sofort angehalten werden.

● Nehmen Sie lieber einen höheren Blutzuckerwert durch fälschlich erkannte Hypos in Kauf, als eine schwere Unterzuckerung zu riskieren.

● Fahrt nicht antreten, wenn Verdacht auf Unterzuckerung besteht.

LITERATURTIPP
Diabetes Welt 1/2000, Florian Müller GmbH, Hamburg,
www.diabetes-versand.de

Was tun?

Eine beginnende Unterzuckerung muss immer durch sofortige Einnahme von 10 bis 20 Gramm rasch verwertbare Kohlenhydrate bekämpft werden (entspricht 1 KHE). Die Zuckereinnahme ist so lange zu wiederholen, bis sich der Blutzuckerwert normalisiert hat. Also immer im Wechsel essen, messen, essen.... Im Anschluss einer Hypo sind immer zusätzlich 1 bis 2 KHE länger blutzuckerbildende Nahrungsmittel einzunehmen z.B. 50 g Vollkornbrot, um ein erneutes „Abrutschen" zu vermeiden.

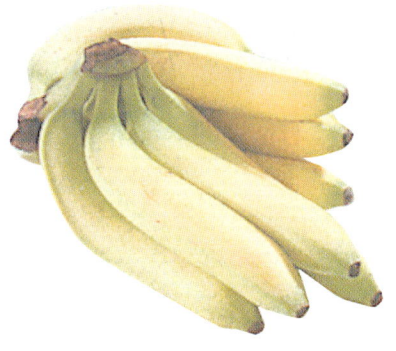

Tipps

● Jeder Diabetiker sollte immer schnelle KHE griffbereit halten, zum Beispiel Traubenzucker, Würfelzucker, Kekse oder Rosinen. Auch Saft oder zuckerhaltige Limonade sind hilfreich.

● Vor einer längeren Autofahrt sollte der Diabetiker seine Blutzuckerwerte checken.

● Alle zwei Stunden sollte der Diabetiker eine Pause einlegen und seine Blutzuckerwerte überprüfen.

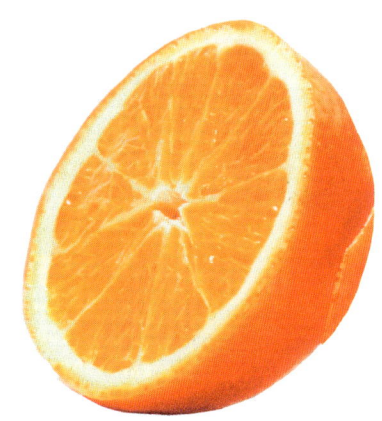

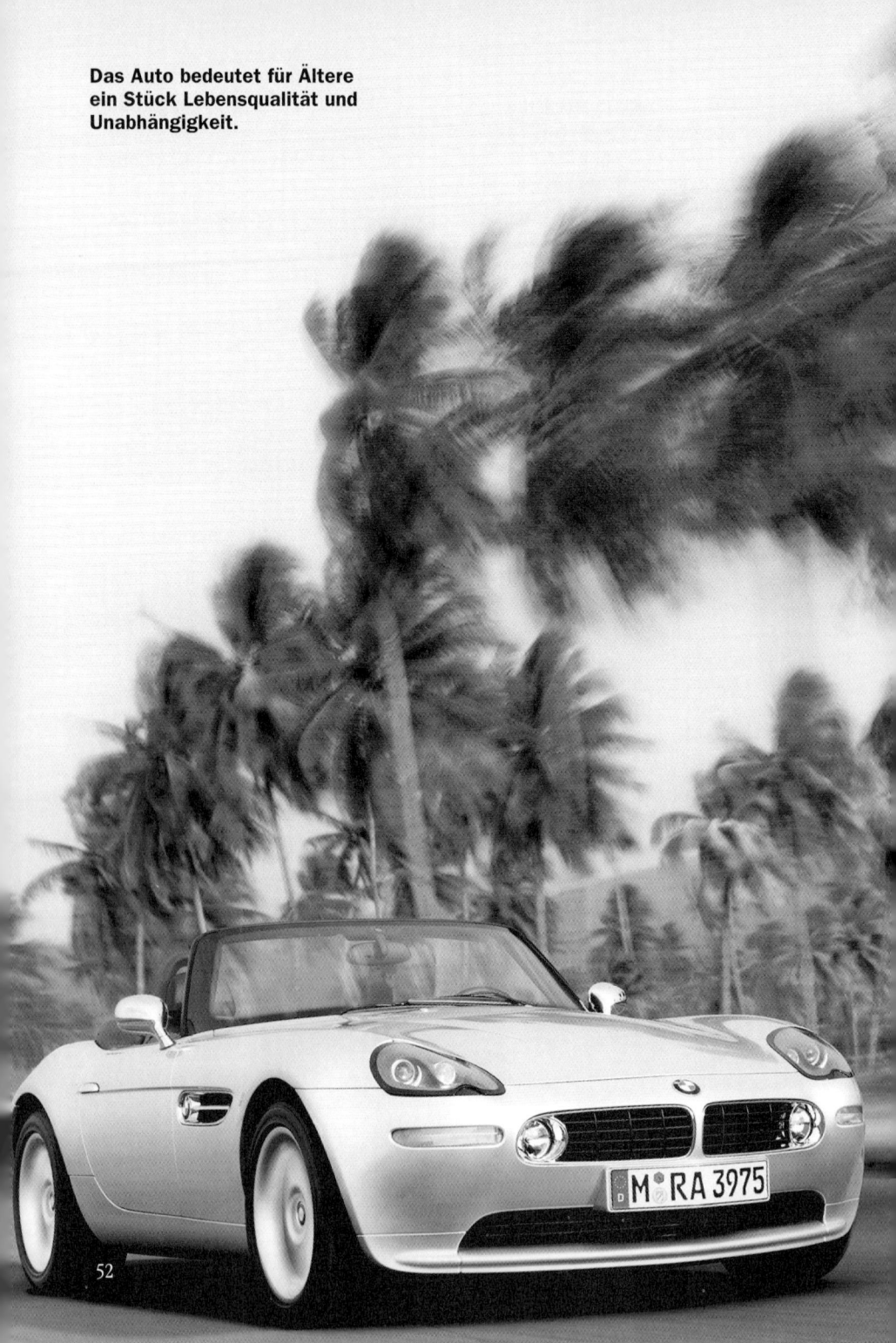

Das Auto bedeutet für Ältere ein Stück Lebensqualität und Unabhängigkeit.

Mit dem Auto unterwegs

Der ältere Autofahrer ist besser als sein Ruf 54
Der sichere Autofahrer 56
Planung der Fahrt 56
Fahrtüchtigkeit und Eigenverantwortung 57
Checkliste 58
Im Auto, bevor die Fahrt losgeht 59
Die Autofahrt 60
Wohnmobile und Wohnwagengespanne 62
So bleiben Sie sicher und fit am Steuer 63
Senioren: Welches Auto passt? 64
Tipps für die Autowahl 65

Der ältere Autofahrer ist besser als sein Ruf

Insbesondere für ältere Autofahrer ist das eigene Auto das Fortbewegungsmittel Nummer 1, weil es bequem und jederzeit verfügbar ist; auch macht Auto fahren Spaß. Das Auto bedeutet gerade für Ältere ein Stück Lebensqualität und Unabhängigkeit. Die Zahl der aktiven Autofahrer nimmt ständig zu.

Senioren sind eher unauffällig

Die Unfallstatistik widerlegt das Vorurteil vom „Opa" oder der „Oma" am Steuer, die häufig Unfälle bauen (siehe auch Seite 17). Senioren verunglücken bezogen auf die gefahrene Kilometerzahl kaum häufiger als der Durchschnitt. 18- bis 24-jährige Fahrer tragen ein fast 3-fach höheres Unfallrisiko als Senioren. In der Altersgruppe der über 75-Jährigen sind ältere Pkw-Fahrer häufiger Hauptverursacher von Verkehrsunfällen. Dies könnte für die Zukunft größere Bedeutung bekommen, da die Gruppe der Hochbetagten zukünftig größer werden wird (siehe auch Seite 11).

Statistisch gesehen verunglücken die meisten Senioren mit dem Auto, was zweifelsohne mit der hohen Autonutzung im Zusammenhang gesehen werden muss. Die Schwere der Unfälle von Älteren ist eher günstig, da es sich öfter um Bagatellunfälle handelt als in anderen Altersgruppen. Was das Verletzungs-/Tötungsrisiko durch Unfälle betrifft, so sind Ältere im Vergleich zu Jüngeren aus biologischen Gründen viel stärker gefährdet.

Unfallarten

Ältere verunglücken oftmals beim Spurwechsel und in Kreuzungssituationen, bei Wende- und Abbiegemanövern sowie bei der Bewältigung besonderer Konfliktsituationen. Wenig prägnante Situationen und nicht völlig offensichtliche Regelungen werden von Älteren eher übersehen. Äußerst selten dagegen verunglücken Senioren am Steuer unter Alkoholeinfluss oder wegen überhöhter Geschwindigkeit.

Ursachen von Autounfällen

- Vorfahrtsdelikte an komplexen Kreuzungen und Einmündungen, die hohe Anforderungen stellen, z.B. Linksabbiegen unter hohen Anforderungen.
- Abbiege- und Wendemänover
- Ein-/Aus- und Rückwärtsfahren
- falsches Verhalten gegenüber Fußgängern an Fußgängerüberwegen, z.B. bei Dunkelheit wegen schlechter Erkennbarkeit.

Gefahr: Komplexe Verkehrssituationen

Mängel bei der Informationsaufnahme und -verarbeitung besonders in komplexen Situationen und bei Mehrfachbelastung sowie das Nachlassen der körperlichen Beweglichkeit führen zu den häufigsten Unfallarten. Fahraufgaben mit durchschnittlichem Anforderungscharakter werden von Älteren ebenso gut bewältigt wie von Jüngeren. Problematisch erweisen sich Leistungsminderungen erst in stark belastenden oder besonders schwierigen Situationen – und dies vor allem dann, wenn schnelles Handeln gefordert ist.

Selbstüberschätzung

In der Altersgruppe der ab 75-Jährigen kommt das Fahren unter eingeschränkter

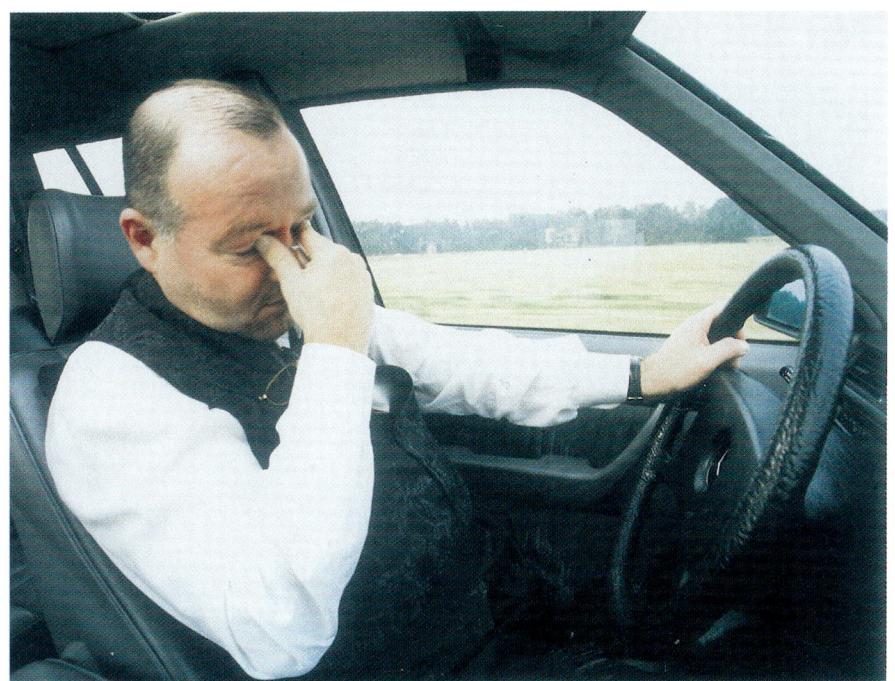

Mit zunehmenden Alter stellt sich eine schnellere Ermüdbarkeit ein.

Verkehrstüchtigkeit am häufigsten vor. Sie überschätzen ihre eigene Leistungsfähigkeit, was oft zu Unfällen führt (siehe Seite 19)

Die nachlassende Leistungsfähigkeit wird nur ungern eingestanden – vor allem Männer neigen dazu. Vielmehr halten sich ältere Kraftfahrer für besonders gute und sichere, da erfahrene Fahrer („alte Hasen"); sie fühlen sich fit im Straßenverkehr. Unfallursachen wie geringeres Reaktionsvermögen, Seh- bzw. Hörprobleme, Unaufmerksamkeit und Langsamfahren werden von jedem zweiten akzeptiert, aber das betreffe vornehmlich die anderen. Älteren Frauen am Steuer fällt es leichter, alterstypische Leistungsminderungen zu akzeptieren und sich selbstkritisch mit ihren (Fahr-) Fähigkeiten auseinanderzusetzen.

Meidungsverhalten reduziert Gefahren

Bewusst und auch unbewusst versuchen ältere Autofahrer ab dem 65. Lebensjahr ihre verminderte Wahrnehmungs- und Reaktionsleistung durch eine Veränderung ihres Verkehrsteilnahmeverhaltens auszugleichen. Ältere meiden gehäuft schwierige und belastende Situationen und fahren insgesamt weniger; dadurch reduzieren sie ihre Gefahrenausgangssituation.

Was wird vermieden?

● Fahrten bei ungünstigen Witterungsbedingungen

● hohe Verkehrsdichte und Stoßzeiten

● Dämmerungs- und Nachtfahrten

Der sichere Autofahrer

Für die Sicherheit des Autofahrers sind die Bereiche:
- Mensch
- Fahrzeug und
- Straße

von großer Bedeutung. Hier muss angesetzt werden, um die Verkehrssicherheit zu erhöhen.

Wer die folgenden Tipps beherzigt, bleibt als Autofahrer mobil und sicher.

Planung der Fahrt

Wer seine Fahrt gut vorbereitet, fährt sicherer und stressfreier.

Tipps

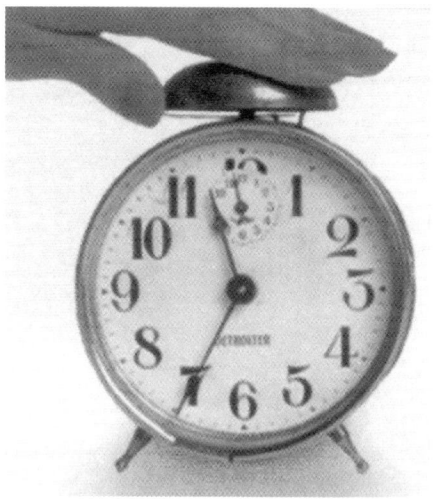

- Planen Sie Autofahrten bewusst.
- Neue Fahrtrouten vorher genau ausarbeiten. Kaufen/besorgen Sie sich Kartenmaterial.
- Suchen Sie sich die Fahrtstrecke aus dem Stadtplan oder Autoatlas raus und erstellen Sie einen Fahrroutenplan. Schreiben Sie in großer, gut leserlicher Schrift die Autobahnnummern auf einen Zettel und bei Richtungswechseln auf Autobahnkreuze/-dreiecke außerdem die Zielorte der gewünschten Fahrtrichtungen. Notieren Sie die genaue Bezeichnung der Ausfahrt. Schreiben Sie sich auch die Nummern auf von Landstraßen und die Orte, durch die Sie hindurchfahren wollen.
- Den Fahrroutenplan im Sichtfeld des Fahrers am Armaturenbrett festklemmen.
- Meiden Sie, wenn möglich, Fahrten während der Hauptverkehrszeiten (Berufsverkehr) und bei widrigen Witterungsbedingungen.
- Planen Sie bei Fahrten genügend Zeit ein. Zeit für Pausen und mögliche Staus sollten auch vorgesehen werden. Sonst kann leicht Zeitdruck entstehen; der Stress ist dann vorgeplant. Deshalb besser noch etwas mehr Zeit einschieben („Zeitpuffer"), das schafft Ruhe und Gelassenheit am Steuer.
- Überlegen wann Sie am besten fahren. Hauptreisezeiten sollten Sie meiden. Die Gefahren sind in diesen Zeiten deutlich höher.
- Gesund ernähren: Überlegen Sie sich, was oder wo Sie unterwegs essen werden. Nehmen Sie sich leichtes Essen, z.B. Obst (Bananen, Äpfel), Müsliriegel, Jogurt, Volkornbrot mit. Auch ein Schokoladenriegel bringt kuzzeitige Energie und macht gute Laune.
- Für viele Strecken, auf denen schwierige und komplizierte Verkehrssituationen zu erwarten sind, sind öffentliche Verkehrsmittel (Busse und Bahnen) gute Alternativen.
- Bei seelischen Problemen und Belastungen lieber das Auto stehen lassen und öffentliche Verkehrsmittel benutzen.

Fahrtüchtigkeit und Eigenverantwortung
Realistische Selbsteinschätzung

Die Teilnahme am Straßenverkehr stellt hohe Anforderungen an den Kraftfahrer. Jeder Mensch kann nur dann sicher am Straßenverkehr teilnehmen, wenn er voll leistungsfähig ist.

Ob Jung oder Alt, jeder selbst trägt die Verantwortung für seine Selbsteinschätzung. Der Gesetzgeber verpflichtet sogar jeden Autofahrer vor Antritt einer Fahrt, selbstkritisch seine körperliche und geistige Fahrtüchtigkeit zu überprüfen. Bei Zweifeln an seiner Fahrtüchtigkeit muss er verzichten (siehe auch Seite 118 —>). Ansonsten handelt es sich um den Straftatbestand „Fahren trotz Fahruntüchtigkeit", was den Entzug der Fahrerlaubnis und Bußgeld zur Folge haben kann.

Tipps

● Überprüfen Sie vor jeder Fahrt, ob Sie fahrtüchtig sind. Fragen Sie sich ganz selbstkritisch und sind Sie bitte ehrlich. Wenn Sie sich selbst betrügen, dann setzen Sie Ihre eigene Gesundheit und die von anderen aufs Spiel.

● Prüfen Sie anhand der folgenden Checkliste ihre heutige Verfassung. Beantworten Sie die Fragen sorgfältig und ehrlich (siehe Seite 58).

● Wenn Sie an Ihrer Fahrtüchtigkeit zweifeln, lassen Sie besser das Auto stehen und fahren mit einem öffentlichen Verkehrsmittel (Bus und Bahn).

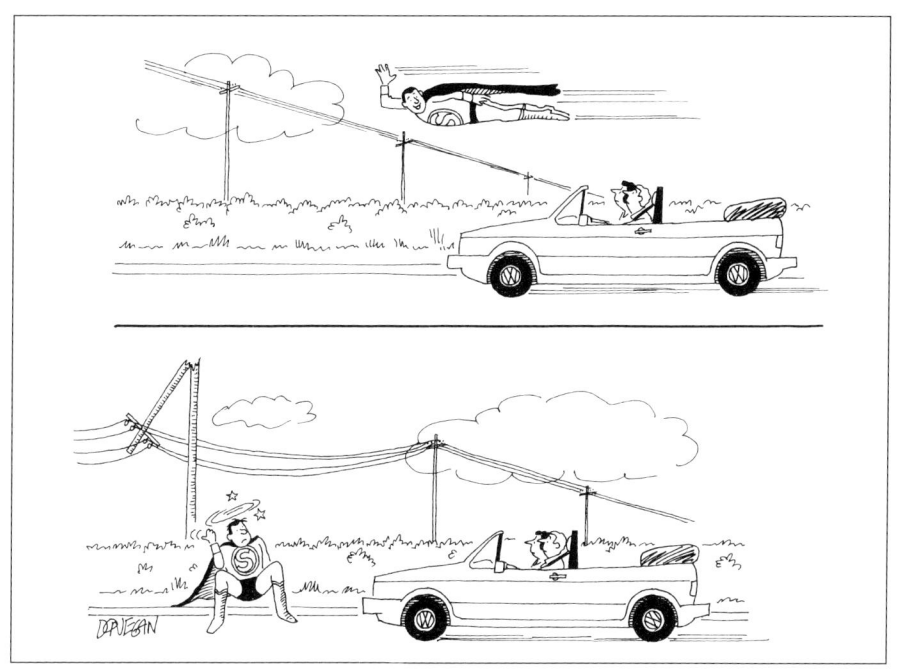

Checkliste

Antworten Sie bitte ganz ehrlich – ja oder nein?

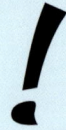

1. Fühlen Sie sich heute körperlich und geistig frisch?

2. Ist Ihr Wohlbefinden durch Kummer, Ärger oder Schmerzen beeinträchtigt?

3. Können Sie sich nicht mehr so gut auf den Verkehr und das Fahren konzentrieren?

4. Haben Sie in letzter Zeit öfter Schwierigkeiten, mehrere Dinge im Straßenverkehr gleichzeitig zu beachten?

5. Finden Sie Auto fahren zunehmend anstrengender?

6. Waren Sie in den letzten Wochen akut erkrankt oder haben sich bei Ihnen bestehende Erkrankungen in diesem Zeitraum verschlimmert? Wenn ja, fühlen Sie sich heute wieder wie vor der Erkrankung?

7. Leiden Sie an Atemnot, Engegefühl im Brustkorb bei Aufregung oder körperlicher Anstrengung, Schwarzwerden vor den Augen?

8. Können Sie beim Spurwechsel und Einparken nicht nach hinten schauen?

9. Leiden Sie an Schwindel- oder Krampfanfällen?

10. Haben Sie Ihr Sehvermögen im letzten Jahr kontrollieren lassen?

11. Nehmen Sie Medikamente? Bekommen Ihnen diese oder haben Sie diese schlecht vertragen? Machen diese müde, unaufmerksam und schwindelig oder beeinträchtigen sie Ihr Seh- oder Reaktionsvermögen?

12. Sind Blutzucker bzw. Blutdruck in den letzten Tagen gut eingestellt?

13. Sind Sie für die geplante Fahrt genügend in Übung? Auch der routinierte Ältere ist dann gefährdet, wenn er besondere Belastungen eingeht, z.B. Fahrt unter Zeitdruck, in fremde Umgebung, hohe Verkehrsdichte, schlechtes Wetter und schlechte Sicht.

14. Haben Sie Alkohol getrunken? Denken Sie auch an den Alkoholgenuss vom Vortag und an eventuell durch Medikamente verstärkte Alkoholwirkung.

Quelle: DVR

Wenn Sie die Fragen 7 bis 9 mit ja beantworten, sollten Sie das Thema Autofahren unbedingt mit Ihrem Arzt besprechen. Falls Sie Zweifel haben, fragen Sie Ihren Arzt.

Im Auto, bevor die Fahrt losgeht

Sie fühlen sich heute fit und haben sich für das Auto entschieden. Doch bevor Sie den Zündschlüssel umdrehen, sollten Sie noch einige Dinge berücksichtigen, die Ihrer Sicherheit zu Gute kommen.

Tipps

● Legen Sie bei jeder Fahrt ausnahmslos an Sicherheitsgurt an – auch bei kurzen Fahrten „um die Ecke". Airbags schützen Sie nur dann, wenn Sie den Gurt angelegt haben. Auch Ihre Mitfahrer sollten immer den Gurt anlegen.
● Sichern Sie mitfahrende Kinder, auch auf nur kurzen Fahrten in einer Rückhalteeinrichtung (Autokindersitz). Falls Ihr Auto einen Airbag hat, darf vorne auf dem Beifahrersitz kein Reboard-Kindersitz (entgegen der Fahrtrichtung sitzt das Kind darin) installiert sein.
● Vermeiden Sie das Tragen dicker Bekleidungsstücke beim Autofahren und ziehen Sie den Gurt beim Anlegen fest an den Körper.
● Ihre Kopfstütze sollte so eingestellt sein, dass Sie mit der Oberkante des Kopfes abschließen.
● Sitzposition: Möglichst entspannt, nicht zu steil und zu nah am Lenkrad sitzen, um Verkrampfungen und rasches Erschlaffen zu vermeiden.
● Die Scheiben, Spiegel und Scheinwerfergläser des Autos sollten sauber sein, damit Sie eine gute Sicht haben.
● Einengende Kleidungsstücke (Rock- und Hosenbund, Kragen, Krawatte) öffnen. Am besten nur bequeme Kleidung tragen. Auch die Schuhe sollten für das Autofahren geeignet sein – ansonsten ein zweites Paar mitnehmen.
● Haben Sie auch Ihre Brille auf? Liegt die Sonnenbrille griffbereit im Auto?
● Das Autoradio auf den Verkehrsfunk bzw. das Navigationssystem einstellen.

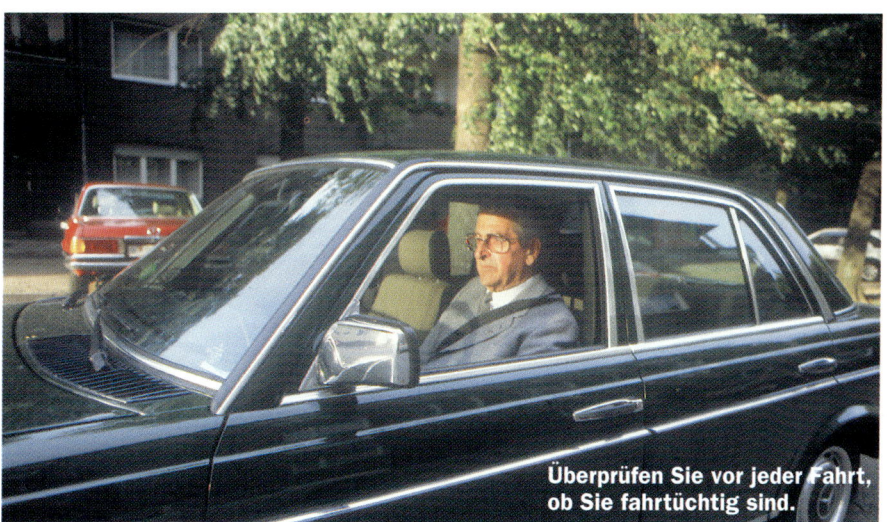

Überprüfen Sie vor jeder Fahrt, ob Sie fahrtüchtig sind.

Die Autofahrt

Jetzt geht´s los. Mit voller Konzentration Auto zu fahren kostet Kraft. Die folgenden Tipps helfen, dass Sie sicher an Ihr Ziel kommen.

Tipps

● Ärger und Stress nicht mit ans Lenkrad nehmen.
● Ruhe und Gelassenheit bewahren, auch wenn Sie sich zu Recht über andere Verkehrsteilnehmer ärgern. Übung: Tief durchatmen und dabei lächeln. Kräftig ausatmen.
● Warum nicht einmal mit einem netten Blickkontakt, einer einladenden Geste, einem akustischen oder optischen Zeichen „Danke" sagen oder sich für eigene Fehler entschuldigen? Das schafft positive Kommunikation, fördert die Partnerschaft und somit die Toleranz im Straßenverkehr. Auch die eigenen Nerven werden geschont. Eine freundliche Atmosphäre verringert letztlich auch die Unfallgefahr.
● Bei allen Handlungen auf das „persönliche Tempo" achten und sich Zeit nehmen.
● Immer das Fehlverhalten anderer einkalulieren, d.h. die Fehler der anderen Verkehrsteilnehmer voraussehen und entsprechend reagieren.
● Deutlich fahren: Jeden Richtungswechsel, das Anfahren, Anhalten, Einfahren, Abbiegen usw. immer durch frühzeitiges Blinken anzeigen.
● Beim Linksabbiegen, Überholen und Spurwechseln besonders vorsichtig sein und den Verkehr genau beobachten.
● Informationsüberlastung vermeiden, z.B. nicht gerade beim Überqueren einer Kreuzung im dichten Verkehr mit dem Beifahrer diskutieren.

● Das Autoradio möglichst nur für den Verkehrsfunk einschalten.
● Nicht während der Autofahrt telefonieren – auch nicht mit einer Freisprechanlage. Besser anhalten als während der Fahrt zu telefonieren – die Unfallgefahr ist zu groß (siehe auch Seite 168 –>).
● Wenn Sie sich falsch eingeordnet oder verfahren haben, kein riskantes Wende- oder Bremsmanöver veranstalten, besser ein kleiner Umweg. Ruhe bewahren und lächeln.
● Bei Anzeichen von Abgeschlagenheit und Ermüdungserscheinungen wie häufiges Gähnen, Lidschwere, trockener Mund, Frösteln und beginnender Gleichgültigkeit unbedingt anhalten und eine Pause machen (siehe auch Seite 120 –>). Eine zusätzliche Übernachtung kann hilfreich sein.
● Bei längeren Fahrten immer Pausen einlegen.
● Jede Rast sollte zur Bewegung genutzt werden. Ein Spaziergang und ein paar lockernde gymnastische Übungen an der frischen Luft fördern die Hirndurchblutung und steigern das Wohlbefinden (siehe Seite 61).
● Nicht hungrig oder überstättigt fahren. Während der Autofahrt sind leichte Gerichte empfehlenswert. Mehrere kleine Zwischenmahlzeiten sind besser als ein Hauptgericht. Als Getränke eignen sich Mineralwasser, Fruchtsäfte und Tee. Aber auch ein Tasse Kaffee oder ein Glas Cola können erfrischen und gute Laune machen.
● Kein Alkohol am Steuer. Im Alter bleibt Alkohol länger im Blut, weil er verzögert abgebaut wird. Gleiche Alkoholmengen, bezogen auf das Körpergewicht, können im Alter doppelt so hohe Blutalkoholkonzentrationen hervorrufen wie bei jüngeren Menschen.

AUTOPAUSEN RICHTIG NUTZEN!

Dehnen, strecken, atmen

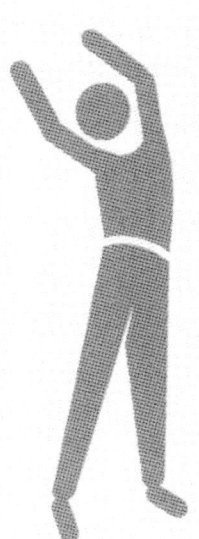

Arme und Oberkörper recken. 3x tief ein- und ausatmen.

Rumpf-Dreh-Beugen

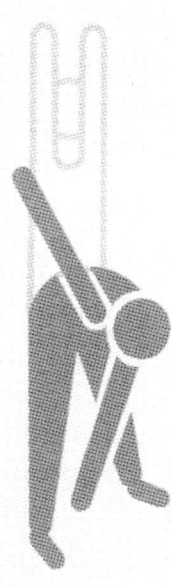

Grätschen, rechte Hand zum linken Fuß, dann linke Hand zum rechten Fuß. Je 6x.

Auf der Stelle laufen

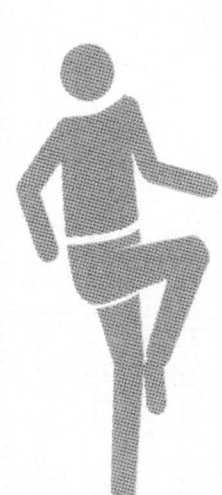

Langsam beginnend mind. 3 Min. laufen. Anschließend Beine ausschütteln.

Schulter kreisen

Fingerspitzen an die Schultern, Ellenbogen je 6x vor- und rückwärts kreisen.

Wohnmobile und Wohnwagengespanne

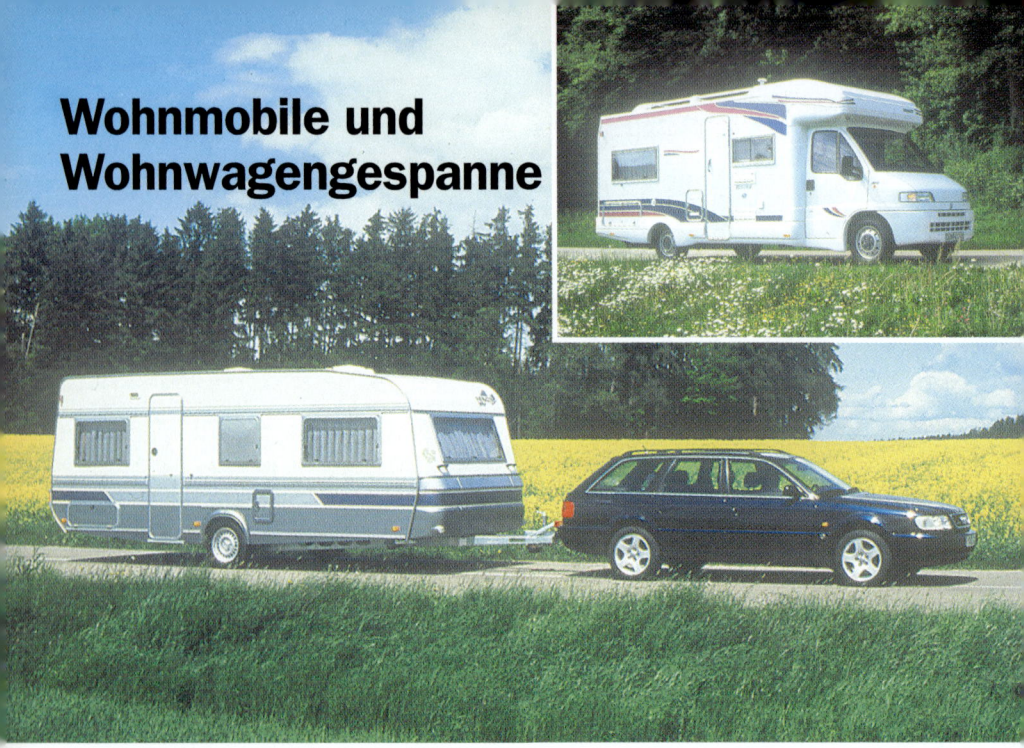

In Deutschland sind ca. 340.000 Wohnmobile und 616.000 Wohnwagen zugelassen.

Beim Fahren mit Wohnmobil und Wohnwagengespann ist in erster Linie Reisen und nicht Rasen angesagt. Die erhöhte Sitzeinstellung bei Wohnmobilen bietet eine optimale „Verkehrsübersicht" und ermöglicht ein weitsichtigeres Fahren. Nachfolgend ein paar Tipps für Wohnmobil- und Wohnwagenfahrer.

Tipps

● Das jeweilige Fahrzeug sollte richtig beladen und auf keinen Fall überladen werden.
● Vor Fahrtbeginn genereller Technik-Check, z.B. Beleuchtung, mit besonderem Blick auf die Reifenqualität (nicht älter als 6 Jahre!) und den entsprechenden Druck.
● Eine dem Fahrzeug angepasste Fahrweise unter Berücksichtigung des längeren Bremsweges und bei Gespannen besondere Beachtung von Seitenwind (Schlingergefahr).
● Vorschriftsmäßige Sicherung (Sicherheitsgurte) der Passagiere (Kinder!) im Wohnbereich während der Fahrt.
● Einige Automobil- und Caravanclubs sowie Fahrzeughersteller bieten Fahrsicherheitstrainings für Wohnmobil- und Wohnwagenfahrer an.

So bleiben Sie sicher und fit am Steuer

Gefahren erkennen, vermeiden, bewältigen

Menschen müssen lebenslang lernen, damit sie im Straßenverkehr mobil und sicher bleiben. Es gibt immer wieder neue Verkehrsregeln/-vorschriften, die gelernt und verinnerlicht werden müssen. Und auch die Technik der Fahrzeuge wird immer weiter optimiert, z.B. hat heute jedes Auto serienmäßig das Bremssystem ABS. Das Bremsen mit einer ABS-Bremse muss auch gelernt werden.

Tipps

● Für ältere aktive Kraftfahrer gibt es Informationsveranstaltungen (siehe auch Seite 107 —>). Auskunft erhalten Sie bei den Verkehrswachten (—> siehe Adressen).

● Nehmen Sie an einem Pkw-Sicherheitstraining teil. Auch die Verkehrswachten führen Sicherheitstrainings durch. Das Motto dieser Sicherheitstrainings lautet: Gefahren erkennen, vermeiden, bewältigen. Es lohnt sich bestimmt – der Sicherheit zuliebe!

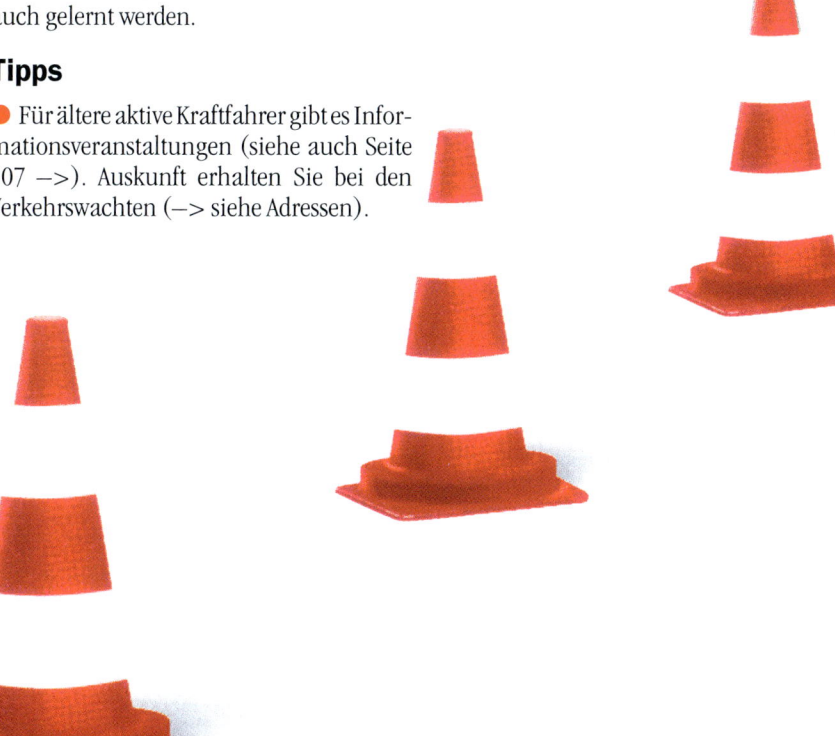

Senioren: Welches Auto passt?

Kaum ein älterer Mensch will das Autofahren so schnell aufgeben. Es sichert ein hohes Maß an Mobilität; darauf möchten auch viele Senioren nicht verzichten. Ältere Autofahrer zeigen jedoch in der Regel altersbedingt typische Stärken und Schwächen im Straßenverkehr. „Erfahrung" ist ihr größter Trumpf; beispielsweise sind Auto-Senioren dreimal seltener in Unfälle wegen überhöhtem Tempo verwickelt als Fahranfänger.

Veränderungen

Doch das Seh- und Orientierungsvermögen, aber auch die körperliche Beweglichkeit lassen im Seniorenalter nach. Durch die Verringerung der Körpergröße im Alter, die im Extremfall bis zu 10 Zentimeter betragen kann, wird die Sitzhöhe des Fahrers reduziert und damit die Bedienung des Kraftfahrzeugs erschwert. Auch der Blickwinkel des älteren Verkehrsteilnehmers wird durch weniger Halswirbelsäulen-Beweglichkeit beeinträchtigt. Die Fähigkeit zur Rumpfdrehung ist ebenfalls vermindert, was sich hauptsächlich beim Ein- und Aussteigen bemerkbar macht. Ebenfalls das Überblicken der Verkehrslage beim Ein- bzw. Ausfahren und beim Fahrstreifenwechsel macht älteren Menschen besonders zu schaffen. Kommt es zu einem Unfall, so ist die Gefahr schwerer und tödlicher Verletzungen bei den Senioren etwa doppelt so groß wie bei den Kfz-Lenkern unter 65 Jahren.

Mehr Komfort für alle

Doch diese Risiken lassen sich mit einer klugen Autoauswahl erheblich mindern. „Gute Sichtbedingungen – hilfreicher Komfort – passive Sicherheit" sind die entscheidenden Voraussetzungen für ein seniorengerechtes Auto, das damit den Wünschen älterer Autofahrer möglichst umfassend entgegenkommt.

Die vorgeschlagenen Verbesserungen sind allerdings nicht nur für ältere Menschen positiv; sie helfen auch jüngeren Autofahrern. Das seniorengerechte Auto ist also kein Sonderfahrzeug, sondern ein besseres Automobil für alle. Ein spezielles Seniorenauto ist hingegen nicht gefragt. Ein Kraftfahrzeug, das seinen Besitzer als behindert oder alt ausweist, hätte keine Marktchance.

Tipps für die Autowahl

Hilfreicher Komfort

● Körpergerechte Sitze sind besonders wichtig. Die Sitze sollten die Wirbelsäule und die Oberschenkel gut abstützen. Die Höhenverstellbarkeit von Fahrersitz und Lenkrad ist vorteilhaft, da eine individuell angepasste Sitzposition einen besseren Überblick und Komfort verschafft.
● Bequeme Einstiegsmöglichkeiten: die Autotüren müssen sich weit öffnen und auch in der vom Fahrer gewünschten Position offen bleiben.
● Eine Servolenkung bietet leichten Umgang mit dem Auto – vor allem beim Einparken.
● Spiegeltechnik, die den toten Winkel verkleinert.
● Der Kofferraum sollte sich bequem be- und entladen lassen.
● Ein Automatikgetriebe entlastet den Fahrer ganz entscheidend, so dass er sich voll aufs Verkehrsgeschehen konzentrieren kann. Hierin kann jedoch auch ein Umgewöhnungsprozess liegen, und es fällt nicht jedem leicht, vom gewohnten Schaltknüppel auf ein solches Getriebe umzusteigen.
● Eine Klimaanlage trägt zum Wohlbefinden des Autofahrers bei, da ältere Menschen auf Veränderungen von Temperatur und Luftfeuchtigkeit extremer reagieren als Jüngere.
● Eine Einparkhilfe, die akustisch und/oder optisch den verbleibenden Raum nach vorne bzw. hinten anzeigen kann, das oftmals ungeliebte Rangieren oder rückwärts Einparken erleichtern.
● Navigationssysteme können unterstützend sein, wenn sie richtig funktionieren und leicht bedienbar sind.

Gute Sichtbedingungen

● Ein rechter Außenspiegel ist sehr hilfreich sowie eine leichte – möglichst elektrische – Einstellmöglichkeit beider Außenspiegel von innen.
● Abzuraten ist von getönten Scheiben; sie schlucken Licht, auf das der ältere Kraftfahrer besonders angewiesen ist, zumal als Brillenträger.
● Klare und einfache Anzeigen im Cockpit, die sich bei Nacht nicht in der Windschutzscheibe spiegeln. Eine hochgerüstete Cockpit-Ausstattung mit „Lichtspielen", futuristischen Digitalanzeigen und Bordcomputern kann den Fahrer ablenken, der solche modernen Hilfsmittel nicht gewohnt ist.
● Helleres Licht: z.B. Xenonscheinwerfer geben mehr Licht.

Passive Sicherheit

● Die Sicherheitsgurte sollten höhenverstellbar sowie leicht erreichbar sein und in der Schultermitte korrekt anliegen.
● Die Kopfstützen sollten sich so weit ausziehen lassen, dass ihre Oberkante mit der Schädeldecke auf gleicher Höhe liegt.
● Sicherheitselemente gegen einen seitlichen Anprall sollten in den Türen eingebaut sein.
● Airbags für Fahrer und Beifahrer sollten vorhanden sein.

Vorsicht!

Beim Umsteigen auf ein anderes, bisher ungewohntes Automodell sollte durch eine Probefahrt geklärt werden, ob eine Umgewöhnung auf den „Neuen" nicht mit Anpassungsschwierigkeiten verbunden ist; diese können jedoch durch Üben überwunden werden.

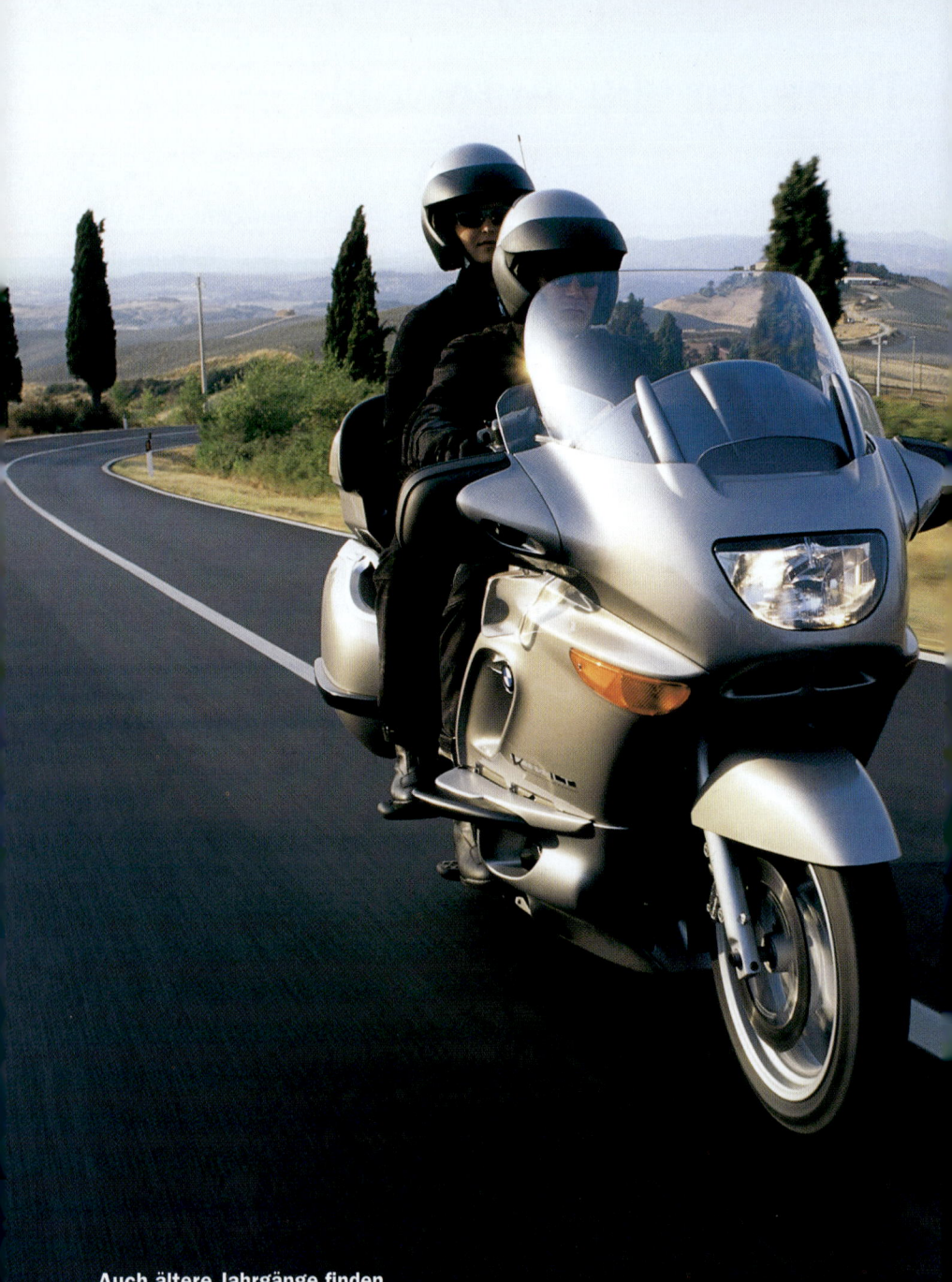

Auch ältere Jahrgänge finden zunehmend Spaß am Motorradfahren.

Zweiradfahrer

Motorisierte Zweiradfahrer 68
Radfahrer 72
Der sichere Radfahrer 73
Das Fahrrad für ältere Menschen......................... 76
Checkliste für den Fahrradkauf............................ 78
„Oben mit"– ist sicherer 79

Motorisierte Zweiradfahrer

Alter schützt nicht vor Selbstüberschätzung

Motorradfahren vermittelt ein gewisses Lebensgefühl, das zunehmend auch Ältere für sich entdecken. Reifere Jahrgänge fahren heutzutage vermehrt Motorrad.

Thomas, 59 Jahre, ist stolz auf sein neues Motorrad. Erst im letzten Frühjahr machte er seinen Motorradführerschein. Plötzlich hatte er die Faszination des Motorrads für sich entdeckt, die ihn nicht mehr losließ. Schließlich erfüllte er sich seinen großen Wunsch und kaufte sich ein Motorrad. Thomas steht beispielhaft für viele Männer und Frauen im reiferen Alter.

Auch ältere Jahrgänge finden zunehmend Spaß am Motorradfahrern. Doch Vorsicht ist geboten. Denn ältere Motorradfahrer leben ausgesprochen gefährlich.

Risiko: fehlende Fahrerfahrung

Motorradfahren wird in der Regel mit Begriffen wie Freiheit, Abenteuer, Jugendlichkeit und Sportlichkeit in Verbindung gesetzt. Diese Eigenschaften und das damit assoziierte Lebensgefühl veranlassen manchen Älteren auf das Motorrad umzusteigen. Mögliche altersbedingte körperliche Beeinträchtigungen hingegen werden heruntergespielt oder sogar ignoriert. Mangelnde Fahrerfahrung und die Gefahren des Motorradfahrens werden verdrängt.

Häufigste Unfallursachen

- Nicht angepasste Geschwindigkeit
- Überhol- und Abstandsfehler

„Natürlich ist der Reiz da, schnell zu fahren. Dieses prickelnde Gefühl verleiht einen ganz besonderen Kick. Motorradfahren führt bei schönem Wetter zu einem rauschähnlichen Zustand. Was risikoreiches Verhalten zur Folge haben kann. Grenzen werden dann oft überschritten. Aber es bringt doch nichts. Man muss sich ständig vor Augen halten, dass Gefahren an jeder Ecke lauern können", erzählt Thomas.

Seinen euphorischen Gefühlen versucht Thomas „durch Verstand" gegenzulenken, wie er es nennt. Außerdem hält er sich, wenn er übermütig wird, das Beispiel einer Bekannten vor Augen, die bei einem Motorradunfall an einem wunderschönen Sommertag sehr schwer verletzt wurde.

Selbstüberschätzung und fehlende Fitness

Viele ältere Motorradfahrer überschätzen sich selber. Sie haben schon jahrzehntelange Erfahrungen als Autofahrer und meinen schon alles zu wissen – auch beim Motorradfahren. Dies ist aber ein gefährlicher Trugschluß.

Zudem ist es gefährlich, wenn man körperlich völlig untrainiert auf ein Motorrad steigt. Genauso wie das Motorrad vor Saisonbeginn gecheckt wird, muss auch der Körper fit gemacht werden. Das ist vergleichbar mit der Skigymnastik für das Skifahren.

Gefahrenpunkte

Die wichtigsten Gefahrenpunkte sind:
- Kreuzungen, Einmündungen, Linksabbieger
- „Toter Winkel" im Rückspiegel von Pkw und Lkw
- Parkstreifen und Ausfahrten
- Gegenverkehr in Kurven.

Tipps

- Regelmäßiges körperliches Fitnesstraining wie Joggen oder Krafttraining, um körperlich fit zu bleiben.
- Übergewicht vermeiden, um körperlich beweglich zu bleiben.
- Euphorischen Gefühlen sollte mit „Verstand" entgegengewirkt werden. Denken Sie z.B. an die Folgen eines schlimmen Verkehrsunfalls.
- Nach einer längeren Pause die neue Saison mit einer „sanften Einfahr-Phase" beginnen.
- Angemessene Motorradkleidung (Motorradhelm, Lederhose, -jacke, Stiefel und Handschuhe) auch bei heißem Wetter tragen.
- Grundsätzlich defensiv, vorsichtig und vorausschauend fahren: Ein zusätzlicher Blick in den Rückspiegel und über die Schulter, erhöhte Aufmerksamkeit an Kreuzungen und Einmündungen.
- Bei unklarer Verkehrslage und drohenden Konflikten Geschwindigkeit reduzieren, bremsbereit sein, Augenkontakt suchen.
- Fahren Sie immer so, dass Sie für wartepflichtige Autofahrer gut sichtbar sind.
- Auffällig fahren. Bewegen Sie Kopf und Körper, wechseln Sie geringfügig die Fahrspur und wecken Sie die Aufmerksamkeit des Pkw-Fahrers.
- Achtung, wenn Sie hinter einem großen Fahrzeug fahren. Für einen Autofahrer in der Seitenstraße sind sie dann unsichtbar.
- Vorsicht an Ampeln, die auf Blinklicht geschaltet sind. Rechnen Sie damit, dass Autofahrer durchfahren, obwohl sie wartepflichtig sind.
- Achten Sie besonders an rechts-vor-links-Kreuzungen darauf, ob Hecken oder sonstige Hindernisse Autofahrern die Sicht versperren könnten.
- Rechnen Sie an Kreuzungen damit, dass entgegenkommende Linksabbieger Sie übersehen und seien Sie bremsbereit.
- Achten Sie auf Autofahrer, die zu Tankstellen oder Parkplätzen abbiegen möchten.
- Geben Sie im Zweifelsfall Lichtzeichen oder hupen Sie.
- Vorsicht bei haltenden Pkw am Straßenrand. Blinksignale können Einfädeln in die Fahrspur, aber auch Wenden ankündigen.
- Achten Sie auf stark eingeschlagene Vorderräder, vertrauen Sie nicht auf Blinkzeichen.
- Behalten Sie Autos im Auge, die mit laufendem Motor am Fahrbahnrand, auf dem Standstreifen oder an einer Bushaltestelle stehen.
- Rechnen Sie mit einem Wendemanöver, wenn die Fahrzeuge unmittelbar vor Ihnen die Fahrt verlangsamen.
- Überholen Sie Kolonnen nur dann, wenn ein Wendemanöver mit Sicherheit ausgeschlossen ist.
- Bleiben Sie nicht neben dem Pkw oder „im toten Winkel". Fahren Sie an dem Auto vorbei oder bleiben Sie so weit zurück, dass Sie bei einem Spurwechsel nicht gefährdet werden.
- Überholen Sie nicht sofort, wenn Fahrzeuge vor Ihnen die Fahrt verlangsamen. Rechnen Sie mit abbiegenden Autofahrern.

- Rechen Sie nicht damit, dass immer Blinkzeichen gegeben werden.
- Auf Landstraßen mit überholenden Fahrzeugen im Gegenverkehr rechnen.
- Passen Sie die Geschwindigkeit dem Streckenverlauf und der Verkehrsdichte an.
- Halten Sie in Kurven Abstand zum Mittelstreifen. Rechnen Sie mit entgegenkommenden Fahrzeugen, die Kurven schneiden.
- Planen Sie eine Sicherheitsreserve ein, damit Sie notfalls nach rechts ausweichen können und somit die Kollision vermeiden.
- Nehmen Sie an einem Motorrad-Sicherheitstraining teil. Hier wird gelernt, sein Motorrad besser zu beherrschen und Gefahren frühzeitig zu erkennen.

Weitere Informationen zu Motorrad-Sicherheitstrainings bei den Landesverkehrswachten (siehe Seite 184 —>)

LITERATURTIPP

Institut für Zweiradsicherheit (ifz), Institut für Fahrzeugsicherheit GDV: Gefährliche Begegnungen. Tipps für Auto- und Motorradfahrer, Essen /München 2000

Institut für Zweiradsicherheit (ifz), Deutscher Verkehrssicherheitsrat (DVR): Motorradtraining. Termine 2000

Beide Broschüren sind kostenlos im Motorradfachhandel oder gegen einen C5-Umschlag mit DM 1,50 Porto beim ifz, Postfach 120404, 45314 Essen erhältlich.

Die Verkehrswachten bieten Sicherheitstrainings für Motorradfahrer an.

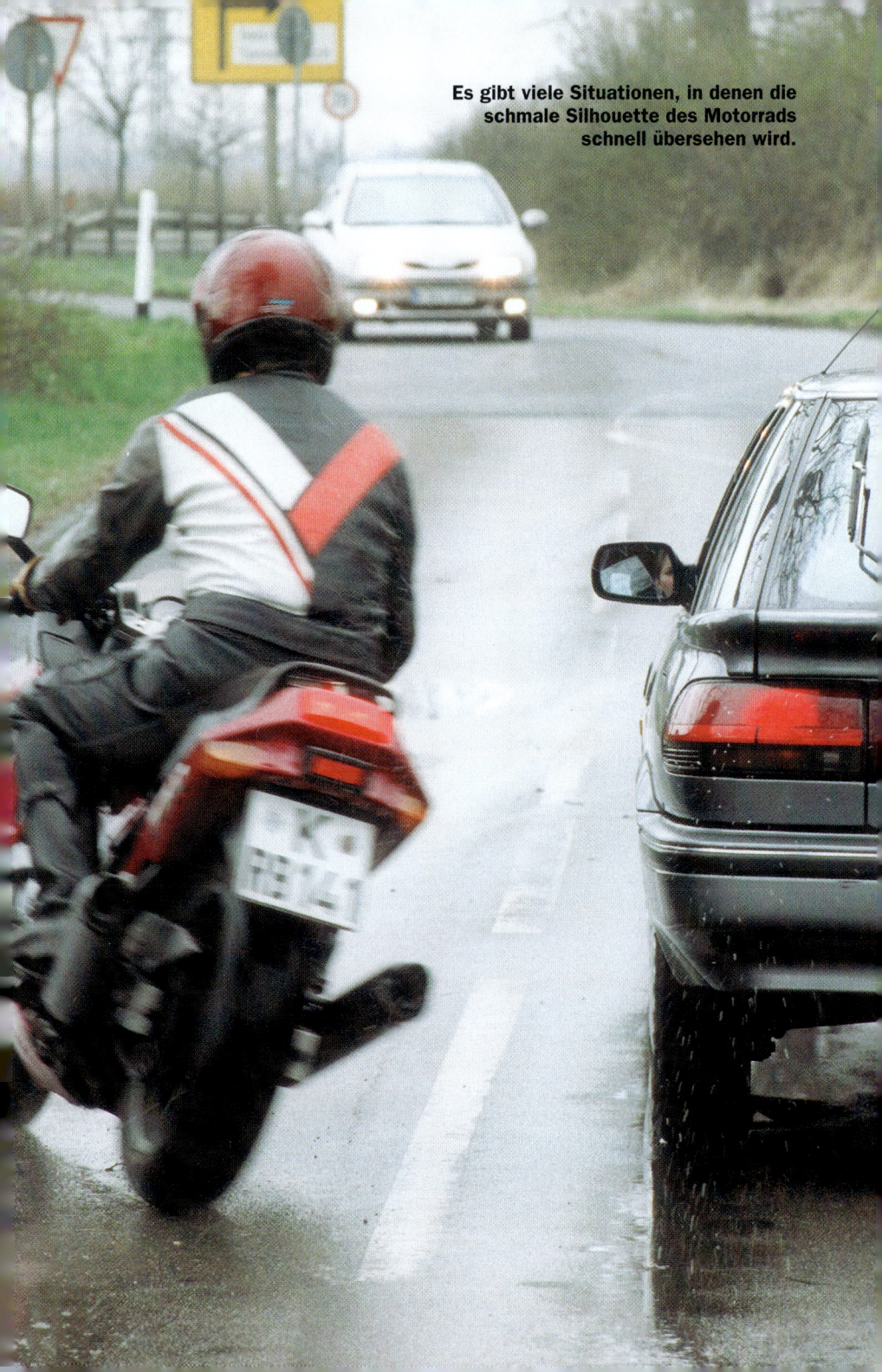

Es gibt viele Situationen, in denen die schmale Silhouette des Motorrads schnell übersehen wird.

Radfahrer

Senioren als Radfahrer

Senioren auf dem Fahrrad sind im Straßenverkehr besonders gefährdet. Jährlich ereignen sich knapp 7.000 Unfälle, bei denen Radfahrer im Alter von über 65 Jahren beteiligt sind. Fast jeder dritte getötete Radfahrer ist über 65 Jahren alt, so die amtliche Statistik; die Dunkelziffer dürfte noch höher liegen. In nahezu zwei von drei Fahrradunfällen ist ein Auto verwickelt.

Hohe Verletzungsgefahr

Senioren selber verursachen nicht häufiger einen Unfall als der Durchschnitt aller Altersgruppen; vielmehr verursachen die Autofahrer 70 Prozent der Karambolagen. Das Risiko auf einer 1-km-langen Fahrt mit dem Fahrrad tödlich zu verunglücken, liegt beim 5,8-fachen der 25- bis 64-Jährigen.
Ältere Radfahrer sind wegen ihrer Verletzlichkeit extrem gefährdet. Die Verletzungsgefahr bei einem Unfall zwischen Auto und Fahrrad liegt wegen der Geschwindigkeit des stärkeren Fahrzeuges wesentlich höher. Die meisten Radfahrer verunglücken innerhalb geschlossener Ortschaften. Allerdings verlaufen die Unfälle außerhalb geschlossener Ortschaften meist viel schwerer.
Der Sturz vom Rad hat im Alter wesentlich schlimmere Folgen. Schwere Beckenbrüche, starke Kopfverletzungen und innere Verletzungen sind die häufigsten Unfallfolgen für ältere Radfahrer.

Unfallursache: Selbstüberschätzung

Viele Senioren unterschätzen die Gefahren des heutigen Straßenverkehrs und ihr eigenes Radfahrvermögen. Dass die Sehkraft und das Hörvermögen allmählich nachlassen, die Beweglichkeit mit dem Alter geringer wird, die Reaktionsfähigkeit abnimmt – das alles wollen ältere Menschen häufig nicht wahr haben. Hinzu kommen vielfach die fehlende Übung sowie gefährliche, alterstypische Verhaltensweisen. Beispielsweise neigen viele ältere Radfahrer dazu, mit eingezogenem Kopf ohne jeden Weitblick vor sich hin zu radeln. Andere zeigen deutlich Unsicherheiten im Halten der Spur und kommen leicht ins Schwanken, wenn plötzlich Hindernisse auftreten.

Der sichere Radfahrer

Damit das Radfahren auch wirklich ein gesundes Vergnügen bleibt, hier ein paar Tipps für radelnde Senioren.

Tipps

● Nur mit einem sicheren Fahrrad losfahren (siehe auch Tipps zum Fahrradkauf auf Seite 78 —>). Kontrollieren Sie den Zustand Ihres Rades. Sind Licht und Bremsen in Ordnung? Ist genug Luft in den Reifen und sitzt die Fahrradkette richtig?

● Sie sollten Ihr Rad beherrschen, es beispielsweise gut bremsen können und erst absteigen, wenn das Rad steht.

● Zur sicheren Verkehrsteilnahme gehört, dass Sie die Verkehrsregeln, zum Beispiel die Vorfahrtsregeln gut kennen.

● Auf die richtige Haltung, Rahmenhöhe, Lenker- und Satteleinstellung achten. Die Fahrrad-Sitzhöhe sollte so eingestellt sein, dass die Füße jederzeit den Boden berühren können.

● Fahren Sie nur mit dem Fahrrad, wenn Sie sich wohl fühlen. Wer sich nicht gut fühlt, Medikamente eingenommen oder Alkohol getrunken hat, gehört grundsätzlich nicht auf's Fahrrad (siehe auch Seite 118 —>).

● Tragen Sie einen Fahrradhelm. So können Sie Ihr Verletzungsrisiko verringern. Bei einem Unfall erleiden 86 % der Radfahrer Kopfverletzungen. Der Kopf eines Erwachsenen fällt bei einem Sturz vom Rad aus rund zwei Metern Höhe Richtung Boden. Nur ein Helm kann Schlimmes verhindern (siehe auch Seite 79 —>).

● Planen Sie Ihre Radfahrt und wählen Sie die Fahrtstrecke vorher aus. Entscheiden Sie sich für den sichersten Weg zu Ihrem Ziel, auch wenn Sie einen kleinen Umweg in Kauf nehmen müssen. Manchmal hilft ein kleiner Umweg, schwierige Verkehrssituationen zu vermeiden.

● Benutzen Sie Radwege und meiden Sie lebhafte Straßen und Fahrten im Berufsverkehr.

● Möglichst nicht während der Hauptverkehrszeiten fahren. Die Anstrengungen des Radfahrens und die Gefahren des Straßenverkehrs sind dann größer.

● Kleiden Sie sich besonders bei Dämmerung, Dunkelheit und schlechter Sicht hell bzw. auffällig. Wählen Sie Kleidung mit reflektierenden Accessoires oder Klett-Reflexstreifen/Klammern. So wird man früher und besser gesehen (siehe auch Seite 87 —>).

● Nie unvorbereitet Rad fahren. Wer lange pausiert hat, sollte zunächst etwas üben.

● Wer jahrelang als Autofahrer unterwegs war, sollte sich beim Umsteigen auf das Rad unbedingt wieder mit den Verkehrsregeln für Radfahrer vertraut machen.

● Wenn Sie sich in einer bestimmten Situation unsicher fühlen, lieber absteigen.

● Meiden Sie Bundesstraßen – hohes Verkehrsaufkommen und hohe Geschwindigkeiten der anderen Verkehrsteilnehmer erhöhen Ihr Unfallrisiko.

● Zeigen Sie jeden Richtungswechsel rechtzeitig und deutlich an. Geben Sie auch ein Handzeichen, wenn Sie plötzlich anhalten.

● Wenn Sie an parkenden Autos vorbeifahren, rechnen Sie damit, dass plötzlich eine Autotür aufgerissen werden kann.

● Einkaufstaschen und Lasten gehören grundsätzlich in Satteltaschen oder einen Korb auf den Gepäckständer und nicht ans Lenkrad.

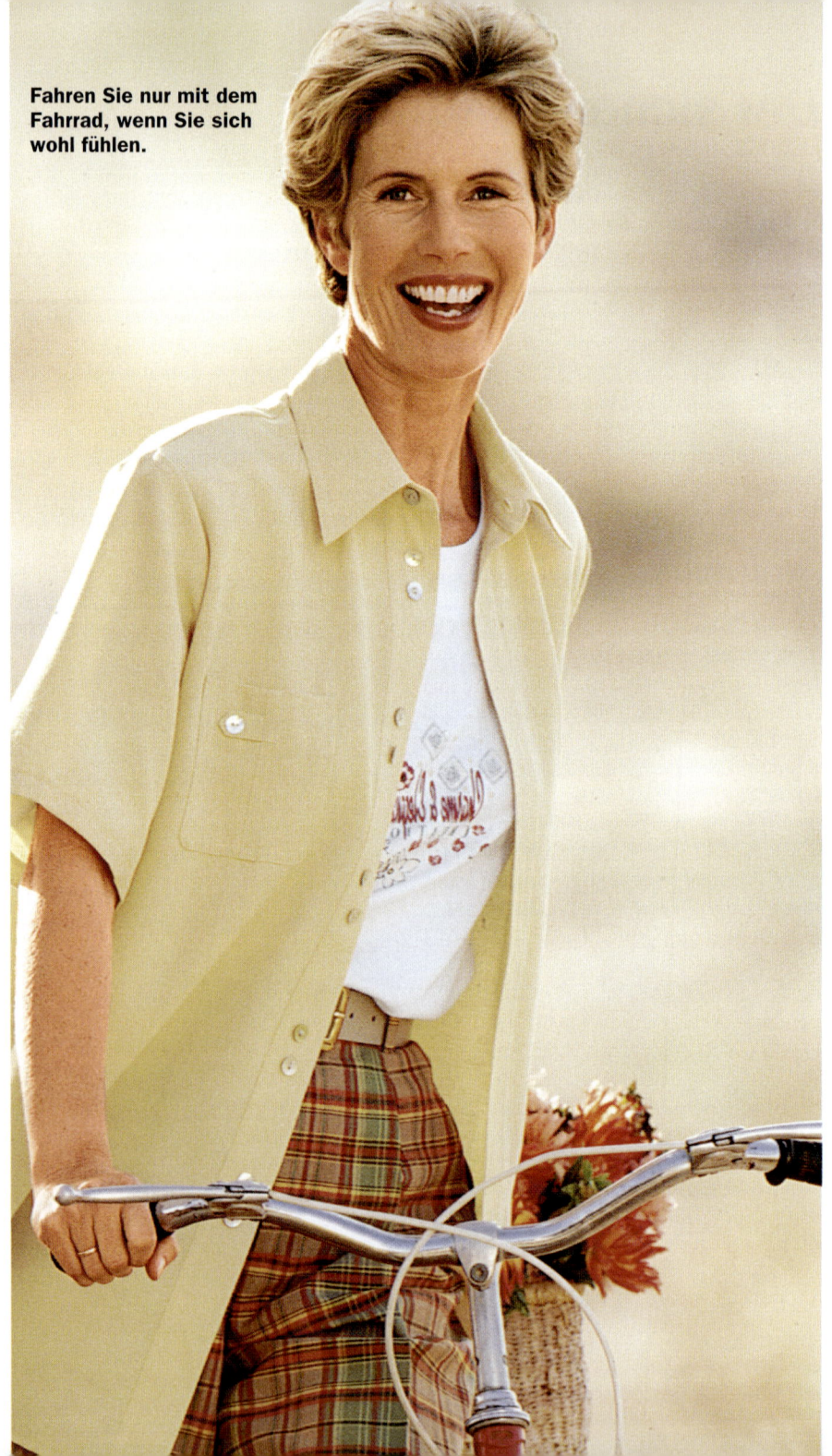

Fahren Sie nur mit dem Fahrrad, wenn Sie sich wohl fühlen.

● Halten Sie Blickkontakt zum Autofahrer, beispielsweise bevor Sie eine Straße überqueren möchten, schauen Sie dem Autofahrer in die Augen, damit er Sie auch wirklich registriert hat.
● Fahren Sie vorausschauend! Ahnen Sie die Fehler der anderen Verkehrsteilnehmer voraus (siehe auch Seite 35) und verhalten Sie sich entsprechend vorsichtig.
● Schieben Sie Ihr Fahrrad immer über die Straße, wenn die Ampel Grün zeigt.
● Vermeiden Sie Hektik und Eile, auch wenn Sie dadurch zu einem Termin, z.B. Arzttermin, zu spät kommen.

● Grundsätzlich nur bei Grün über die Ampel gehen – wegen der eigenen Sicherheit und den Kindern zum Vorbild.

Achtung Autofahrer: Nehmen Sie Rücksicht auf Radfahrer!!!

● Autofahrer sollten mit verringerter Geschwindigkeit fahren und bremsbereit sein, wenn sie ältere Radfahrer sehen. Besonders wo Radwege in die Fahrbahn münden, ist Vorsicht gefordert. Ältere Radfahrer fahren oft langsam und bewegen sich dadurch nicht so spurtreu.

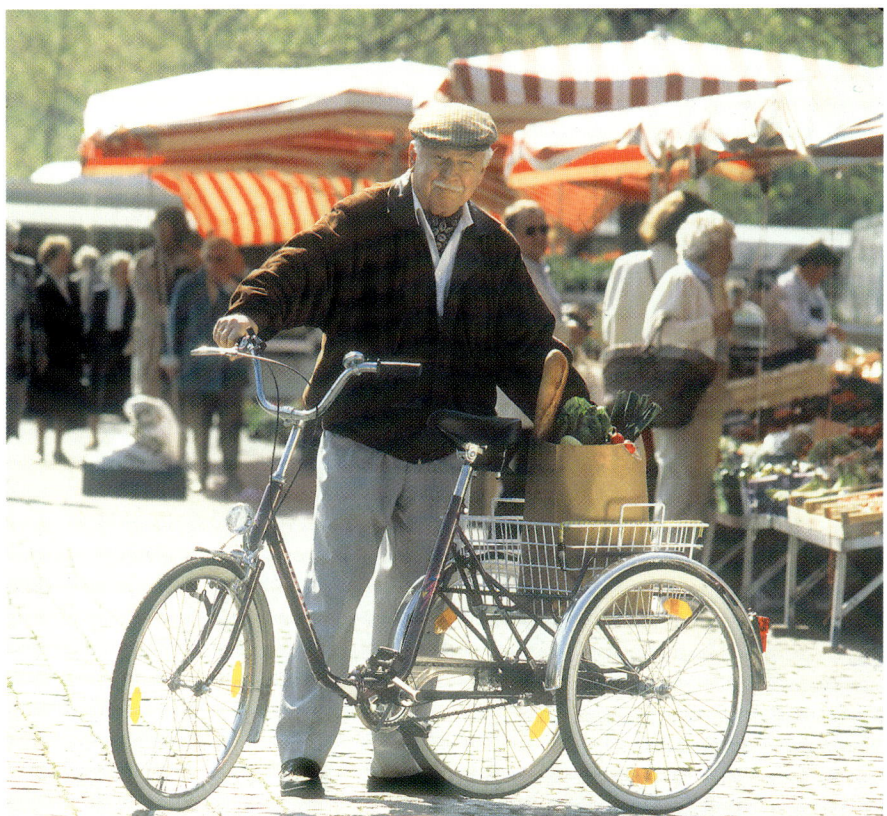

Ein Dreirad ist für ältere Menschen empfehlenswert, weil die Sturzgefahr durch Gleichgewichtsverlust wegfällt.

Das Fahrrad für ältere Menschen

Die Qualität und Sicherheitstechnik eines Fahrrads sind für die Sicherheit im Straßenverkehr bedeutsam, z.B. die Qualität der Bremsen. Schätzungsweise nur 36 Prozent der in Deutschland verkauften Räder haben solide Fachhandelsqualität (30% Marke, 5% High-End = hochwertige Prestige-Ware, 1% Extremsport = hochwertige Einzelanfertigungen), so der Fahrradsachverständige Ernst Brust, Inhaber des Prüfzentrums velotech.de. Seine Analyse über die sicherheitstechnische Qualität von Fahrrädern zeigt: 15 Prozent des Angebots auf dem deutschen Fahrradmarkt sind „Schrott"; der Begriff „fabrikneuer Sperrmüll" für Fahrräder miesester Qualität trifft hier zu, und 50 Prozent erfüllen gerade noch die Mindestanforderungen.

Fahrradqualität in Deutschland — Grobschätzung der Qualitätsstufen: High-End 5%, Schrott 15%, No-Name 50%, Marke 30%, Extremsport 1%. Stand: 1999, Quelle: Velotech.de

Das verkehrssichere Fahrrad

Der Gesetzgeber schreibt für ein verkehrssicheres Rad vor:
- einen Scheinwerfer mit weißem Licht
- eine rote Schlussleuchte und einen roten Rückstrahler, auch Katzenauge genannt
- gelbe Pedalrückstrahler
- zwei um 180° versetzte gelbe Speichenreflektoren pro Laufrad
- zwei voneinander unabhängige Bremsen
- eine helltönende Glocke
- einen weißen Frontstrahler
- Reifen mit guten Profilen und ausreichend Luft
- eine gespannte Kette, nach Möglichkeit mit einem geschlossenen Kettenschutz.

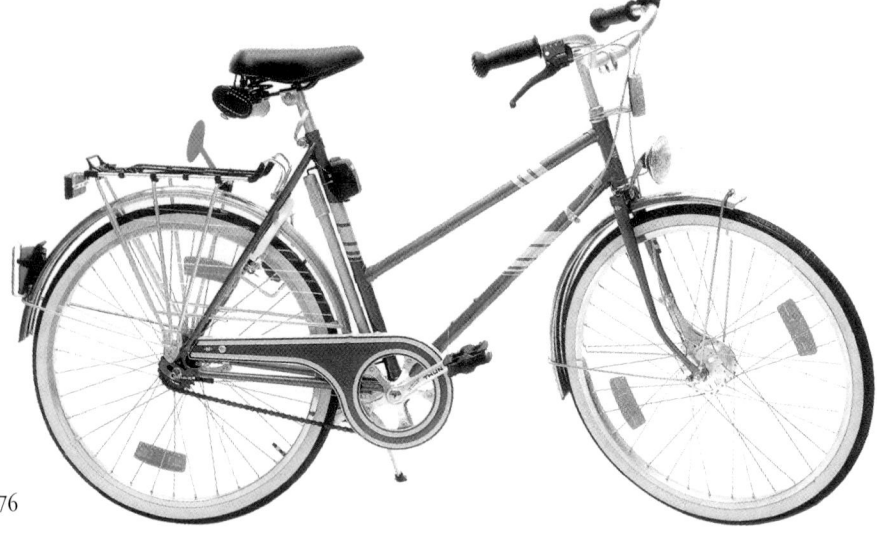

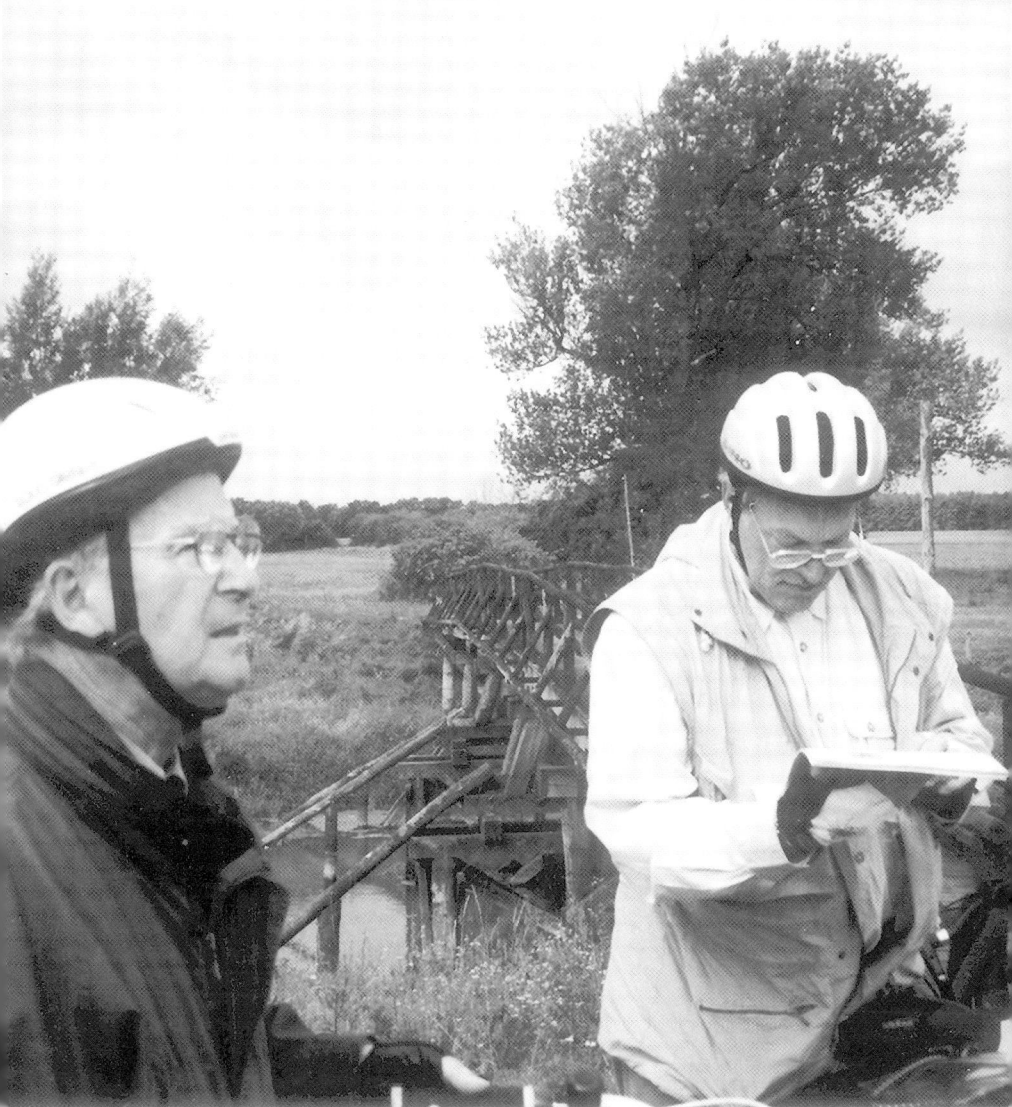

Ein Fahrradhelm ist die beste Vorbeugung gegen schwere oder gar tödliche Verletzungen.

Tipps

● Der Fachhändler ist der richtige Ansprechpartner für den Fahrradkauf. Er berät individuell und sachkompetent, passt das Fahrrad genau Ihren individuellen Maßen an, gewährt Garantie und Reparaturservice.

● Vor dem konkreten Kauf genau klären, für welchen Zweck ein Fahrrad gekauft werden soll. Ist die Entscheidung gefallen, kann eine Checkliste mit den erforderlichen Wünschen und Fragen erstellt werden.

Checkliste für den Fahrradkauf

ie erarbeitete Checkliste dient als Unterlage für das Kaufgespräch beim Fachhändler.

Checkliste

- Nutzungszweck des Fahrrads
- Individuelle Angaben zum zukünftigen Besitzer wie Körpergröße, Beinlänge usw.
- Vorgaben bezüglich der Verkehrssicherheit
- Ermittlung des passenden Rahmens, z.B. zurückgelegtes Sattelrohr für leichtes Aufsteigen bzw. um die Füße jederzeit auf den Boden stellen zu können sowie tief angesetzte Pedale
- Nach Möglichkeit tiefer Durchstieg ohne Querstange
- Material und Verarbeitung des Rahmens, z.B. geringes Eigengewicht
- Korrekte Sitzposition und Bequemlichkeit des Sattels
- Felgentyp sowie Reifengröße. Breite Reifen tragen zu mehr Gleichgewicht bei und geraten nicht so schnell in Spurrillen.
- Kettenschutz
- Tretlager
- Radständer zum Abstellen des Fahrrads
- Bremsen: Ein Fahrrad mit Rücktrittbremse bremst im Notfall leichter und wirksamer. Zudem entspricht es häufiger der Gewohnheit älterer Radfahrer.
- Beleuchtung: Eine wirksame und leichtgängige Lichtanlage. Dazu gehören ein leichtlaufender Dynamo mit hohem Wirkungsgrad, Halogen-Frontscheinwerfer sowie Rücklicht mit Standfunktion, damit der Radfahrer auch dann gut sichtbar ist, wenn

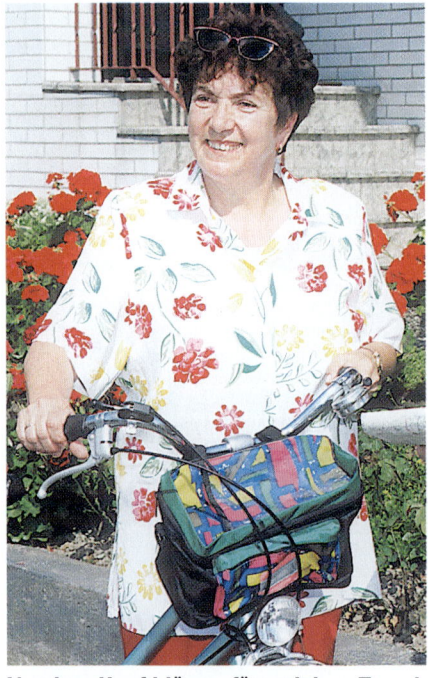

Vor dem Kauf klären, für welchen Zweck ein Fahrrad gekauft werden soll.

er zum Beispiel als Linksabbieger mitten auf der Kreuzung warten muss.

Rennräder und Mountainbikes, die über keine festinstallierte Beleuchtungsanlage verfügen, müssen bei schlechten Sichtverhältnissen mit ansteckbarer Frontlampe und Rücklicht versehen werden.

- Nachbrennende Akkulampe
- Transportgefäß für Einkäufe
- Fahrradschloss
- Blinkanlage fürs Abbiegen
- Vibrationsfreier Spiegel
- Garantie des Fachhändlers
- Kostenlose Überprüfung der Funktionalität nach 20 oder 50 Gebrauchsstunden.

„Oben mit"– ist sicherer
Fahrradhelme vermindern Kopfverletzungen

Bei einem Unfall im Straßenverkehr erleiden 86 Prozent der Fahrradfahrer Kopfverletzungen. Der Kopf eines Erwachsenen fällt bei einem Sturz vom Rad aus rund zwei Metern Höhe Richtung Boden. Ein Sturz auf den Kopf kann im günstigsten Fall eine Gehirnerschütterung, im ungünstigsten Fall ein Schädel-Hirn-Trauma oder sogar einen Schädelbruch zur Folge haben.

Kopfverletzungen sind deshalb für die Verletzungsschwere von Bedeutung, da Schädelhirnverletzungen nicht nur ein hohes Mortalitätsrisiko haben, sondern auch zu neurologischen Ausfallerscheinungen führen und damit die Vitalität des Menschen bedeutsam einschränken können. Bei älteren Menschen ist die Gefahr besonders groß,
dass sie bei einem Unfall schwer oder gar tödlich verletzt werden.

Nur ein Fahrradhelm kann da Schlimmes verhüten. Deshalb ist der Fahrradhelm die beste Vorbeugung gegen schwere oder gar tödliche Verletzungen.

Die meisten zur Zeit auf dem Markt angebotenen Radfahrhelme stellen einen Kopfschutz dar, der einen hohen Prozentsatz an Kopfverletzungen vermeiden und reduzieren kann.

Tipps

● Gute Helme sind am GS-Prüfzeichen zu erkennen. Das belegt, dass der Helm die Sicherheitsanforderungen der DIN-Norm 33 954 erfüllt. Dann hat der Helm zum Beispiel einen Aufschlagversuch aus einem Meter Höhe auf einen stählernen Amboss ohne Schaden überstanden. Akzeptabel ist auch die Bestätigung, dass ein Kopfschutz den amerikanischen ANSI- bzw. SNELL-Normen entspricht.

● Vor dem Kauf den Helm anprobieren und falls nötig mit Spezialpolstern an die Kopfform anpassen.

● Bei der Benutzung ist vor allem auf einen guten Sitz des Kinnriemens zu achten.

● Nach einem Sturz muss der Helm ausgetauscht werden.

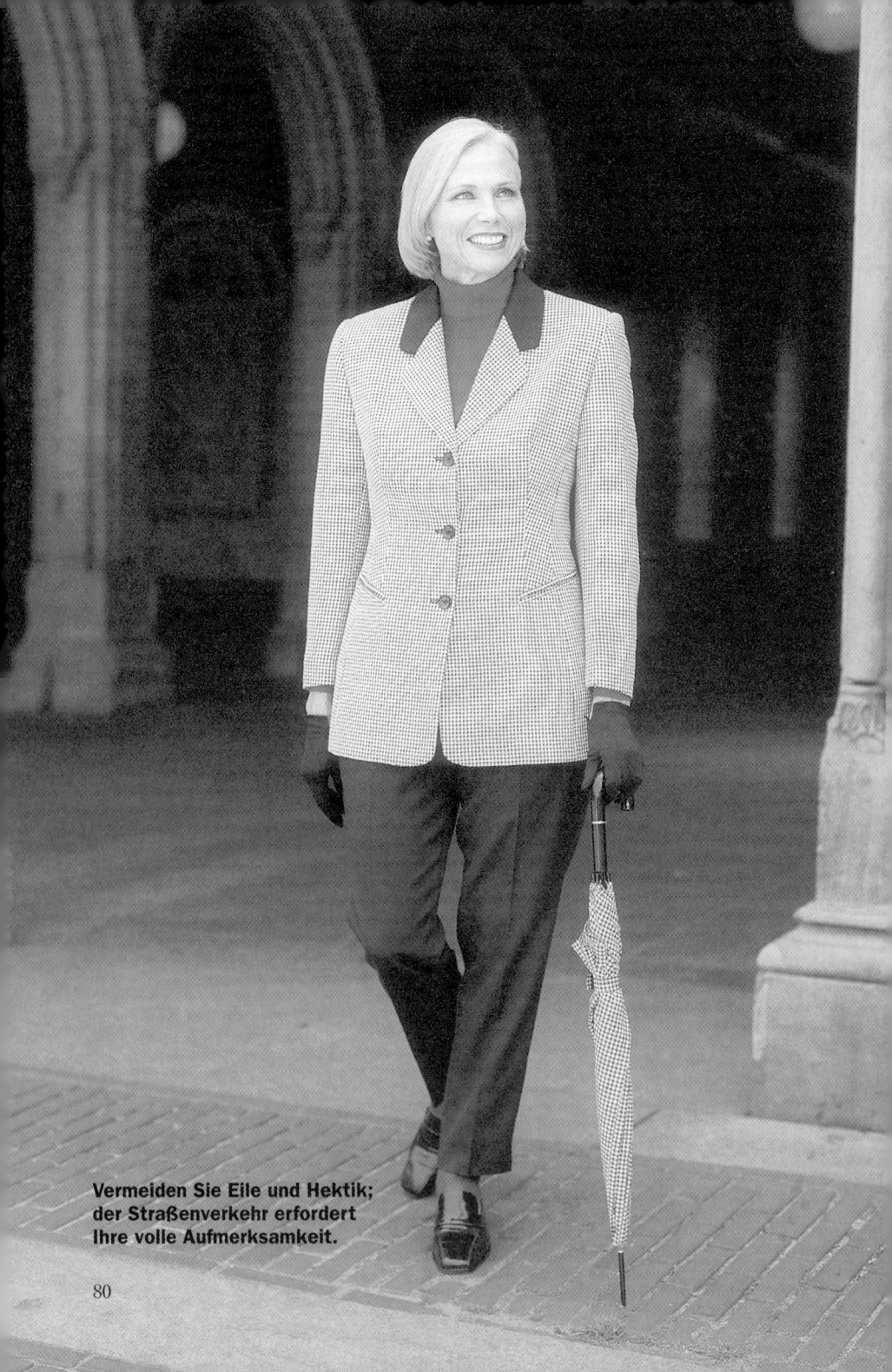

Vermeiden Sie Eile und Hektik; der Straßenverkehr erfordert Ihre volle Aufmerksamkeit.

Fußgänger

Senioren als Fußgänger leben gefährlich 82
Der sichere Fußgänger. 83
Überqueren der Fahrbahn 84
An der Ampel 85
Am Zebrastreifen 86
Sichtbarkeit bringt Sicherheit 87

Fußgänger

Senioren als Fußgänger leben gefährlich

Senioren sind als Fußgänger besonders gefährdet. Neben Kindern und Jugendlichen sind ältere Fußgänger die häufigsten Opfer von Verkehrsunfällen. Nahezu jeder zweite im Straßenverkehr getötete Fußgänger ist älter als 65 Jahre.

Das Risiko der Senioren, auf einem Kilometer Fußweg getötet zu werden, liegt etwa beim 3,8-fachen der 25- bis 64-Jährigen.

Ältere Fußgänger sind nur in geringer Anzahl selber Hauptverursacher von Unfällen, vielmehr werden 74% der Unfälle von Kraftfahrern verursacht.

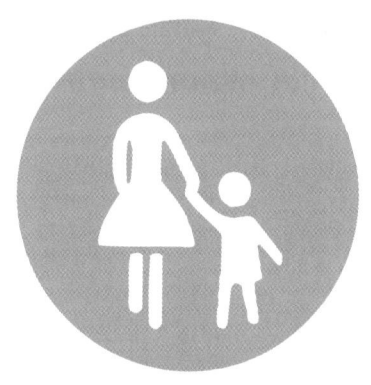

Gefahren für Fußgänger

- Überhöhte Geschwindigkeit des Kraftfahrzeugverkehrs
- Zu breite Fahrbahnen
- Fehlende Querungshilfen
- Nicht vorhandene oder ungenügend ausgebaute Gehwege.

Risiko: Überqueren der Fahrbahn

Das Überqueren einer Fahrbahn, hauptsächlich an ungesicherten Stellen, aber auch an gesicherten Überwegen, birgt für Senioren ein großes Unfallrisiko. Bei neun von zehn schwer verletzten Senioren lautet die Unfallursache „falsches Verhalten beim Überschreiten der Fahrbahn". Die meisten dieser Unfälle geschehen an ungesicherten Stellen.

Die häufigsten Fehler: Ältere Menschen achten zu wenig auf den Fahrzeugverkehr, treten plötzlich hinter Sichthindernissen, etwa parkenden Autos hervor oder schätzen die Entfernungen und Geschwindigkeiten der Autos falsch ein. Ältere Menschen neigen dazu, die Entfernung eines herankommenden Fahrzeugs zu überschätzen und gleichzeitig seine Geschwindigkeit zu unterschätzen.

Unfallgefahr: Unsicherheit

Erst vor, dann wieder zurück... – wer kennt das nicht? Für die anderen Verkehrsteilnehmer ist es oft schwer, das Verhalten älterer Menschen vorherzusagen, da sie manchmal unvermittelt die Fahrbahn betreten, sich an Zebrastreifen unschlüssig und nicht eindeutig verhalten.

Die meisten Unfälle ereignen sich nachmittags (Berufsverkehr), innerhalb von Ortschaften beim Überqueren der Fahrbahn. Im Herbst und Winter passieren aufgrund der ungünstigen Licht- und Straßenverhältnisse deutlich mehr Unfälle als im Frühjahr und Sommer (siehe Seite 18).

Der sichere Fußgänger

Tipps für mehr Sicherheit von Fußgängern

Ein paar Tipps, bevor es auf die Straße geht

● Planen Sie Ihren Fußweg. Ist der Weg sicher? Gibt es einen sicheren Weg – auch wenn ein Umweg in Kauf genommen werden muss?

● Wenn man in der Dämmerung oder Dunkelheit unterwegs ist, dann sollten eine Taschenlampe, Reflektoren für die Kleidung, reflektierende Armbänder oder Dreiecke zum Umhängen mitgenommen werden. Auch wenn Sie nachts ein Auto von weitem sehen können, sind Sie als Fußgänger für den Autofahrer schlecht erkennbar.

● Möglichst Hauptverkehrszeiten meiden und auf ruhigere Tageszeiten ausweichen.

● Nehmen Sie sich Zeit, wenn Sie rausgehen – auch wenn andere Sie bedrängen.

Vermeiden Sie Eile und Hektik; der Straßenverkehr erfordert Ihre volle Aufmerksamkeit.

● Immer mit den Fehlern anderer Verkehrsteilnehmer rechnen, z.B. mit Abbiegern, die Ihren Vorrang missachten.

● Verlassen Sie sich auf Ihre eigenen Fähigkeiten, Sie selbst können etwas für Ihre Sicherheit tun. Vertrauen Sie nicht nur darauf, dass Autofahrer immer genügend Verständnis für ältere Menschen aufbringen.

● Wer seine Schwächen kennt, dem fällt es leichter, Hilfe zu erbitten und anzunehmen. Deshalb: Wenn Sie unsicher sind, bitten Sie einen Mitmenschen, Ihnen weiterzuhelfen.

● Wer eine Brille benötigt, sollte diese im Straßenverkehr immer aufsetzen. Eine Sonnenbrille sollte bei Sonne getragen werden.

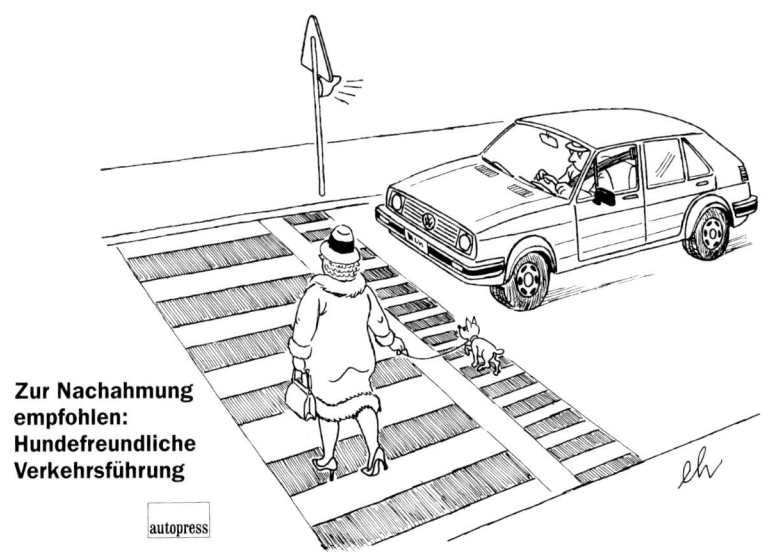

Zur Nachahmung empfohlen: Hundefreundliche Verkehrsführung

autopress

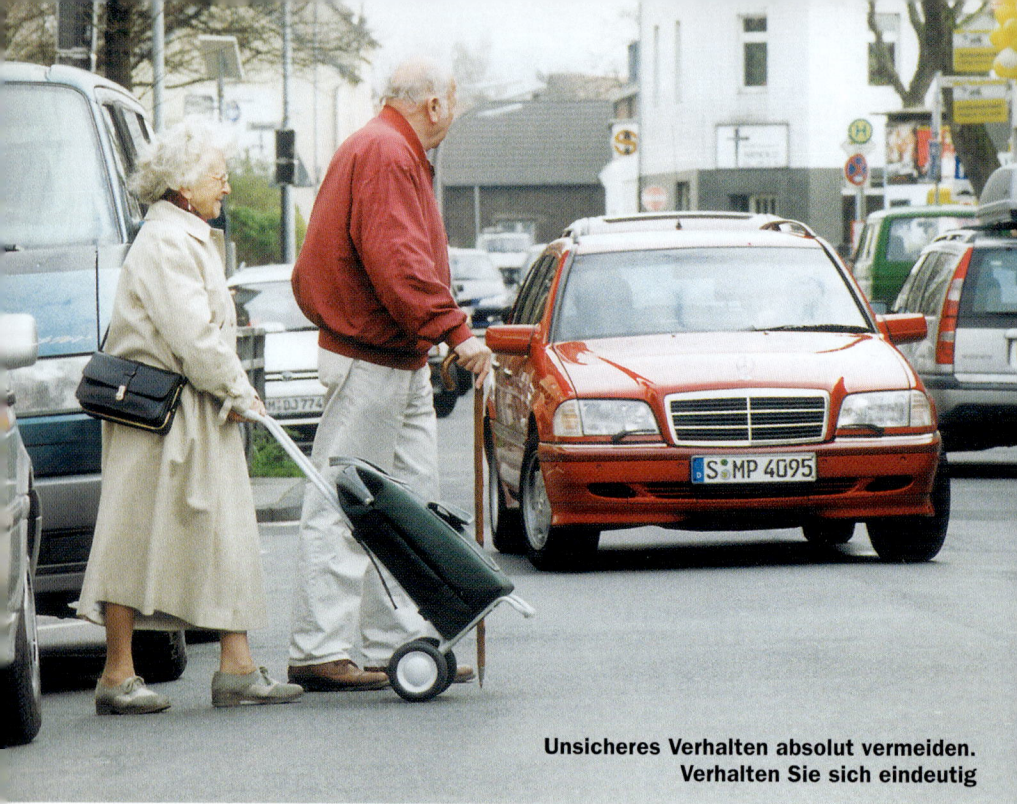

Unsicheres Verhalten absolut vermeiden.
Verhalten Sie sich eindeutig

Überqueren der Fahrbahn

Tipps

● Nehmen Sie sich Zeit, den Verkehr genau zu beobachten — jede Fahrbahnüberquerung erfordert Ihre ganze Aufmerksamkeit.
● Gehen Sie auf Straßen ohne Bürgersteig auf der linken Straßenseite gemäß der Regel: „Links gehen – Gefahr sehen!"
● Gehen Sie auf dem Bürgersteig mit größtmöglichem Abstand von der Fahrbahn. Bei einer Unpässlichkeit könnte schon ein kleiner Schwenker zur Straße hin schlimme Folgen haben.
● Die Straßen möglichst an gesicherten Stellen mit Ampeln und Zebrastreifen überqueren. Besser einen kleinen Umweg in Kauf nehmen und einen sicheren Weg wählen.
● Achten Sie darauf, dass Sie beim Überqueren der Straße gesehen werden. Meiden Sie unübersichtliche Stellen und Sichthindernisse.
● Treten Sie nie unvermittelt zwischen parkenden Autos hervor auf die Fahrbahn. Wenn Sie die Straße außerhalb von Zebrastreifen überqueren, haben die Fahrzeuge Vortritt.
● Überqueren Sie die Straße nie unmittelbar vor oder hinter Bahn oder Bus, da Sie den übrigen Verkehr nicht überblicken können.

- Halten Sie vor dem Betreten der Straße stets am Bordsteinrand an und schauen Sie mehrmals in beide Richtungen – links, rechts, links –, um sich zu vergewissern, dass sich kein Fahrzeug nähert und ein gefahrloses Überqueren der Straße möglich ist, auch wenn Sie in Eile sind.
- Beobachten Sie, besonders vor und während des Überquerens der Straße, was die anderen Verkehrsteilnehmer tun.
- Auf dem kürzesten Weg, also niemals schräg über die Straße gehen.
- Unsicheres Verhalten – erst vor, dann wieder zurück – absolut meiden. Verhalten Sie sich eindeutig. Wenn Sie einmal begonnen haben, die Fahrbahn zu überqueren, dann beenden Sie es auch. Unsicheres Verhalten verwirrt die Autofahrer.
- Machen Sie auf sich aufmerksam: Verständigen Sie sich mit Blick- und Zeichenkontakt. Der Autofahrer sollte Sie registriert haben, daher unbedingt immer Blickkontakt zu ihm aufnehmen und ihm zusätzlich auch noch ein Zeichen geben.
- Auch wenn ein Autofahrer anhält, um Sie vorbeizulassen, sollten Sie auf überholende Fahrzeuge und den Gegenverkehr Acht geben.
- Lassen Sie sich Zeit und verzichten Sie lieber einmal auf das Ihnen zustehende Vortrittsrecht, als einen Unfall zu riskieren. Recht gehabt zu haben, ist im Nachhinein ein schwacher Trost.
- An sehr verkehrsreichen Straßen unbedingt vorhandene Unter- und Überführungen nutzen.
- Wenn Sie sich unsicher fühlen in kritischen Situationen, z.B. beim Überqueren schwieriger Verkehrspunkte, schließen Sie sich einer Gruppe von Fußgängern an oder sprechen Sie andere Passanten an und bitten um Hilfe.

An der Ampel

Tipps

- Überqueren Sie die Straße niemals bei Rot, auch dann nicht, wenn Sie deswegen z.B. den Bus verpassen. Lassen Sie sich nie von Fußgängern, die bei Rot gehen „mitziehen". Auch für Kinder sind Sie ein gutes Vorbild, wenn Sie die Ampel vorschriftsmäßig benutzen.
- Nehmen Sie Blickkontakt zum Fahrer auf, damit dieser Sie als Fußgänger, der die Straße überqueren möchte, registriert.
- Achten Sie an der Ampel bei Grün auf abbiegende Fahrzeuge.
- Überqueren Sie die Straße während der Grünphase zügig.
- Auch beim Umspringen der Ampel auf Rot den begonnenen Weg auf dem Überweg fortsetzen. Keinesfalls vor Schreck stehen bleiben. Es bleibt genügend Zeit, die andere Straßenseite zu erreichen, bevor die Autos wieder Grün bekommen.
- Wer stark gehbehindert ist, sollte an der Ampel nur bei beginnendem Grün die Fahrbahn betreten.

Am Zebrastreifen

Tipps

- Treten Sie nie plötzlich auf die Fahrbahn und versuchen Sie nicht, Ihren Vorrang auf dem Zebrastreifen zu erzwingen. Keinesfalls einfach drauflosgehen, sondern immer stehen bleiben und sich vergewissern, dass die Fahrzeuge anhalten.
- Sich bemerkbar machen z.B. mit Handzeichen und deutlich zeigen was man will.
- Blickkontakt zum Autofahrer aufnehmen und signalisieren, dass Sie die Straße überqueren möchten.
- Erst losgehen, wenn Sie sicher sind, dass der Fahrer hält und Ihnen den Vortritt lässt.
- Sich eindeutig verhalten. Die Straße zügig überqueren und darauf achten, dass kein überholendes Fahrzeug Sie gefährdet.
- Wenn es möglich ist, am Zebrastreifen nicht allein über die Fahrbahn gehen. Bei mehreren Fußgängern ist die Bereitschaft von Autofahrern anzuhalten größer.
- Straßenbahnen haben am Zebrastreifen Vorfahrt. Deshalb: Straßenbahnen immer vorbeilassen!

Achtung: Kraftfahrer!

- Nehmen Sie immer Rücksicht auf ältere Verkehrsteilnehmer – Geschwindigkeit verringern und bremsbereit sein!

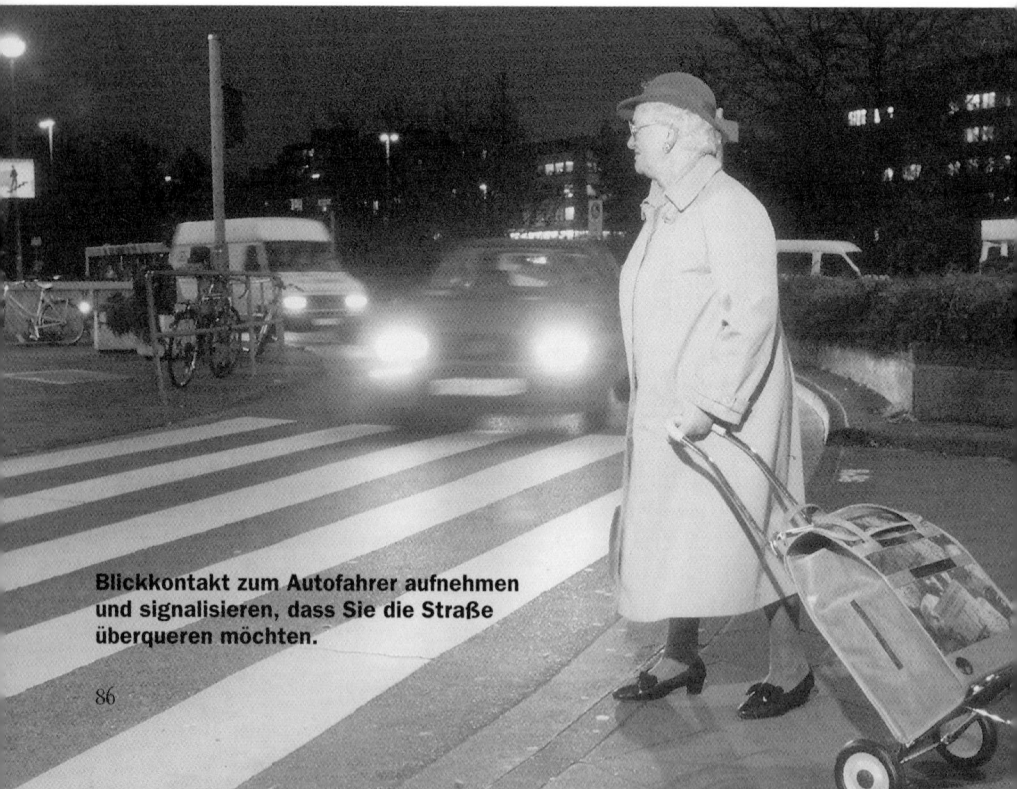

Blickkontakt zum Autofahrer aufnehmen und signalisieren, dass Sie die Straße überqueren möchten.

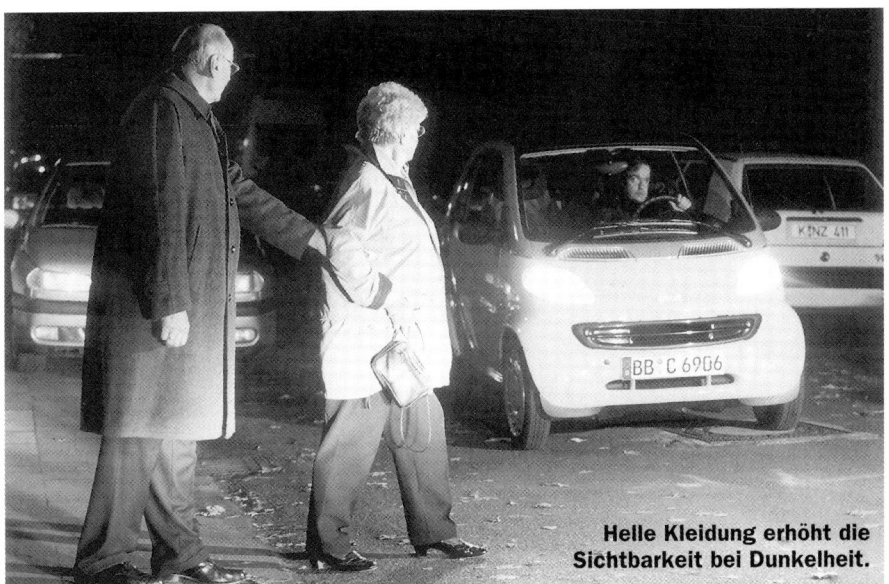

Helle Kleidung erhöht die Sichtbarkeit bei Dunkelheit.

Sichtbarkeit bringt Sicherheit

Unterwegs bei schlechter Witterung, Dämmerung und Dunkelheit

Bei schlechter Witterung, in der Dämmerung oder im Dunkeln können Kraftfahrer Fußgänger kaum sehen. Neun von zehn Autofahrer geben bei Unfällen an, den Fußgänger nicht rechtzeitig gesehen zu haben.

Schlechte Sicht bei Nacht

Bei Nacht sieht der Mensch 20-mal weniger als bei Tageslicht. Ein Mensch mit schwarzer Kleidung ist im Dunkeln nur 30 Meter weit zu sehen. Aber: Mit reflektierender Schutzkleidung „leuchtet" ein Mensch im Scheinwerferlicht eines Autos bis zu 160 Meter weit.

Wichtig für Fußgänger im Straßenverkehr bei schlechter Sicht ist die Farbe ihrer Kleidung. Farben wie grau, schwarz, dunkelbraun oder -blau werden leichter übersehen als helle Farbtöne.

Tipps

● Besonders in der dunklen Jahreszeit helle Kleidung tragen. Sinnvoll sind auch Reflektoren, die an die Kleidung geheftet werden. Reflektierende Kleidung oder Accessoires wie Gürtel, Sicherheitsdreicke oder Armbinden tragen.
● Besonders bei Regen bieten sich leuchtende Capes und reflektierende Schirme an.
● Überqueren Sie die Fahrbahn nur an Stellen, die durch Straßenlampen ausreichend beleuchtet sind.
● Beim Überqueren der Straße nicht direkt in die Scheinwerfer von Fahrzeugen schauen, sondern an diesen vorbeisehen.

Öffentliche Verkehrsmittel

Unterwegs mit Bus und Bahn 90
Planung der Fahrt 91
An der Haltestelle 91
Die Fahrt im Bus/in der Bahn 92
Das Aussteigen 93
Auto im Zug 94
Erst denken, dann lenken 95

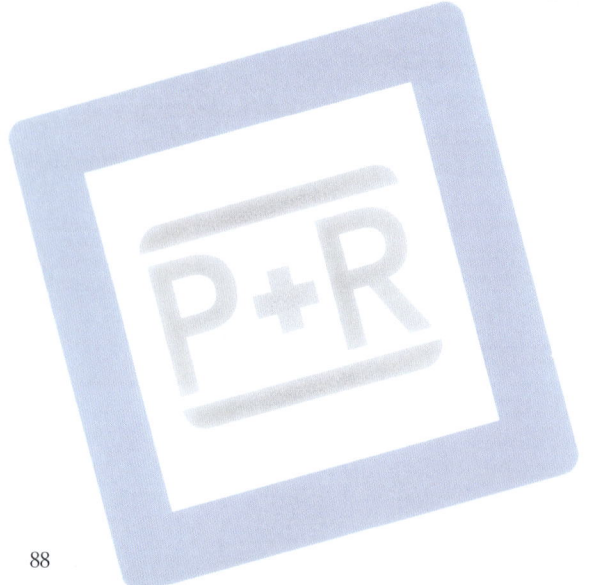

Wo haben wir in diesem Bild 66 Autofahrer versteckt?

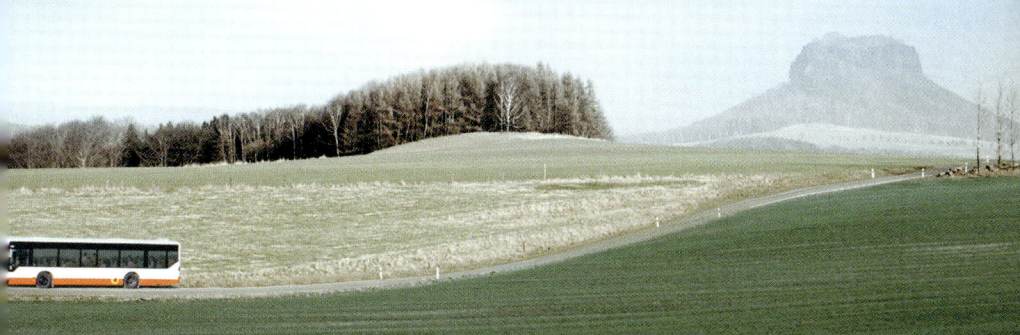

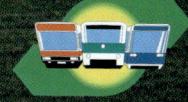

Umdenken, einsteigen!

BUSSE & BAHNEN
Verband Deutscher Verkehrsunternehmen.
Deutsche Bahn AG.

einem Auto sitzen durchschnittlich 1,2 Personen. Das macht aus einem gut gefüllten
s 55 Autos. Ohne Busse und Bahnen ergibt das schnell volle Straßen. Bei dieser Bilanz
chnet es sich, den Bus mal öfter zu nutzen.

Unterwegs mit öffentlichen Verkehrsmitteln

Auch das Fahren mit Bus und Bahn will gelernt sein

Ältere Menschen gehören bei den Nutzern von öffentlichen Verkehrsmitteln (Bus und Bahn) zur stärksten Gruppe – vor allem ältere Frauen nutzen öffentliche Verkehrsmittel häufiger als ältere Männer.

Der öffentliche Verkehr ist die sicherste Mobilitätsform. Allerdings halten viele ältere Menschen das eigene Auto für sicherer als Bus und Bus.

Ängste der Senioren

● Unsicherheiten auf dem Weg zur Haltestelle und beim Aufenthalt an der Haltestelle
● Probleme beim Fahrplanlesen, am Fahrkartenautomat und mit dem Tarifsystem
● Befürchtung keinen Sitzplatz zu bekommen und dadurch bei der Fahrt aus dem Gleichgewicht zu gelangen
● An Haltestellen die Bahn nicht schnell genug verlassen zu können und in der Tür eingeklemmt zu werden
● Sich durch Zugluft und Nässe an Haltestellen zu erkälten, also insgesamt eine Gefährdung ihrer Gesundheit
● Befürchtung von Eigentumsdelikten durch persönliche Angriffe, Beleidigungen und Belästigungen
● Besonders ältere Frauen haben Ängste vor Kriminalität.

Aufgrund dieser Befürchtungen verzichten ältere Menschen häufig auf die Nutzung öffentlicher Verkehrsmittel (siehe auch Seite 158 –>).

Die folgenden Tipps sollen helfen, Unsicherheiten zu überwinden.

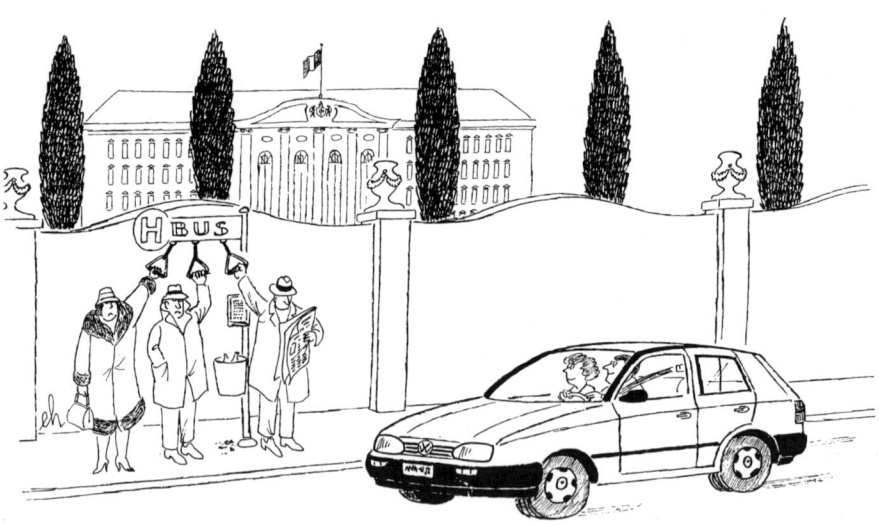

Planung der Fahrt

Wer nicht täglich in Bahnen oder Bussen fährt, sollte sich vor dem Benutzen von öffentlichen Verkehrsmitteln einige Gedanken machen.

Tipps

● Die Fahrt vorher gut planen.

● Sich genau über die Fahrpläne informieren – meist genügt ein Anruf beim jeweiligen Verkehrsunternehmen. Auskünfte für die Fahrt mit der Bundesbahn erhalten Sie im Reisebüro.
Leitfragen: Wohin will ich fahren? Wann fährt der Bus oder die Bahn ab? Wann muss ich umsteigen? (Zeitplan für Abfahrts-/Ankunftszeit) Wo ist die Ziel- und Endhaltestelle? Muss ich unterwegs umsteigen? Wenn ja – wo? Gibt es keine Möglichkeit ohne Umsteigen? Wo gibt es die Fahrkarte? Was kostet die Fahrkarte? Brauche ich eine Platzreservierung? Wie lange bin ich unterwegs? Alle Informationen gut leserlich aufschreiben.

● Genügend Zeit einkalkulieren, auch den Weg zur Haltestelle in die Zeitplanung einbeziehen.

● Was muss ich mitnehmen? Dauert die Fahrt länger, sollte für unterwegs etwas zum Essen und zum Trinken mitgenommen werden.

● Der Weg zur Haltestelle und von der Haltestelle: Wie komme ich zur Haltestelle? Wem will ich Bescheid geben? Möchte ich abgeholt werden? Soll mich jemand an die Haltestelle bringen? Muss ich mir ein Taxi bestellen?

● Habe ich meine Fahrkarte?

An der Haltestelle

Tipps

● Immer rechtzeitig an der Haltestelle sein – daher frühzeitig losgehen.

● Auf dem Weg zur Haltestelle lieber einen kleinen Umweg machen, um den sichersten Weg zu nehmen.

● Selbst wenn der Bus schon abfahrbereit auf der anderen Straßenseite steht, ist es sicherer, ihn einfach mal wegfahren zu lassen, als schnell über die Straße zu laufen.

● An der Haltestelle in sicherem Abstand vor der Gehwegkante warten.

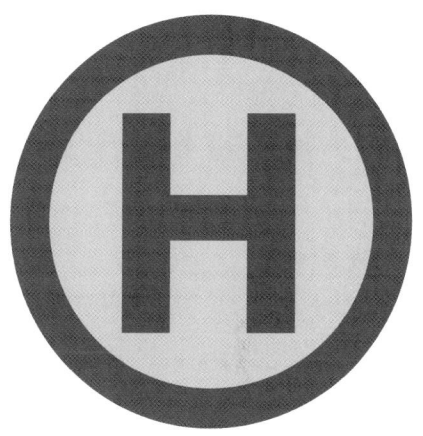

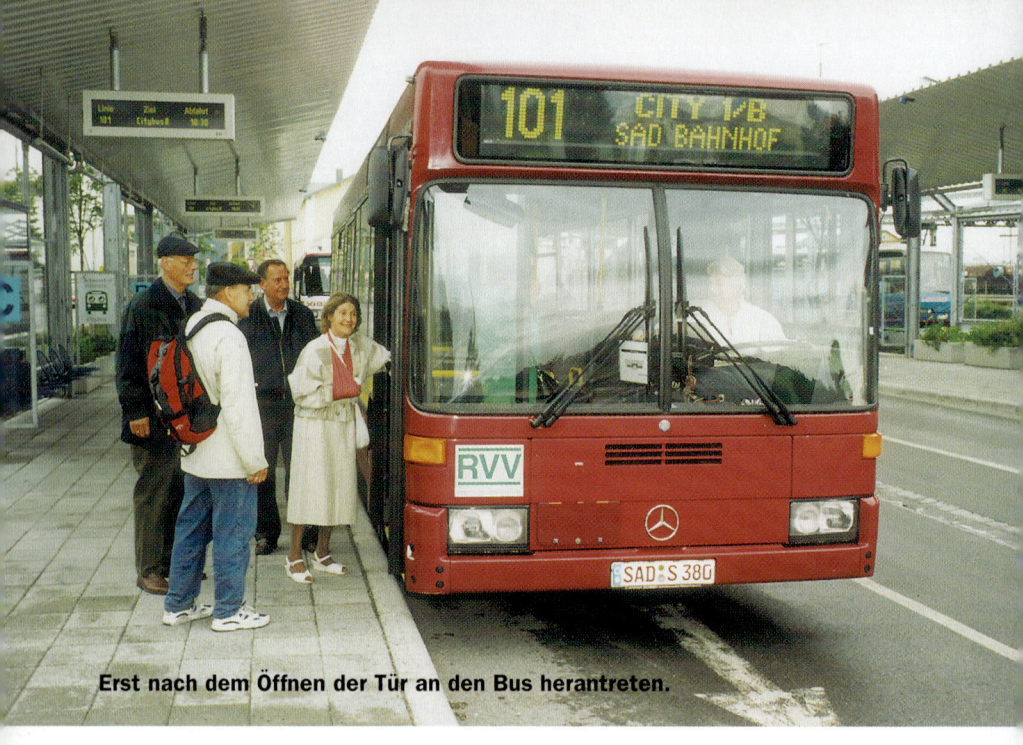

Erst nach dem Öffnen der Tür an den Bus herantreten.

Die Fahrt im Bus/in der Bahn

Tipps

● Vor dem Einsteigen noch einmal prüfen, ob es sich um den richtigen Bus/die richtige Bahn handelt. Im Zweifelsfalle andere Fahrgäste oder den Fahrer fragen.
● Erst nach dem Öffnen der Tür an das Verkehrsmittel herantreten.
● Fahrgäste zunächst aussteigen lassen.
● Beim Einstieg Fahrkarte bzw. Platzkarte bereithalten.
● Nacheinander in aller Ruhe ein- bzw. aussteigen.
● Zügig nach hinten durchgehen und sofort einen freien Sitzplatz einnehmen. Wer keinen festen Sitzplatz findet, sichert sich durch einen festen Halt – am besten mit beiden Händen gut festhalten.

Wer jedoch sitzen möchte, obwohl alle Plätze besetzt sind, der bittet einen sitzenden Fahrgast für ihn aufzustehen – ganz freundlich. Denn: Alle älteren Menschen, Schwerbehinderten, Gehbehinderten, werdenden Mütter und auch Fahrgäste mit kleinen Kindern haben einen Anspruch auf einen Sitzplatz. Der Fahrer ist berechtigt, diesen Personen einen entsprechenden Platz zuzuweisen und andere Fahrgäste zu bitten, ihren Platz frei zu machen (§ 5 der Beförderungsbedingungen).
● Beim Anfahren und Bremsen am besten immer festhalten. Wann der Fahrer anfahren wird, lässt sich gut voraussehen. Mit einem plötzlichen Bremsen muss man aber immer rechnen.

Aussteigen

Tipps

● Wer zweifelt, wo er aussteigen muss, sollte den Fahrer/Schaffner fragen oder andere Fahrgäste.
● Festhalten bis der Bus/die Bahn angehalten ist.
● Nicht zu früh aufstehen.
● In aller Ruhe aussteigen. Keine Hektik. Vor den Türen in Bahnen und Bussen muss sich keiner fürchten! Technische Vorkehrungen schützen Sie davor, beim Ein- oder Aussteigen schmerzhaft eingeklemmt zu werden.
● Beim Aussteigen auf vorbeieilende Passanten und Radfahrer achten.
● Nicht unmittelbar vor oder hinter dem Bus/der Bahn die Fahrbahn überqueren.
● Nach dem Aussteigen warten bis der Bus/die Bahn weggefahren ist.
● Nehmen Sie lieber einen kleinen Umweg in Kauf, um sicher von der Haltestelle an Ihr Ziel zu kommen.

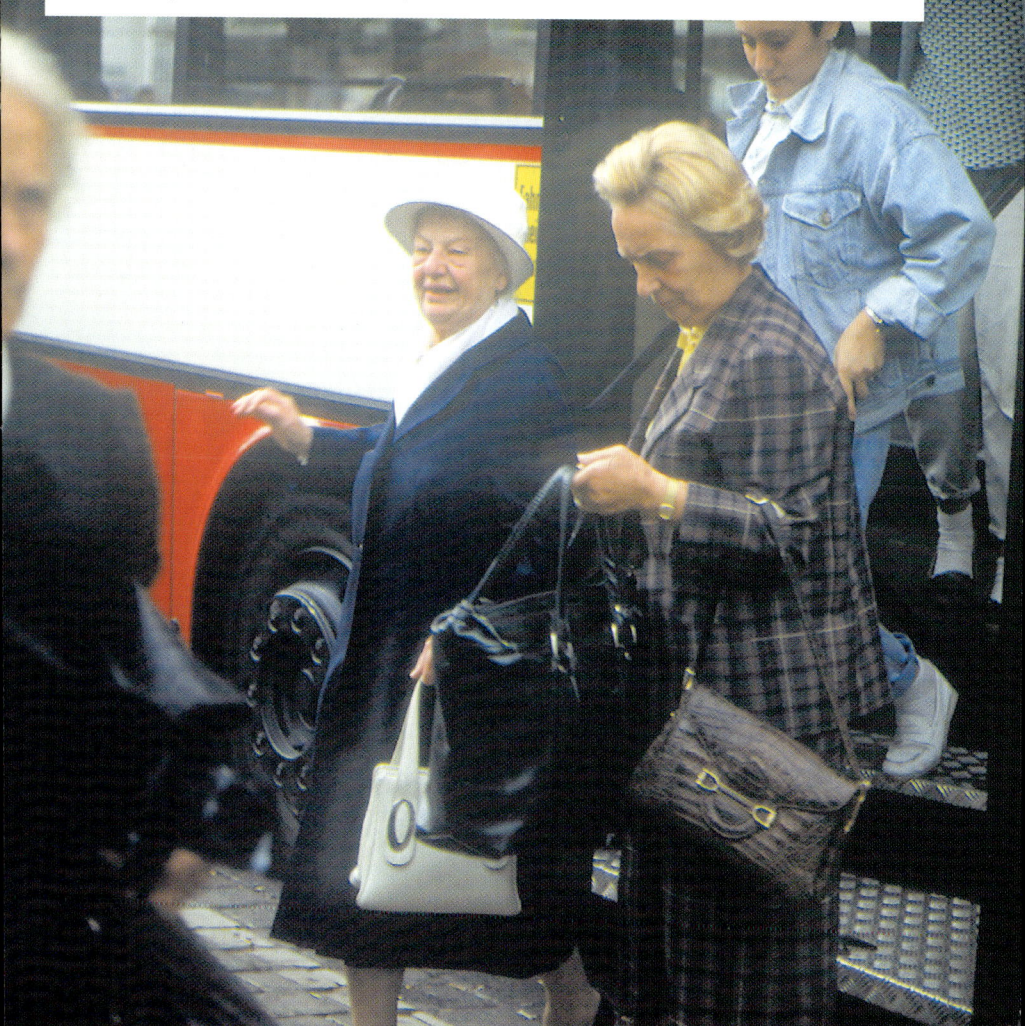

Auto im Zug
Mit dem Auto im Zug verreisen

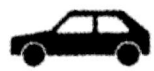

Autos, die Zug fahren – dafür gibt es viele gute Gründe: Langstrecken am Lenkrad sind harte Arbeit, Langstrecken im Zug dagegen schonen die Nerven, vermeiden Staus und verlängern den Urlaub. Man kommt völlig entspannt am Urlaubsort an. Außerdem kann man im Zug besser schlafen als im eigenen Wagen.

Pluspunkte

- Kein Unfallrisiko auf der Straße
- Kein Stau, kein Stress
- Keine Benzinkosten
- Keine Autobahngebühren bei Auslandsfahrten
- Keine zusätzlichen Übernachtungskosten
- Erholung von Anfang an
- Service unterwegs
- Mobilität vor Ort mit dem eigenen Fahrzeug
- Schonzeit für Nerven, Auto und Umwelt

Die Idee, Autos mit der Eisenbahn zu befördern, ist beinahe so alt wie das Auto selbst: Am 1. April 1930 führte die damalige Deutsche Reichsbahn ein neues Angebot ein, das erstmals die Aufgabe von Automobilen als Reisegepäck ermöglichte. Die Autos reisten damals noch in Eilgüterzügen an ihr Ziel, zum Beispiel nach Garmisch-Partenkirchen oder Travemünde.

Tipps

- Der DB AutoZug Katalog informiert über alle Verbindungen und die stressfreie Art zu reisen.
- Informationen über DB AutoZüge sowie Beratung und Buchung in allen DB Reise-Zentren, Reisebüros mit DB-Lizenz oder das Servicetelefon unter 0180 /5 241224*, das an 365 Tagen im Jahr von 8 bis 22 Uhr erreichbar ist oder unter www.dbautozug.de

* 24.-Pfg./Minute

Auto an Bord – mobil vor Ort

Erst denken, dann lenken

Die Wahl des Verkehrsmittels: mit dem Auto, zu Fuß, mit dem Rad, mit Bus, Bahn oder im AutoZug?

Sich ohne große Überlegungen einfach ins Auto zu setzen und loszufahren, das ist heute eigentlich absolut unsinnig und unvernünftig. Die Fahrt in den großen Stau ist so oft vorprogrammiert. Dabei wäre einem viel Ärger erspart geblieben, wenn man vor Fahrtbeginn ein paar Überlegungen angestellt hätte. Jeder Verkehrsteilnehmer sollte vor Fahrtbeginn prüfen, wie er am besten sein Ziel erreicht: mit dem Auto, zu Fuß, mit dem Rad, mit Bahn oder Bus?

Tipps

● Überlegen Sie vor Fahrtbeginn mit welchem Verkehrsmittel Sie Ihr Ziel am besten erreichen.

Machen Sie Ihre Entscheidung auch von Ihrem Wohlbefinden abhängig. Fragen: Wie fühle ich mich heute gesundheitlich? Wohin muss ich? Wann muss ich dort sein? Was muss ich mitnehmen? Welche Möglichkeiten gibt es, an mein Ziel zu kommen? Welche Vor- und Nachteile gibt es? Machen Sie sich eventuell Notizen dazu, um sich über Ihre Entscheidung Klarheit zu verschaffen.

● Besonders wenn man in eine größere Stadt fahren möchte, ist man mit öffentlichen Verkehrsmitteln gut beraten.

● Auch „eingefleischte" Autofahrer sollten sich vor Fahrtantritt in eine größere Stadt überlegen, ob sie nicht mit dem Bus oder der Bahn in die Stadt fahren, das Auto kann auf einem Park-and-Ride-Parkplatz in der Nähe der Haltestelle meist kostenfrei geparkt werden. Unnötige Parkplatzsuche in der Stadt entfällt, Stress und Hektik können vermieden werden.

● Viele Autofahrten sind Kurzstreckenfahrten von 3 Kilometer und weniger. Bei der Überlegung wie man am besten an das gewünschte Ziel kommt, sollte bei Kurzstrecken auch immer die Möglichkeit des Fahrrads und Zu-Fuß-Gehens einbezogen werden. Körperliche Bewegung erhöht die Fitness und wirkt sich positiv auf das Gesamtbefinden aus.

● Besorgen Sie sich Fahrpläne von Bus und Bahn für verschiedene Fahrziele. So können Sie bei Bedarf darauf zurückgreifen.

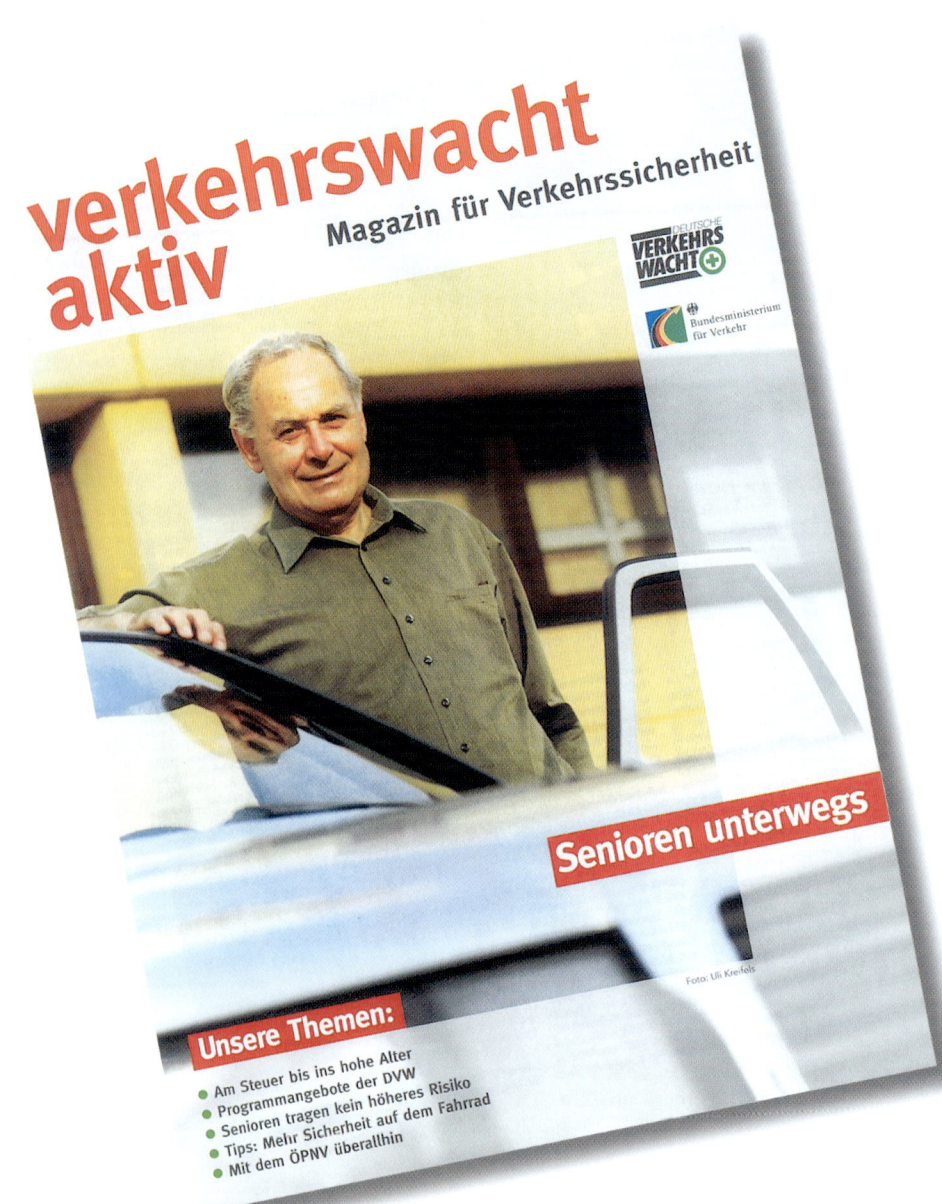

Medien und Programme

Filmtipps: Videofime zum Thema
Senioren im Straßenverkehr 98

Programmarbeit der Deutschen Verkehrswacht
zur Verkehrssicherheit von älteren Menschen 103

Zielgruppenprogramme „Ältere Menschen
als Fußgänger im Straßenverkehr" und
„Ältere aktive Kraftfahrer" 107

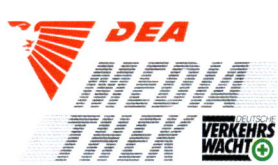

Filmtipps: Videofilme zum Thema Senioren im Straßenverkehr

Wir geben Ihnen Video-Tipps aus der DEA MEDIATHEK der Deutschen Verkehrswacht

Senioren als Autofahrer

● **Im Alter mobil**

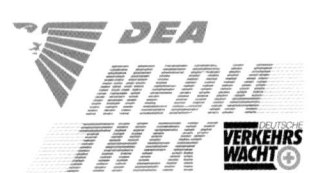

In einer Diskussionsrunde wird das Thema Auto fahren im Alter, Voraussetzungen dafür, regelmäßige Gesundheitskontrollen und Vorsicht bei Medikamenten behandelt sowie Filmausschnitte dazu gezeigt. Ebenso werden Hinweise auf Programme und Sicherheitstrainings für ältere Autofahrer gegeben.
Bestell-Nr. 1003 / Laufzeit 30 Minuten

● **Landauf – landab...**

Drei Geschichten zum sicheren Autofahren auf dem Land und in der Stadt: 1. Planung der Strecke, korrektes Fahrverhalten, Umsicht bei Pannen, Umsteigen auf öffentliche Verkehrsmittel. 2. Beförderung von Kindern. 3. Vorbeifahren an Bushaltestellen, rechtzeitiger Fahrantritt. Auch als 16-mm-Film (Bestell-Nr. F-981).
Bestell-Nr. 980 / Laufzeit 16 Minuten

● **Mit dem Auto unterwegs**

Mittels einer humorvollen Spielhandlung wird darauf hingewiesen, dass eine gut vorbereitete Autofahrt, d.h. Informationen durch Verkehrsfunk, rechtzeitiges Tanken, bereithalten der richtigen Brille und Straßenkarte, die Nerven schont und sich dadurch die Fahrt angenehmer gestaltet. Außerdem werden Tipps für sicheres Fahren gegeben, z.B. zügiges Einfädeln auf die Autobahn. Auch als 16mm-Film (Bestell-Nr. F-638).
Bestell-Nr. 283 / Laufzeit 13 Minuten

● **Mobil im Alter**

Jeder ältere Autofahrer sollte rechtzeitig darüber nachdenken, wieweit er dem Straßenverkehr als Autofahrer noch gewachsen ist, ob sein Seh- und Hörvermögen, seine körperliche Verfassung und seine Kenntnisse bezüglich neuer Regelungen im Straßenverkehr noch ausreichend sind. Auch als 16mm-Film (Bestell-Nr. F-639). Aus der Serie: Der 7. Sinn.
Bestell-Nr. 454 / Laufzeit 7 Minuten

● **Senioren am Steuer**

Senioren am Steuer sollten altersbedingte Risiken, z.B. Hör- und Sehschwächen regelmäßig überprüfen lassen. Es gibt Programme und Sicherheitstraining für ältere Kraftfahrer.
Bestell-Nr. 1192 / Laufzeit 5 Minuten

● **Sicherheitstraining für Senioren**

Kommentar zu einem Sicherheitstraining (SHT) für Senioren, Erklärungen zu den einzelnen Übungen und Interviews mit den Beteiligten zu den Erfahrungen, die sie beim SHT gemacht haben. Auch als 16mm-Film (Bestell-Nr. F-905).

Bestell-Nr. 904 / Laufzeit 7 Minuten

Senioren als Fußgänger

● Sicherheit für Senioren

In einer Spielhandlung wird gezeigt, wie wichtig es ist, sich auch als Fußgänger umsichtig im Verkehrsgeschehen zu verhalten. Auch als 16mm-Film (Bestell-Nr. F-591).

Bestell-Nr. 282 / Laufzeit 10 Minuten

Senioren als Fahrradfahrer

● Fahrrad fahren

Gezeigt wird an einem Beispiel, wie Senioren in speziellen Kursen Fahrrad fahren lernen können, so dass sie in der Lage sind, im öffentlichen Raum das Fahrrad zu nutzen und Spaß an dieser Fortbewegungsart haben. Interviews mit den Kursteilnehmern geben Mut dazu. Auch als 16mm-Film (Bestell-Nr. F-919).

Bestell-Nr. 918 / Laufzeit 6 Minuten

● Radfahr-Schutzhelme

Schwere Kopfverletzungen bei Fahrradunfällen können durch Schutzhelme vermieden werden. Leider ist die Akzeptanz in Deutschland bisher nicht groß. Tipps zum Kauf für den richtigen Helm werden gegeben. Auch als 16mm-Film (Bestell-Nr. F-762).

Bestell-Nr. 750 / Laufzeit 6 Minuten

● Rund ums Radfahren

Für alle Fahrradfahrer ist es wichtig, gut funktionierende Bremsen und ein richtig ausgerüstetes Fahrrad, für ältere Menschen z.B. ein seniorengerechtes Fahrrad zu haben. Auch als 16mm-Film (Bestell-Nr. F-709). Aus der Serie: Der 7. Sinn.

Bestell-Nr. 701 / Laufzeit 11 Minuten

● Senioren steigen aufs Rad

Begegnung mit einer Senioren-Fahrradgruppe und Vorstellung unterschiedlicher Fahrradmodelle, die aufgrund ihres Komforts, z.B. spezielle Federung, Stoßdämpfer, variabel verstellbare Lenkung, für Senioren besonders geeignet sind.

Bestell-Nr. 1237 / Laufzeit 6 Minuten

Beeinflussung des Fahrverhaltens

● Ein Glas zuviel. Sicherheit für Senioren

Die drei Geschichten zeigen: Für alle Verkehrsteilnehmer gilt – ob Autofahrer, Fahrradfahrer oder Fußgänger –, wer alkoholisiert am Straßenverkehr teilnimmt, gefährdet sich und die anderen. Auch als 16mm-Film (Bestell-Nr. F-933).

Bestell-Nr. 463 / Laufzeit 14 Minuten

● Gefährliche Medikamente

Wer sich mit Medikamenten, die das Fahrvermögen beeinträchtigen, ans Steuer setzt, ist selbst verantwortlich. Der Gesetzgeber kennt keine mildernden Umstände. Der Film gibt Informationen über die Gruppen von Medikamenten, die beim Autofahren gefährlich sein können. Auch als 16mm-Film (Bestell-Nr. F-955).

Bestell-Nr. 954 / Laufzeit 4 Minuten

● Gesund und fit am Lenkrad

Wenn Gehör und Sehvermögen eingeschränkt sind, bedeutet das eine Gefähr-

dung im Straßenverkehr. Solche Beeinträchtigungen können durch Hörgeräte, Brillen oder Kontaktlinsen ausgeglichen werden. Viele unterschätzen die Risiken durch Medikamente, die die Konzentration erheblich einschränken können. Einfache Übungen beugen Verkrampfungen bei längeren Autofahrten vor. Auch als 16mm-Film (Bestell-Nr. F-568). Aus der Serie: Der 7. Sinn.
Bestell-Nr. 321 / Laufzeit 9 Minuten

● **Medikamente im Straßenverkehr. Sicherheit für Senioren**

In drei Geschichten mit unternehmungslustigen Senioren wird darauf aufmerksam gemacht, dass manche Medikamente die Reaktionsfähigkeit negativ beeinflussen und es unbedingt notwendig ist, als Verkehrsteilnehmer vor jeder Medikamenteneinnahme den Beipackzettel zu lesen.
Bestell-Nr. 375 / Laufzeit 16 Minuten

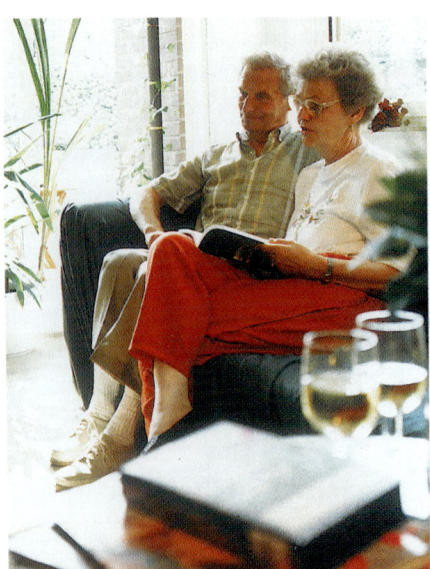

● **Vom guten Sehen**

Drei heitere Episoden zeigen, wie wichtig gutes Sehen im Straßenverkehr ist, sowohl für Autofahrer, Fahrradfahrer als auch für Fußgänger und ganz besonders bei Dunkelheit.
Bestell-Nr. 432 / Laufzeit 16 Minuten

Verhalten unterschiedlicher Verkehrsteilnehmer

● **Abenteuer Ampel. Alte Menschen im Verkehr**

Die Darstellung von Problemen älterer Menschen, sich in dem immer dichteren Verkehr als Fußgänger, Benutzer öffentlicher Verkehrsmittel, Fahrradfahrer und Autofahrer zurechtzufinden. Der Film gibt Hinweise auf Trainingsprogramme, Kurse und Beförderungshilfen für eine sichere Mobilität und kritisiert Verkehrseinrichtungen, die nicht senioren- und behindertengerecht sind. Auch als 16mm-Film (Bestell-Nr. F-764).
Bestell-Nr. 763 / Laufzeit 30 Minuten

● **Senioren – Partner im Verkehr**

Der Film – in Form einer Spielhandlung – appelliert an alle Verkehrsteilnehmer, fair miteinander umzugehen und so zur Sicherheit für alle beizutragen. Auch als 16mm-Film (Bestell-Nr. F-558).
Bestell-Nr. 160 / Laufzeit 15 Minuten

● **Vorsicht Verkehrsfalle Sicherheit für Senioren**

Ob Fahrradfahrer, Fußgänger oder Autofahrer – im Straßenverkehr gilt häufig für alle Verkehrsteilnehmer „Vorsicht Verkehrs-

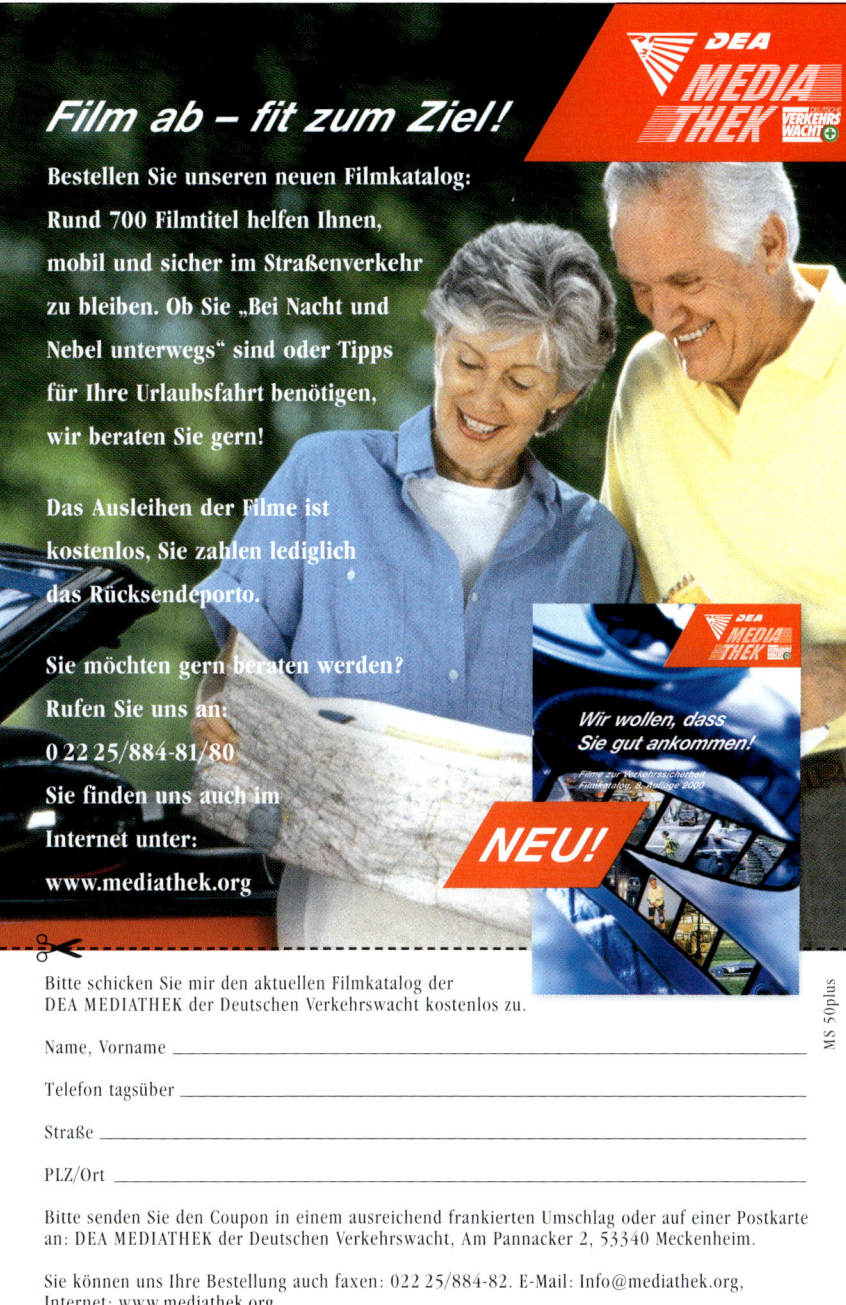

falle", d.h. jeder muss die gültigen Vorschriften zur Regelung des Straßenverkehrs kennen und sein Verhalten danach richten. Auch als 16mm-Film (Bestell-Nr. F-760). Bestell-Nr. 729 / Laufzeit 13 Minuten

Rechtsprechung

● Keine Angst vorm Militär

Geschlossene Verbände, hier eine Kolonne von Militärfahrzeugen, können Vorrechte in Anspruch nehmen, die von anderen Verkehrsteilnehmern beachtet werden müssen. In dem Film wird außerdem das Problem älterer Autofahrer angesprochen und auf das Fahreignungsgutachten des TÜV´s hingewiesen. Aus der Serie: Verkehrsgericht. Folge 54.
Bestell-Nr. 1203 / Laufzeit 90 Minuten

● Unfallflüchtig: 2 alte Damen

Eine ältere Autofahrerin nimmt einem anderen Autofahrer die Vorfahrt, worauf sich ein Unfall mit Sach- und Personenschaden ereignet. Sie selbst will von dem Unfall nichts bemerkt haben. Das Problem ältere Kraftfahrer im Straßenverkehr wird angesprochen. Auch als 16mm-Film (Bestell-Nr. F-932). Aus der Serie: Verkehrsgericht. Folge 32.
Bestell-Nr. 508 / Laufzeit 90 Minuten

Wo gibt es die Videos?

Alle Videofilme auch die 16mm-Filme sind kostenlos ausleihbar bei der:

**DEA MEDIATHEK der
Deutschen Verkehrswacht
Am Pannacker 2
53340 Meckenheim bei Bonn
Tel. 02225 / 88481
Fax 02225 / 88482
E-Mail: Info@mediathek.org**

Nur das Rücksendeporto muss bezahlt werden.

Helga Henkel

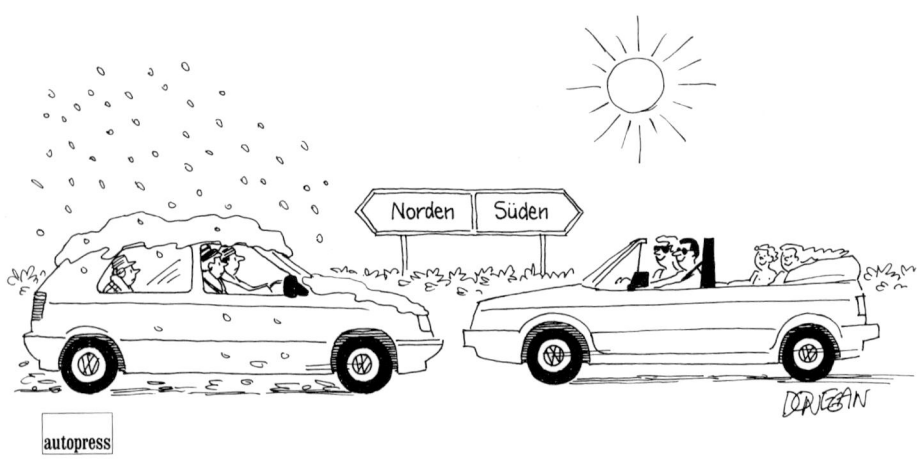

Programmarbeit der Deutschen Verkehrswacht zur Verkehrssicherheit von älteren Menschen

Dipl.-Päd. Andreas Zehnpfennig, Deutsche Verkehrswacht

Ausgangslage

Ältere Menschen sind eine besonders zu beachtende Zielgruppe in der Verkehrssicherheitsarbeit, weil ein Teil dieser Zielgruppe als Schwächere im Verkehr besonderen Schutzes bedarf. Außerdem legen die demografische Entwicklung und weitere Prognosen zur Bevölkerungsentwicklung nahe, dass vor allem der Anteil der aktiven älteren Verkehrsteilnehmer, und hier insbesondere der Anteil der Autofahrer, steigen wird. Aus dem Blickwinkel der Verkehrssicherheitsarbeit ist zu fragen, welche Folgen dieser Entwicklung sich unter Umständen auf die Sicherheit im Straßenverkehr auswirken werden.

Aus den Prognosen zur Verkehrsentwicklung und dem satzungsgemäßen Auftrag der Deutschen Verkehrswacht (DVW), „die berechtigten Interessen aller Verkehrsteilnehmer auf ausreichende Sicherheit im Verkehr zu vertreten", resultiert ein besonderes Engagement der Verkehrswachten, die älteren Verkehrsteilnehmer mit ihren speziellen Bedürfnissen in ihre Arbeit einzuschließen.

Im Jahr 1998 verunglückten insgesamt 34.286 Menschen über 65 Jahre, 1.328 wurden getötet, 32.958 ältere Menschen wurden verletzt. Der Hauptanteil der Älteren verunglückte im Pkw (17.335) während sich die Zahlen der Verunglückten, die zu Fuß (6.890) oder mit dem Fahrrad (6.864) unterwegs waren, auf gleichem Niveau befinden. Im Vergleich der Unfallzahlen von 1998 zum Vorjahr zeigen sich Zuwächse bei den älteren Hauptverursachern von Pkw-Unfällen (+3,3%) sowie bei den Fehlverhaltensweisen Nichtbeachtung der Vorfahrt (+2,7%), nicht angepasste Geschwindigkeit (+3,5%) und zu geringer Abstand (+6,0%). Weiter zurückgegangen sind vor allem Unfälle, bei denen die Pkw-Fahrer unter Alkoholeinfluss standen (-12,1%).

Die hohe Zahl der Verkehrsunfälle von älteren Menschen bestärkt die DVW, die Zielgruppe der älteren Verkehrsteilnehmer in den Blick zu nehmen. Vor allem ältere Autofahrer nehmen in der Unfallstatistik an Bedeutung zu. Die Veränderungen bei den Fehlverhaltensweisen deuten vielleicht darauf hin, dass die kommende Generation von Älteren selbstverständlicher und offensiver mit dem Verkehrsmittel Auto umgeht und Hinweise auf die altersbedingten Leistungsveränderungen in Zukunft intensiviert werden müssen.

Standpunkte der DVW zum Thema Ältere Menschen im Straßenverkehr

Der Vorstand der DVW hat allgemeine Positionen zum Thema Ältere Menschen im Straßenverkehr herausgearbeitet, die im Folgenden dargestellt werden.

Ältere Menschen im Verkehr (Position Nr. 17 der DVW)

Nicht nur der Anteil älterer Menschen in der Bevölkerung wird wachsen, sondern auch der Seniorenanteil mit Führerschein. Im Jahr 2000 sind über elf Millionen Autofahrer über 60 Jahre alt. Dabei deutet alles darauf hin, dass die meisten der heute noch „jungen Alten" ihre Fahrerlaubnis auch in späteren Jahren nutzen werden.

In einer Infas-Befragung gaben zwei Drittel der 60- bis 70-Jährigen an: sie würden „schlecht" ohne Auto auskommen, ein weiteres Viertel sogar „sehr schlecht".

Statistisch gesehen ist die Beteiligung älterer Mitbürger an Unfällen nicht höher als bei anderen Altersgruppen. Untersuchungen zeigen jedoch, dass mit zunehmendem Alter – vor allem ab 75 Jahren – eine stärkere Gefährdung bei der Bewältigung komplexer Verkehrssituationen gegeben ist. So treten gehäuft Unfälle bei folgenden Verkehrssituationen auf:

- *Einordnen bei Spurwechsel und in Kreuzungssituationen*
- *Wende- und Abbiegemanöver*
- *Bewältigung von Konfliktsituationen.*

Auch wenn viele ältere Autofahrer um die altersspezifischen Probleme wissen, beziehen sie diese häufig nicht auf sich selbst. Besonders ältere Männer halten sich für besonders fähig und erfahren. Sie rechnen sich häufiger als andere zu den „sehr guten Autofahrern". Zwar akzeptiert jeder zweite altersspezifische Unfallursachen, wie geringeres Reaktionsvermögen, Sehprobleme, Konzentrationsschwächen, meint aber, dies betreffe vorzugsweise die anderen.

Auf der anderen Seite weisen aber gerade die älteren Autofahrer wiederum Stärken auf, die sie „Jüngeren" meist voraushaben: Sie sind bei den Fahrten nicht mehr an Arbeitszeiten und andere Zwänge gebunden und planen Fahrzeit und -strecke meist sehr bewusst. Sie entschärfen das Unfallrisiko, indem sie

- *meist kürzere Strecken fahren,*
- *weniger nachts und bei schlechtem Wetter unterwegs sind,*
- *weniger Autobahn und weniger in fremden Städten fahren.*

Von einem allgemeinen Altersrisiko im Straßenverkehr kann daher keine Rede sein. Die DVW setzt sich vielmehr dafür ein, bestehende Vorurteile durch eine gezielte Informationsarbeit abzubauen. Gleichzeitig appelliert sie an ältere Autofahrer, selbstkritisch mit den eigenen altersbedingten Defiziten umzugehen.

Die DVW rät den Autofahrern* im Alter:

- *freiwillige Überprüfung der Sehleistung (alle zwei Jahre);*
- *gesunde Ernährung und regelmäßiger Sport;*
- *besondere Vorsicht bei der Einnahme von Medikamenten jeglicher Art;*
- *Nutzung des öffentlichen Personennahverkehrs, der seniorengerecht gestaltet sein muss;*
- *bei gesundheitlichen Beeinträchtigungen Beratung durch den Hausarzt und Gespräch mit den Familienangehörigen;*
- *Information und Beratung durch die örtlichen Verkehrswachten;*
- *wenn notwendig, freiwilliger Verzicht auf das Autofahren am Steuer („sich fahren lassen").*

Die DVW begrüßt die von Verkehrsminister a.D. Franz Müntefering angeregte Diskussion über die Verkehrssicherheit

---

* es sind immer männliche und weibliche Personen gemeint

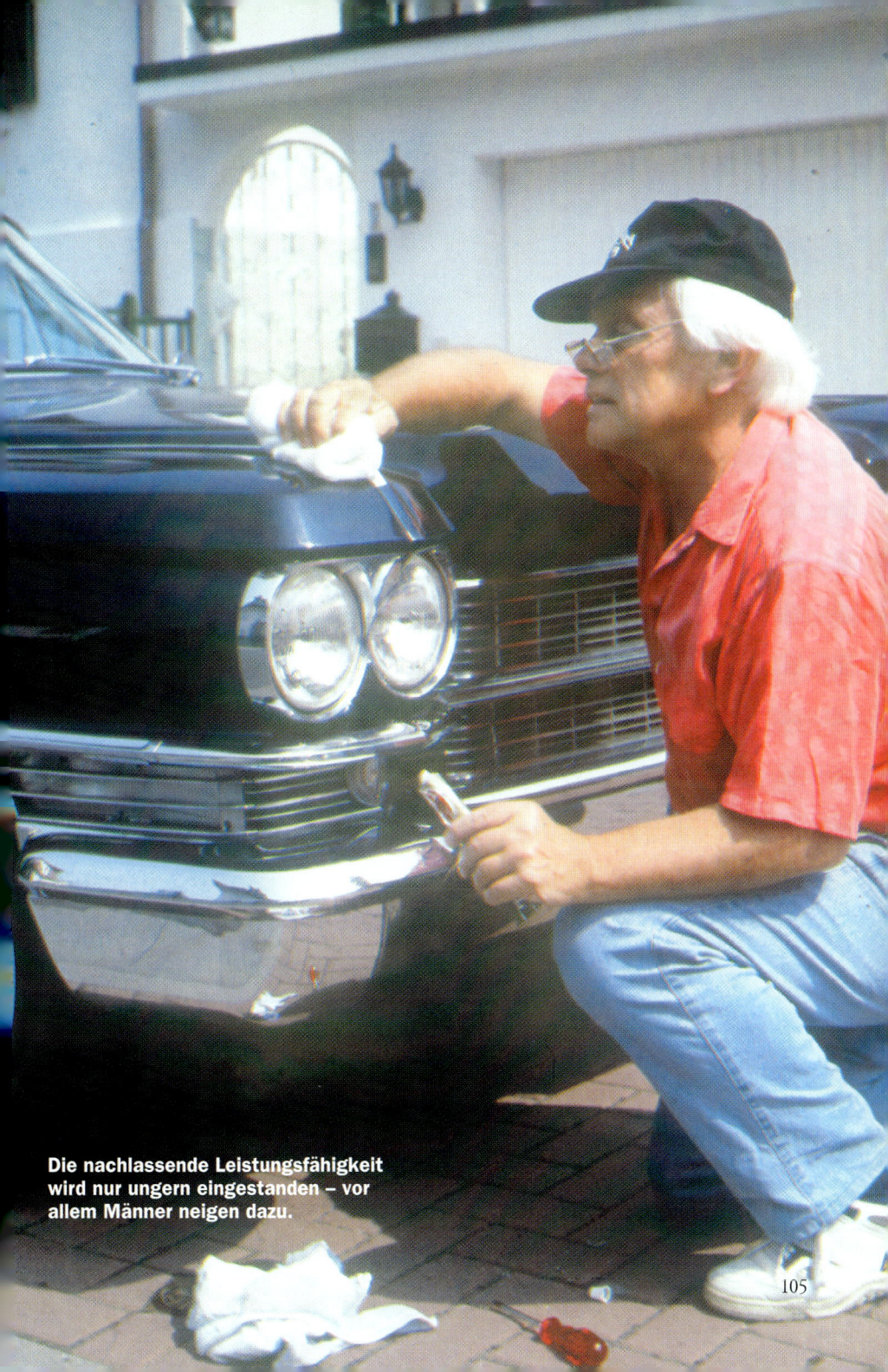

Die nachlassende Leistungsfähigkeit wird nur ungern eingestanden – vor allem Männer neigen dazu.

von Senioren, spricht sich jedoch gegen eine generelle Altersbeschränkung der Fahrerlaubnis aus.

Da ab dem 75. Lebensjahr eine deutliche Zunahme der Verkehrsunfälle mit älteren Verkehrsteilnehmern auch als Unfallverursacher zu verzeichnen ist, ist die regelmäßige Überprüfung der Seh-, Hör- und Reaktionsfähigkeit zu empfehlen.

Die Sicherheit von Senioren im Straßenverkehr ist in großem Maße nicht von deren eigenem Verhalten abhängig. Vor allem die Stadt- und Verkehrsplanung, die Geschwindigkeit der Fahrzeuge innerorts und die fehlende Rücksichtnahme der jüngeren Verkehrsteilnehmer gegenüber Senioren im Straßenverkehr werden von der DVW ins Blickfeld genommen. Die DVW fordert eine Gestaltung des Verkehrsraumes, die den Bedürfnissen älterer Menschen und mobilitätsbehinderter Verkehrsteilnehmer gerecht wird, eine generelle „Vereinfachung" der Verkehrsregelungen, vor allem an Kreuzungen und Einmündungen sowie ein attraktives Angebot des Öffentlichen Personennahverkehrs als Maßnahmen der Unfallreduzierung.

Die weitere Verbreitung von Tempo 30-Zonen in der Nähe von Senioreneinrichtungen sowie in Wohngebieten, in denen vornehmlich ältere Menschen wohnen, wird von der DVW befürwortet.

In ihrer Informations- und Aufklärungsarbeit setzt sich die DVW für mehr Rücksichtnahme und Toleranz gegenüber älteren Verkehrsteilnehmern ein. Einer Stigmatisierung älterer Verkehrsteilnehmer muss entgegengewirkt werden.

Allgemeine Informationsarbeit der DVW

Durch ihre zahlreichen örtlichen Verkehrswachten leistet die DVW in vielfältigen Aktionsformen Informationsarbeit, vor allem auch zum Thema „Ältere Menschen im Verkehr". Neben der Tätigkeit vieler Moderatoren in den Zielgruppenprogrammen, die weiter unten beschrieben werden, klären die Verkehrswachten bei Verkehrssicherheitstagen auf, ermöglichen Seh- und Reaktionstests für Ältere, sie gestalten spezielle Angebote für Radfahrer und veranstalten gemeinsam mit den Verkehrsbetrieben Informationstage zum Thema „sichere Nutzung des Öffentlichen Personennahverkehrs".

Die Geschäftsstelle der DVW in Meckenheim bei Bonn unterstützt diese Arbeit mit der Veröffentlichung von Medien und einer allgemeinen Presse- und Öffentlichkeitsarbeit.

Durch die Anregung des wissenschaftlichen Diskurses und die Darstellung wissenschaftlicher Ergebnisse gibt die Geschäftsstelle der DVW weitere Impulse für eine zeitgemäße Verkehrssicherheitsarbeit vor Ort. Im Jahr 1997 fand eine Fachtagung zum Thema „Sicherheit von Senioren" statt. Vertreter aus Wissenschaft, Verbänden, Stadtplanung und Politik diskutierten Perspektiven einer künftigen Verkehrssicherheitsarbeit und stellten ihre Ansätze für eine sichere Teilnahme von älteren Menschen am Straßenverkehr dar. Die Vorträge und Ergebnisse der Tagung sind in der Reihe „Verkehrswachtforum", Heft 5 erschienen. Weitere Veröffentlichungen zum Thema „Ältere Menschen im Straßenverkehr" sind ebenfalls in der Reihe Verkehrswachtforum erschienen: „Die Verkehrsteilnahme älterer Menschen als komplexes Handlungsproblem" von Heinz Jürgen Kaiser und Johanna Myllymäki-Neuhoff, Heft 1 sowie „Fahrverhaltensbeobachtungen bei jüngeren und älteren Kraftfahrern" von Bernhard Schlag, Heft 2.

Zielgruppenprogramme „Ältere Menschen als Fußgänger im Straßenverkehr" und „Ältere aktive Kraftfahrer"

Seit der Einführung der Zielgruppenprogramme, die der Deutsche Verkehrssicherheitsrat mit seinen Mitgliedern entwickelt hat, beteiligt sich die Deutsche Verkehrswacht (DVW) als größter Umsetzer an der Durchführung der Programme vor Ort.

„Ältere Menschen als Fußgänger im Straßenverkehr"

Ein Großteil der älteren Menschen nimmt zu Fuß am Straßenverkehr teil. Nahezu jeder zweite im Straßenverkehr getötete Fußgänger im Straßenverkehr ist älter als 65 Jahre. Durch altersbedingte Leistungsveränderungen sowie die Veränderung des Verkehrsraums, die gerade aus dem Blickwinkel der älteren Menschen rapide vorangeschritten sind, ergeben sich zahlreiche Unsicherheiten und auch Unfälle, die oft tödlich oder mit schweren Verletzungen enden. Die Unfallanalyse hat ergeben, dass sich insbesondere beim Überqueren der Fahrbahn Unfälle ereignen. Im Herbst und Winter nehmen die Unfälle deutlich zu, was mit den Witterungsverhältnissen und der Dunkelheit während dieser Jahreszeit zu erklären ist. Obwohl Fußgängerunfälle in den meisten Fällen durch Konflikte mit dem motorisierten Verkehr erzeugt werden und von Autofahrern „verursacht" werden, spielt bei etwa vier von fünf Unfällen mit Todesfolge ein „Fehlverhalten" des älteren Unfallopfers eine Rolle.

Aus diesem Zusammenhang ergibt sich die Notwendigkeit, neben der allgemeinen Aufklärung der motorisierten Verkehrsteilnehmer vor allem die Gruppe der älteren Fußgänger selbst konkret anzusprechen, um Unsicherheiten im Straßenverkehr abzubauen.

Im Jahr 1984 wurde das Programm „Ältere Menschen als Fußgänger im Straßenverkehr" zu diesem Zweck vom Deutschen Verkehrssicherheitsrat und seinen Mitgliedern entwickelt. Ziel des Programms ist es, mittels ausgebildeter „Moderatoren" Informationsveranstaltungen für ältere Menschen anzubieten. Die Veranstaltungen finden in Begegnungsstätten, Seniorenclubs oder Altenwohnheimen statt und richten sich idealerweise an eine Gruppe von 15 bis 20 Personen. In der ca. 60-minütigen Veranstaltung führt der ausgebildete Moderator in das Thema ein, zeigt einen kurzen Film und gibt anschließend durch gezielte Fragen und weitere konkrete Arbeitshilfen wie Dias, Folien oder Arbeitsblätter die Möglichkeit, Probleme der Gruppe und mögliche Handlungsstrategien zu deren Lösung zu erörtern. Hierbei werden die Themen „Überqueren der Straße an ungesicherten und gesicherten Stellen" sowie „Fahren in Bus und Bahn" behandelt. Zu jedem der Themen existiert eine „Teilnehmerbroschüre", die aktivierend Problembereiche und Lösungswege thematisiert.

Seit der Einführung des Programms wurden ca. 2000 Moderatoren ausgebildet. Jährlich finden ca. 6000 Veranstaltungen flächendeckend in Deutschland statt. Die DVW verfügt zur Zeit über ca. 500 aktive

Moderatoren, die jährlich ca. 3000 Veranstaltungen durchführen.

„Ältere aktive Kraftfahrer"

Ältere Menschen wollen ihre Mobilität als Teil ihrer Lebensqualität erhalten und auch im Alter auf das Autofahren nicht verzichten. Gerade aus der Sicht älterer Verkehrsteilnehmer bietet das Auto flexible und bequeme Möglichkeiten, die Wünsche nach Mobilität zu erfüllen. Die Nutzungsgründe für das Auto verändern sich zwar gegenüber der Zeit aktiver Berufstätigkeit. Als Möglichkeit, Sozialkontakte aufrechtzuerhalten, aus der gewohnten Umgebung herauszukommen, Fahrten zur Erledigung von Besorgungen oder auch nur als Freizeitvergnügen behält das Auto jedoch seinen hohen Stellenwert.

Der Zuwachs an älteren Menschen in unserer Gesellschaft bedingt auch enorme Steigerungsraten bei den älteren Autonutzern. Nach einer Shell-Studie sollen bis zum Jahr 2010 Ältere über 65 Jahre knapp drei Viertel des Gesamtbestands an Pkw besitzen. Dies entspräche einem Fahrzeugbestand von ca. 50 Millionen Fahrzeugen. Beruhigend, dass ältere Autofahrer im Gegensatz zu anderen Altersgruppen unterdurchschnittlich an Unfällen beteiligt sind und oftmals für ihr Alter angemessene „Kompensationsstrategien" entwickeln. Sie fahren seltener bei schlechter Witterung, in der Dunkelheit oder im dichten Stadtverkehr. Dennoch bietet die hohe Zahl an Autonutzern unter den Älteren Motivation für die Verkehrssicherheitsarbeit, diese Altersgruppe besonders zu beachten, für Verständnis der Generationen untereinander zu werben und auf die altersbedingten Leistungsveränderungen Älterer hinzuweisen.

Seit 1990 bietet die DVW als Umsetzer des Programms „Ältere aktive Kraftfahrer" Informationsveranstaltungen für ältere Autofahrer an. Aufgrund der Fülle an Themen und Informationen sind die Veranstaltungen in vier verschiedene Gesprächskreise unterteilt:

❶ „Ältere Verkehrsteilnehmer heute"

Ziel dieser ersten Veranstaltung der Reihe ist, sich in der Gruppe, die sich an weiteren drei Terminen treffen soll, kennenzulernen, spezielle Probleme und Themen des Straßenverkehrs zu sammeln und exemplarisch zu bearbeiten. Es soll über die unterschiedlichen Formen der Mobilität früher und heute diskutiert werden und eine Einstimmung auf die weiteren Gesprächskreise erfolgen.

❷ „Technik"

Die Teilnehmer sollen Informationen erhalten über die aktive und passive Sicherheit, über Fahrzeugausstattungen, Fahrzeugzubehör und Fahrzeugpflege. Die Konsequenzen für den eigenen Umgang mit dem Fahrzeug sollen diskutiert werden.

❸ „Regelungen und Konflikte"

In diesem Gesprächskreis sollen die Teilnehmer Informationen erhalten über komplizierte und neue Regelungen des Straßenverkehrs. Unklare und strittige Verkehrssituationen sollen exemplarisch diskutiert werden. Schließlich sollen die Konsequenzen für das eigene Fahrverhalten und für den Umgang mit anderen Verkehrsteilnehmern überlegt werden.

❹ „Mensch"

In dieser letzten Gesprächsrunde soll über medizinische und psychologische Aspekte der Verkehrsteilnahme älterer Men-

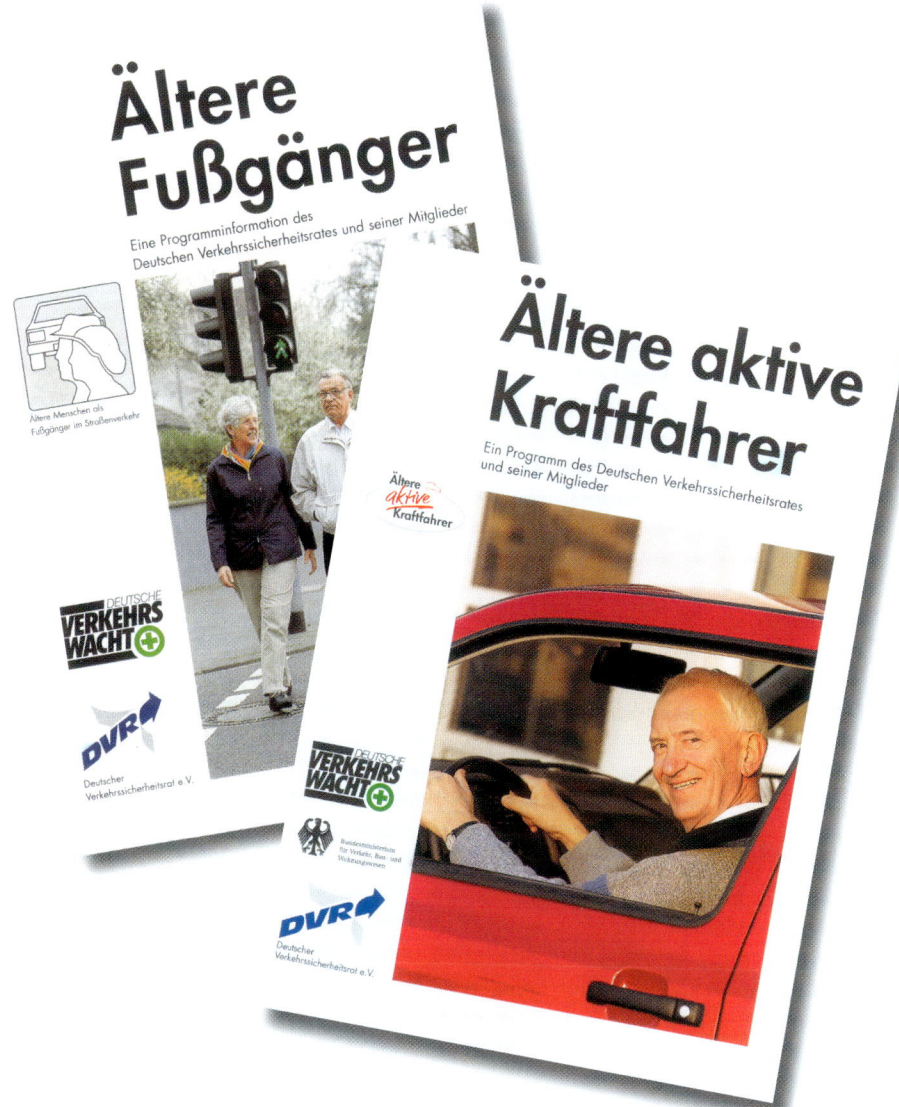

schen informiert werden. Konsequenzen für die eigene Verkehrsmittelwahl und für die eigene Fahrpraxis sollen diskutiert werden.

Ähnlich wie im Programm „Ältere Menschen als Fußgänger ..." werden die Gesprächskreise von ausgebildeten Moderatoren geleitet. Für jeden der Gesprächskreise steht eine eigene Teilnehmerbroschüre zur Verfügung, die den „Lernprozess" als Arbeitsmedium aktivierend unterstützen soll. Mit Hilfe der Moderationsmethode und dem zielgerichteten Gruppengespräch sollen nicht nur Informationen vermittelt werden, sondern vor allem persönliche Handlungsbezüge herausgearbeitet werden, die jedem einzelnen Teilnehmer ermöglichen, konkrete Verhaltensstrategien zu entwickeln.

Ca. 200 aktive Moderatoren setzen das Programm zur Zeit um. Insgesamt werden jährlich ca. 3000 Veranstaltungen durchgeführt. Die DVW setzt hiervon knapp die Hälfte aller Veranstaltungen um.

Optimierung der Zielgruppenprogramme

Obwohl die Zahl der Aktiven, die sich an den Zielgruppenprogrammen für ältere Menschen beteiligen, und die Zahl der persönlichen Begegnungen in diesem Feld der Verkehrssicherheitsarbeit beachtlich ist, bleibt festzustellen, dass von der gesamten Bevölkerung der älteren Verkehrsteilnehmer nur ein geringer Teil mit den Veranstaltungen in Berührung kommt. Dies liegt in der Natur der Sache, denn die individuelle Ansprache der Verkehrsteilnehmer ist aufwendig und nicht geeignet, als alleinige Maßnahme große Reichweiten zu erzeugen.

Dieser Umstand wurde als ein Grund für die Optimierung der Seniorenprogramme herausgestellt, wobei eine Effektivitätssteigerung der Zielgruppenprogramme einerseits angestrebt wird, andererseits aber auch neue Ansätze für die Verkehrssicherheitsarbeit mit älteren Menschen aufgezeigt werden sollten.

Eine betriebswirtschaftlich orientierte Untersuchung der Zielgruppenprogramme ergab, dass z.T. erhebliche Steuerungsdefizite in der Programmbetreuung vorliegen und Veränderungen in der zukünftigen Gestaltung der Programme notwendig sind. Die Notwendigkeit der Optimierung bezieht sich vor allem auf

● die strategischen Ziele der Programme,

● die Auswahl und Vorqualifikation der Moderatoren,

● die Dauerhaftigkeit der aktiven Arbeit der Moderatoren,

● die bedarfsgerechte Ausbildung der Moderatoren (bezogen auf den konkreten Einsatzbereich),

● die genaue Erfassung aller Moderatoren in einer Datenbank,

● Verbesserung der Möglichkeiten, Kontaktadressen zu benennen,

● zentrale Bewerbung und Akquisition,

● Controlling zur Messung des Programmerfolgs.

Zur Konzeption weiterführender Maßnahmen für die Zielgruppe der älteren Verkehrsteilnehmer hat die Bundesanstalt für Straßenwesen im Auftrag des Bundesministeriums für Verkehr, Bau- und Wohnungswesen eine Projektgruppe einberufen, an der die DVW beteiligt ist. Ziel der Projektgruppenarbeit ist die Erstellung einer theoretischen Grundlage, die verschiedene wissenschaftliche Sichtweisen, bezogen auf die Verkehrssicherheitsarbeit mit Älteren, zusammenfasst. Auf dieser Grundlage aufbauend sollen konkrete Projektvorschläge beschrieben werden, die zunächst in Modellregionen erprobt werden sollen. Hierbei wird es vor allem um möglichst vielfältige Kooperationen vor Ort mit Seniorenbüros, Trägern von Sozialdiensten, Stadtplanern, Ärzten und politischen Entscheidungsträgern gehen. In einer konzertierten Aktion sollen zentrale Maßnahmen der Kommunikation in Form einer gezielten Öffentlichkeitsarbeit mit konkreten Projekten und Angeboten für ältere Verkehrsteilnehmer kombiniert werden. Die Arbeit in den Modellregionen soll Ende 2001 abgeschlossen werden.

Perspektiven für die künftige Programmarbeit der DVW

Ausgehend von der großen Bedeutung, die ältere Verkehrsteilnehmer im Bereich der Verkehrssicherheitsarbeit künftig haben werden, muss die DVW ihre Präventionsarbeit für diese Zielgruppe weiter ausbauen. Der zu erwartende „Konflikt der Generationen" wird, wenn er denn eintritt, auch auf der Straße ausgetragen werden. Über die Aufgabe der konkreten Unfallverhütung hinaus muss eine Kommunikationslinie entwickelt werden, die für das Verständnis der Generationen untereinander wirbt. So schwierig diese Aufgabe auch erscheint, sie bietet für alle an der Verkehrssicherheitsarbeit Beteiligten auch Chancen, das Verkehrsgeschehen als exemplarisches Feld für Verständigung, Rücksichtnahme und Solidarität zu besetzen.

Bezogen auf die konkrete Programmarbeit müssen Netzwerke geschaffen werden, die vor Ort gemeinsame Ziele realisieren. Es hat sich gezeigt, dass die konkrete Veränderung des Verkehrsraums hin zu sicheren und akzeptablen Verkehrsführungen und die Beeinflussung der Einstellungen und des Verhaltens vor allem älterer Menschen nicht alleine aus dem Blickwinkel der Verkehrssicherheitsorganisationen angegangen werden können. Vielmehr müssen möglichst alle gesellschaftlichen Kräfte mitwirken, die relevanten Zielgruppen zu beeinflussen. Konzepte für eine „seniorengerechte" Verkehrsplanung existieren. Sie müssen von Interessengemeinschaften an die politischen Entscheidungsträger herangetragen werden. Die älteren Verkehrsteilnehmer selbst können künftig nicht nur in Informationsveranstaltungen der Zielgruppenprogramme erreicht werden. Sie müssen bei ihrem Hausarzt auf einen bewussten Umgang mit Medikamenten und auf ihre Seh- und Hörfähigkeit angesprochen werden.

Ebenso sind Träger sozialer Dienste, die oftmals einen intensiven Kontakt mit älteren Menschen haben, als Multiplikatoren zu gewinnen. Schließlich sind die Verkehrsunternehmen aufgerufen, kreative Konzepte für die Nutzung des ÖPNV zu entwickeln und den älteren Verkehrsteilnehmern damit weitere Mobilitätsmöglichkeiten zu eröffnen.

Es ist also viel zu tun für die DVW. Vor allem der „Blick über den Tellerrand" hinaus wird über den Erfolg der konkreten Arbeit vor Ort entscheiden. Aufgrund ihrer flächendeckenden Struktur bietet die DVW gute Voraussetzungen, um diese künftigen Aufgaben zu bewältigen. Zahlreiche ehrenamtlich arbeitende Verkehrswacht-Mitglieder haben sich bereits heute zum Vorreiter für die Interessen von Älteren im Verkehr gemacht und dabei viel erreicht. Trotz der Würdigung der geleisteten Arbeit ist jedoch festzuhalten, dass Qualitätssicherung in der bewegten Diskussion um die Optimierung von Maßnahmen zum Schlüsselbegriff geworden ist. Es wird darauf ankommen, das vorhandene Engagement zu systematisieren. Die DVW muss hierfür einen Rahmen schaffen. So müssen qualifizierte Mitarbeiter vor Ort gewonnen und weitergebildet werden, um die Voraussetzungen für eine kompetente Interessenvertretung für die Gruppe der älteren Menschen im Verkehr zu schaffen. Die Tätigkeit dieser Mitarbeiter muss eingebettet sein in eine Gesamtaussage, die im Rahmen der Öffentlichkeitsarbeit kommuniziert wird. Die Aussage kann nur lauten: Alt und Jung – Partner im Verkehr.

Andreas Zehnpfennig

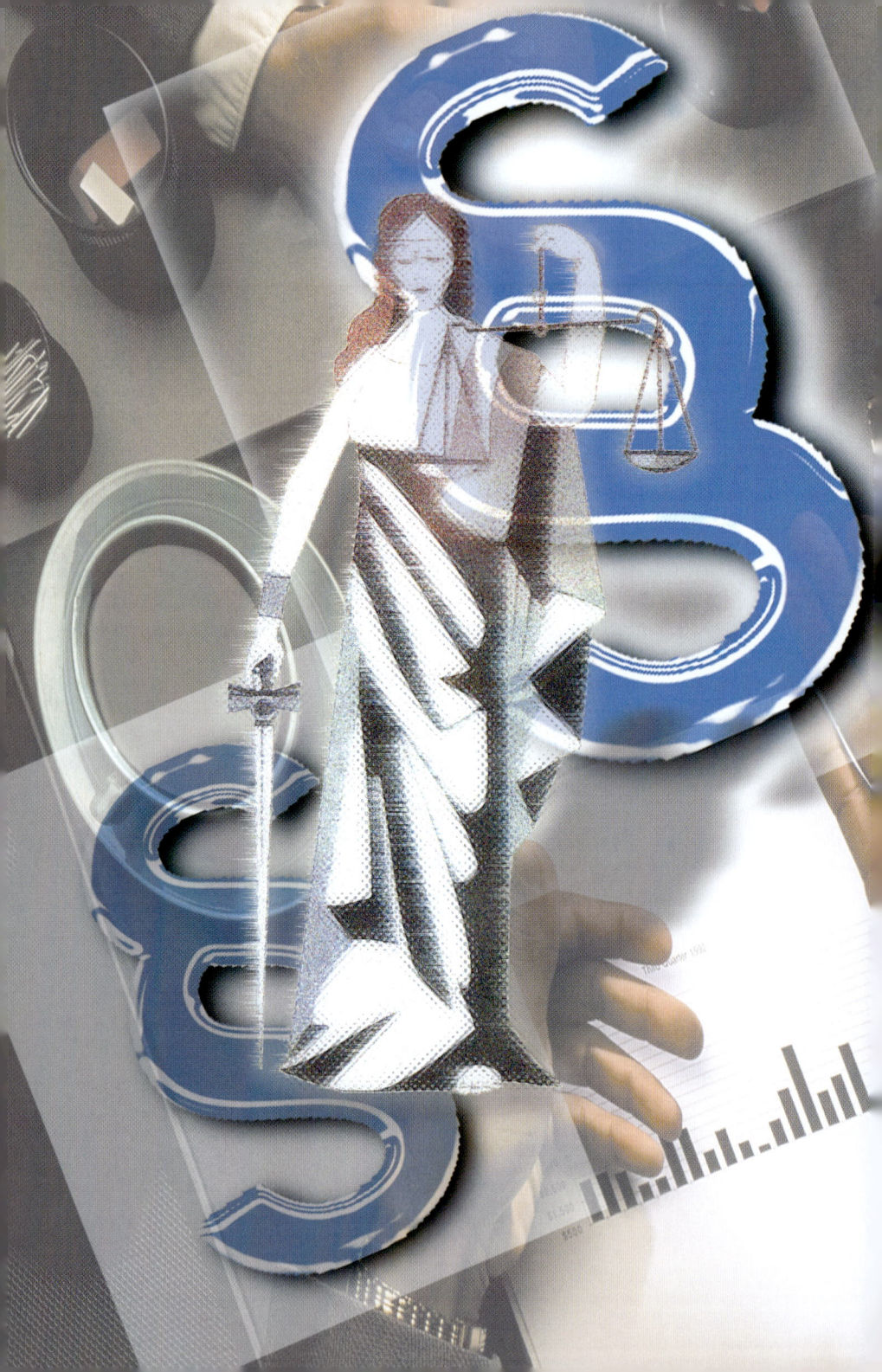

Recht

Besonderer Schutz für Senioren
im Straßenverkehr 114

Ein Herz für Senioren 117

Rechte und Pflichten 118

Alter kein Grund für Fahruntüchtigkeit 119

Müde am Steuer? Unbedingt Pause einlegen 120

Besonderer Schutz für Senioren im Straßenverkehr

Ältere Menschen genießen im Straßenverkehr besonderen Schutz, ohne dass sie „hilfsbedürftig" erscheinen müssen

Autofahrer müssen auf ältere Verkehrsteilnehmer besondere Rücksicht nehmen. Denn Senioren, die aufgrund ihres Alters schwierige Verkehrssituationen nicht mehr richtig einschätzen und deshalb nicht immer optimal meistern können, genießen in der Straßenverkehrsordnung (StVO) einen besonderen Schutz.

§ 3 Abs. 2a StVO schreibt vor, dass sich Fahrzeugführer gegenüber Kindern, Hilfsbedürftigen und älteren Menschen insbesondere durch Verminderung der Fahrgeschwindigkeit und Bremsbereitschaft so verhalten müssen, dass eine Gefährdung dieser Verkehrsteilnehmer ausgeschlossen ist.

In der Praxis und vor allem, wenn die Gerichte eingeschaltet werden, gibt es immer wieder Meinungsverschiedenheiten darüber, bis zu welchem Alter ein „Kind" unter den besonderen Schutz dieser Vorschrift fällt – immerhin verlangt sie von einem Fahrzeugführer das Äußerste an Sorgfalt. Auch die Frage, wann „ältere Menschen" zu dem Personenkreis des § 3 Abs. 2 a StVO zählen, spielt immer wieder eine Rolle. Müssen sie, außer dass sie eben erkennbar „älter" sind, auch noch Merkmale wie Unbeholfenheit, Unsicherheit oder ähnliches aufweisen?

In dem Fall (Az.: VI ZR 219/93, OLG Hamm) waren zwei Damen, 73 und 77 Jahre alt, im Begriff eine geradlinige Außerortsstraße zu überqueren, auf der eine Höchstgeschwindigkeit von 70 km/h ausgeschildert war. Ihnen näherten sich zwei leicht zueinander versetzt fahrende Motorradfahrer, allerdings mit erheblich überhöhter Geschwindigkeit – zwischen 95 und 110 km/h nach den gerichtlichen Feststellungen. Während die eine der beiden Damen den rettenden Seitenstreifen noch erreichte, geriet die andere angesichts der herankommenden Motorräder in Panik, verharrte kurz in der Fahrbahnmitte und lief dann doch weiter auf den Straßenrand zu. Der eine der beiden Motorradfahrer versuchte eine Ausweichbewegung, die aber missglückte. Er brachte die Fußgängerin zu Fall.

Dieses Geschehen indessen war nicht Gegenstand des Verfahrens. Viel schwerwiegender nämlich waren die Folgen für den zweiten Motorradfahrer; ihm war sein Kollege bei dem Ausweichmanöver in den Fahrweg geraten, was ihn seinerseits zum Ausweichen zwang. Dabei geriet er von der Fahrbahn, stürzte und verletzte sich schwer; er ist seit dem Unfall querschnittsgelähmt.

Vor Gericht war es diesem Motorradfahrer darum gegangen, von der Fußgängerin Schadenersatz und Schmerzensgeld zu bekommen. Das Landgericht in erster und das Oberlandesgericht (OLG) in zweiter Instanz hatten ihm dies auch im wesentlichen zugesprochen, ihm allerdings „Eigenverantwortlichkeit" an dem Geschehen von zunächst einem Drittel und dann nur wenig mehr angerechnet. Dabei hatte das OLG die Ansicht vertreten, der Motorradfahrer habe

bar sei, aber es sei nicht zu fordern, dass der „ältere Mensch" zusätzlich auch noch erkennbar „hilfsbedürftig" sein müsse, um diesen besonderen Schutz zu genießen.

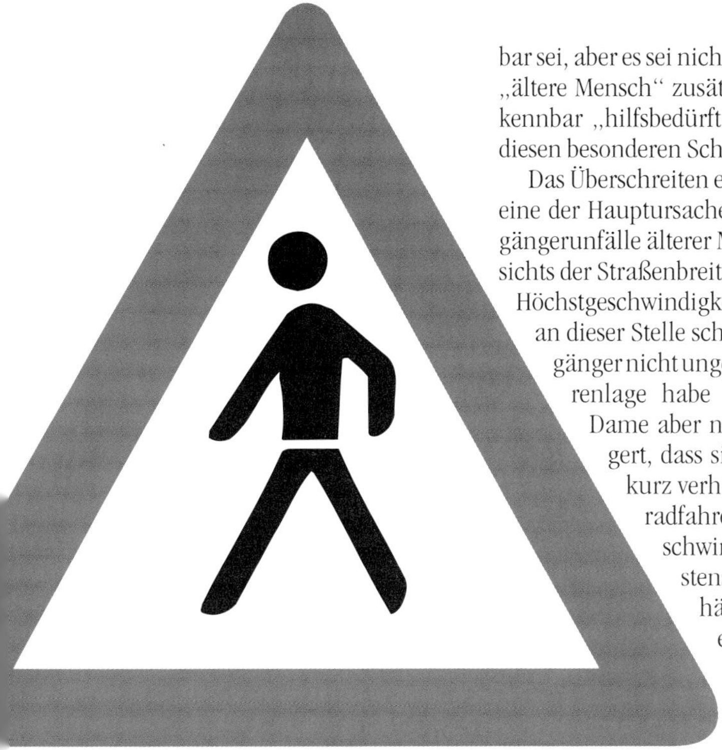

Das Überschreiten einer Fahrbahn stelle eine der Hauptursachen für tödliche Fußgängerunfälle älterer Menschen dar. Angesichts der Straßenbreite und der zulässigen Höchstgeschwindigkeit von 70 km/h sei es an dieser Stelle schon für jüngere Fußgänger nicht ungefährlich. Die Gefahrenlage habe sich für die ältere Dame aber noch dadurch gesteigert, dass sie auf der Fahrbahn kurz verharrte und die Motorradfahrer sich mit einer Geschwindigkeit von mindestens 95 km/h genähert hätten. Da zudem die erste Fußgängerin die Fahrbahn unversehrt voll überquert hatte, hätte

nicht gegen § 3 Abs. 2a StVO verstoßen. Ältere Menschen genössen den Schutz dieser Vorschrift nur, wenn konkrete Anhaltspunkte für ihre Verkehrsunsicherheit, beispielsweise die Ausrüstung mit einem Gehstock, vorlägen.

Widerspruch

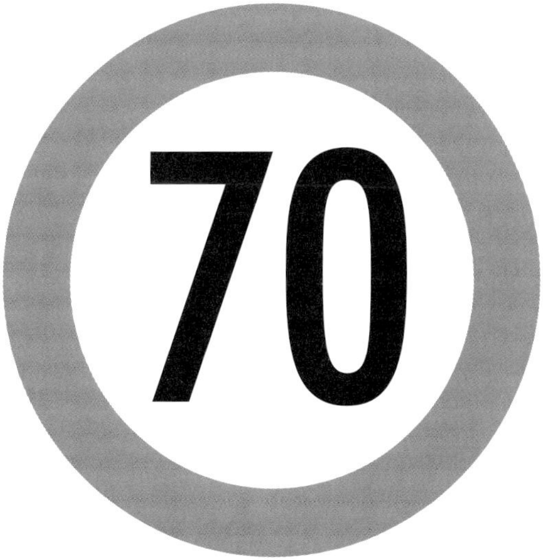

Der Bundesgerichtshof (BGH) hat nunmehr dem widersprochen und das OLG-Urteil aufgehoben. § 3 Abs. 2a StVO verfolge den Zweck, den Schutz von Kindern, Hilfsbedürftigen und älteren Menschen im Straßenverkehr zu verbessern. Voraussetzung für das vom Fahrzeugführer verlangte äußerste Maß an Sorgfalt sei zwar, dass der gefährdete Verkehrsteilnehmer aufgrund äußerlich erkennbarer Merkmale als eine diesen Gruppen zugehörige Person erkenn-

der klagende Motorradfahrer damit rechen müssen, dass die alte Dame auf der Straßenmitte unsicher werden und möglicherweise auch ihrerseits versuchen würde, vor den Motorrädern die andere Straßenseite zu erreichen.

Der klagende Motorradfahrer hätte nach Meinung des BGH mit einer unbesonnenen Reaktion der beiden Frauen rechnen müssen, zumal er nach eigenen Angaben erkannt hatte, dass es sich um ältere Personen handelte. Aufgrund der unklaren Verkehrssituation hätte er sein Tempo drosseln und in die Bremsbereitschaft gehen müssen.

Achtung: Verpflichtung für jeden Verkehrsteilnehmer!

Aus der BGH-Entscheidung ergibt sich für jeden Verkehrsteilnehmer die Verpflichtung, ganz besonders auf ältere Menschen, Hilfsbedürftige und Kinder zu achten. Bei diesem Personenkreis kann nicht immer vorausgesetzt werden, dass schwierige Verkehrssituationen stets richtig gemeistert werden.

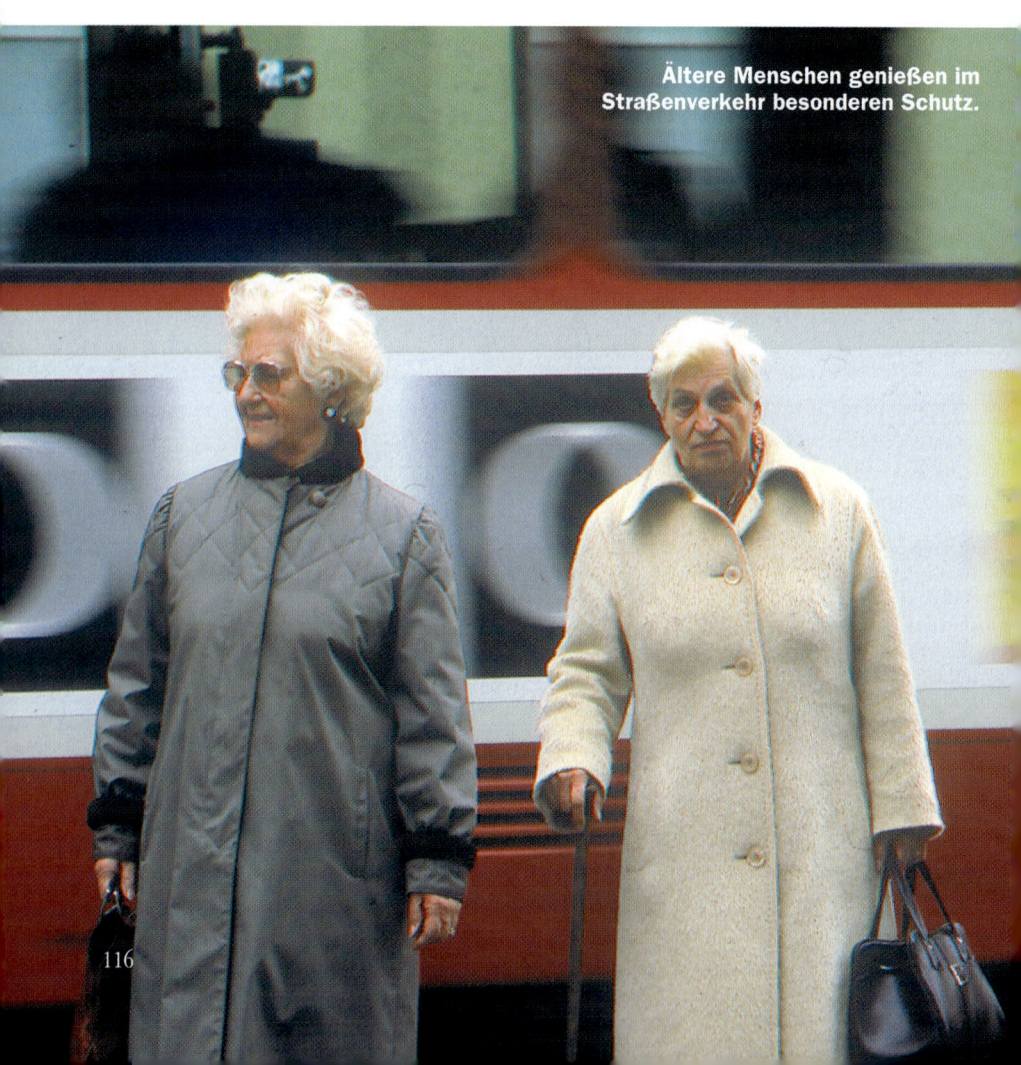

Ältere Menschen genießen im Straßenverkehr besonderen Schutz.

Ein Herz für Senioren

Rücksicht nehmen auf ältere Menschen im Straßenverkehr

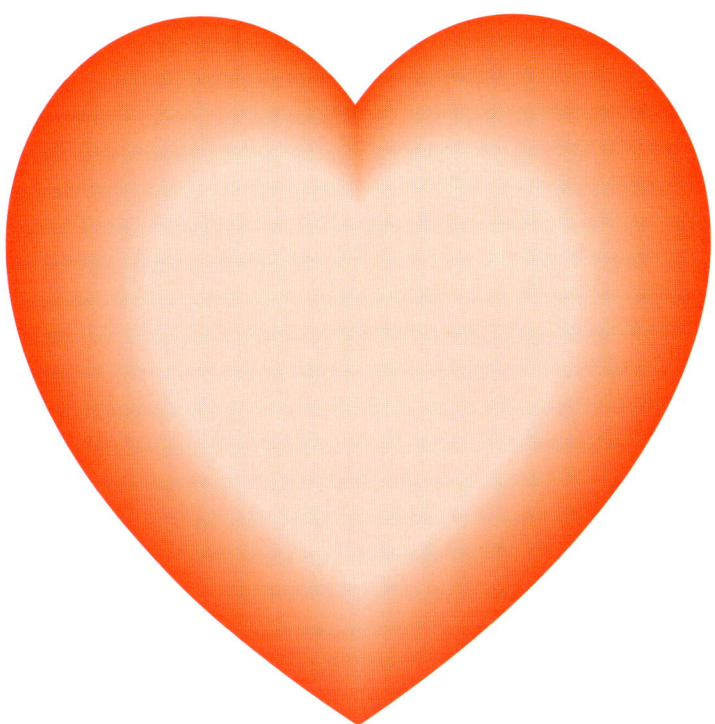

Überqueren ältere Menschen die Straße an unübersichtlichen Stellen oder übersehen rote Ampeln, ist das ein untrügliches Zeichen dafür, dass sie mit dem heutigen Straßenverkehr nicht mehr zurechtkommen. Andere Verkehrsteilnehmer – insbesondere die Autofahrer müssen sich darauf einstellen. Das heißt: Rücksichtsvoll fahren und darauf vorbereitet sein, dass sich Senioren als Fußgänger oder Radfahrer nicht immer so verhalten, wie es der Fahrer am Steuer erwartet.

Rücksichtnahme bezieht sich aber nicht nur auf den fließenden, sondern auch auf den ruhenden Verkehr. Denn zugeparkte Bürgersteige sind gerade für ältere Menschen ein Ärgernis, aber auch für Gehbehinderte. Sie sind gefährdet, wenn sie um das parkende Auto herum auf die Fahrbahn ausweichen müssen. Andererseits ärgern sich Autofahrer, wenn Senioren dunkle Kleidung tragen und damit abends und nachts schwer erkennbar sind.

Rechte und Pflichten

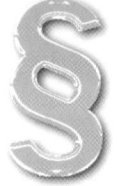

„Die Fahrzeugführer müssen sich gegenüber Kinder, Hilfsbedürftigen und älteren Menschen, insbesondere durch Verminderung der Fahrgeschwindigkeit und durch Bremsbereitschaft, so verhalten, dass eine Gefährdung dieser Verkehrsteilnehmer ausgeschlossen ist."
(Straßenverkehrs-Ordnung (StVO) § 3, Abs. 2a)

Rücksicht für Senioren

Mit anderen Worten: Alle Fahrzeugführer müssen auf ältere Menschen Rücksicht nehmen im Straßenverkehr. Wenn sie ältere Menschen sehen, sollte vor allem die Fahrgeschwindigkeit reduziert werden und der Fuß bremsbereit sein.

„Wer sich infolge körperlicher Mängel oder geistiger Mängel nicht sicher im Verkehr bewegen kann, darf am Verkehr nur teilnehmen, wenn in geeigneter Weise Vorsorge getroffen ist, dass er andere nicht gefährdet. Die Pflicht zur Vorsorge obliegt dem Verkehrsteilnehmer selbst."
(Straßenverkehrs-Zulassungsordnung (StVZO) § 2)

Eigenverantwortung und Selbstprüfung

Mit anderen Worten: Es liegt in der Eigenverantwortung des Verkehrsteilnehmers zu überprüfen, ob er verkehrstüchtig ist. Mit Hinweis auf den § 2 StVZO hat der Bundesgerichtshof (BGH) die besondere Sorgfaltspflicht von Kraftfahrern und die ständige Notwendigkeit der Selbstprüfung, die besonders bei höherem Alter, Krankheit oder Medikamenteneinnahme erforderlich ist, betont. Im Zweifelsfalle muss der Fachmann (Arzt) befragt werden.

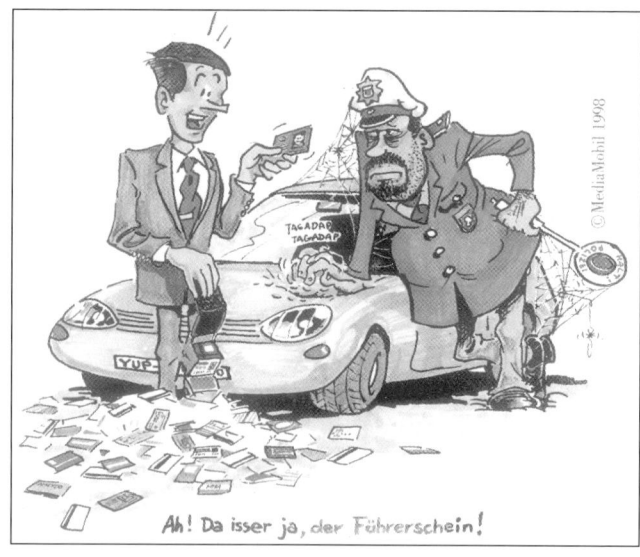

Ah! Da isser ja, der Führerschein!

Alter kein Grund für Fahruntüchtigkeit
Gerichtsurteil

Allein das hohe Alter eines Autofahrers darf für die zuständige Straßenverkehrsbehörde kein Anlass sein, an seiner Fahrtüchtigkeit zu zweifeln. Es müssen vielmehr – wie bei allen anderen Verkehrsteilnehmern – konkrete Anhaltspunkte bestehen, die Zweifel an seiner Kraftfahreignung zu begründen, entschied das Verwaltungsgericht des Saarlandes (Az.: 3 F 82/98).

In dem Fall ging es um einen 90 Jahre alten Autofahrer. Nachbarn hatten der Polizei berichtet, der Mann gefährde mit seiner Fahrweise Leib und Leben der Anwohner. Die zuständige Behörde hatte daraufhin eine amtsärztliche Untersuchung angeordnet, ohne die Angaben der Nachbarn durch eigene Ermittlungen nachzuprüfen. Der Betroffene wies alle Anschuldigungen kategorisch zurück.

Die Verwaltungsrichter hielten die Anordnung der Untersuchung für unrechtmäßig. Sie kritisierten, dass sich die Behörde ohne weitere Prüfung auf die Angaben der Nachbarn gestützt hatte. Auch die amtliche Argumentation, Autofahrern könne jenseits von 80 Jahren Lebensalter keine generelle Fahreignung mehr unterstellt werden, fand vor Gericht keine Zustimmung. Diese Unterstellung sei weder durch gesetzliche Vorschriften noch durch wissenschaftliche Erkenntnisse gestützt und „geradezu willkürlich", betonten die Richter. Sie hoben die Behördenentscheidung auf.

Verkehrsrechts-Anwälte im Deutschen Anwaltverein

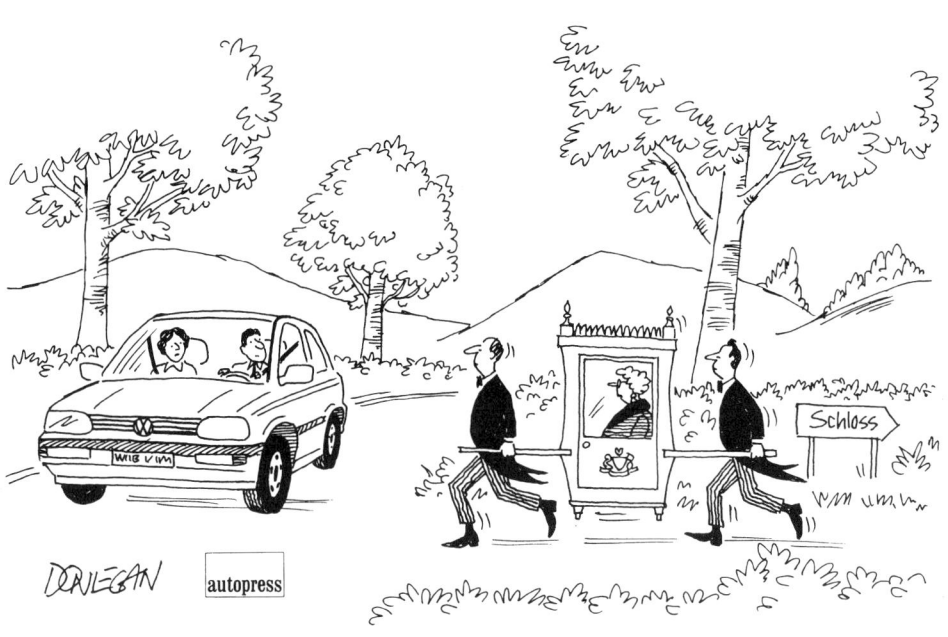

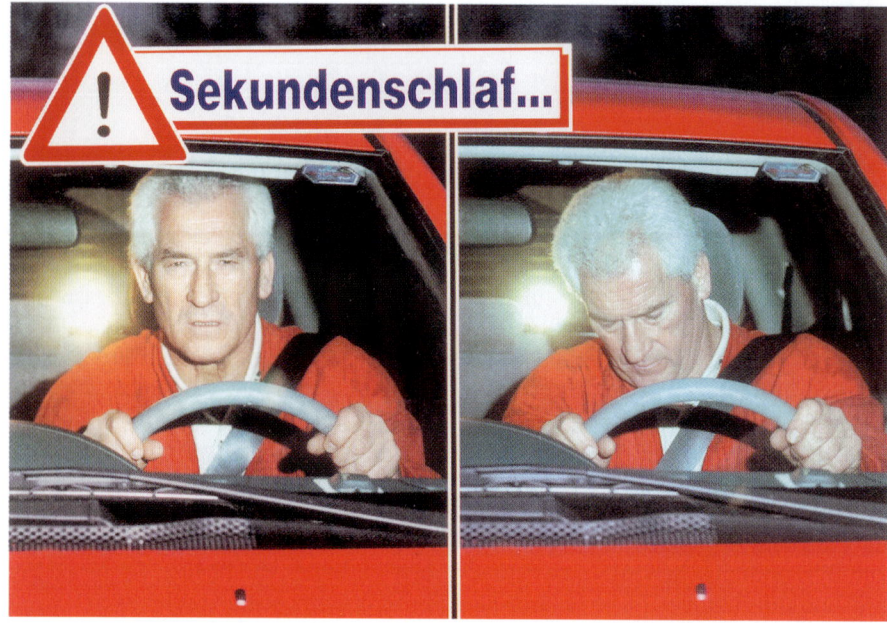

Müde am Steuer? Unbedingt Pause einlegen!
Gerichtsurteil

Wer am Steuer Anzeichen von Müdigkeit verspürt, sollte unbedingt eine Pause einlegen: Bei einem Unfall, den ein Fahrer wegen eines sogenannten Sekundenschlafes verursacht, besteht die Gefahr, dass er seine Schäden nicht von der Kaskoversicherung ersetzt bekommt. Darauf hat das Oberlandesgericht Hamm hingewiesen (Az.: 20 U 99/97).

Die Richter bezeichneten das Einnicken am Steuer – beispielsweise bei nächtlicher monotoner Autofahrt – als „besonders schweren Verkehrsverstoß". Dieser könne als grobe Fahrlässigkeit eingestuft werden, was die Versicherung von ihrer Leistungsfähigkeit befreie.

In dem entschiedenen Fall hatte das Gericht jedoch ein Einsehen mit dem Kläger: Dieser hatte unstreitig 15 Minuten vor dem Unfall einen Tankstopp eingelegt und wäre binnen einer halben Stunde am Ziel gewesen. Alkohol hatte er nicht getrunken. Unter diesen Umständen durfte der Betroffene davon ausgehen, dass er die restliche Strecke problemlos würde schaffen können, hieß es in dem Urteil. Sein Verhalten sei damit nicht „subjektiv unentschuldbar" gewesen, der Vorwurf grober Fahrlässigkeit könne nicht erhoben werden. Damit musste die Versicherung zahlen.

Verkehrsrechts-Anwälte im Deutschen Anwaltverein

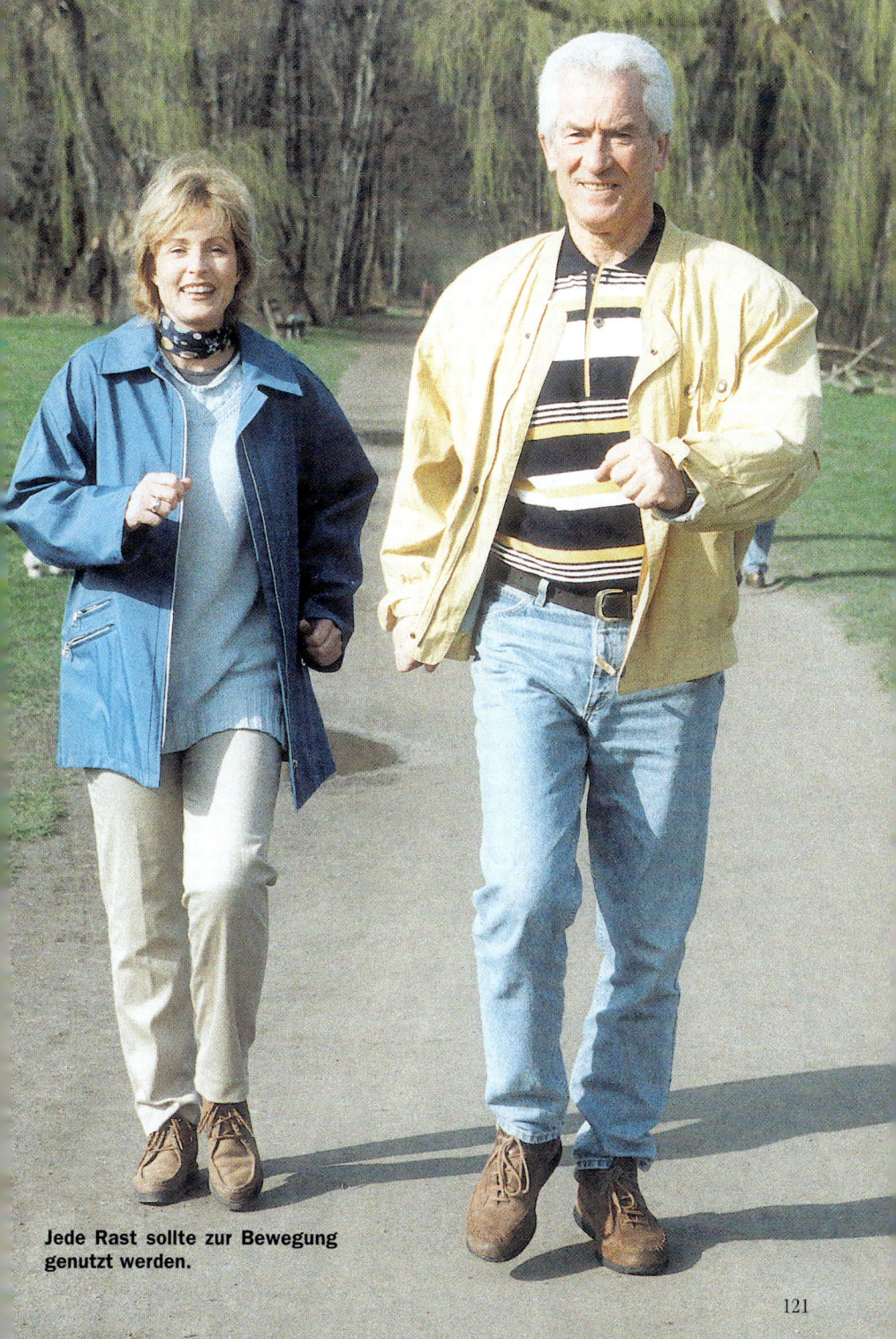

Jede Rast sollte zur Bewegung genutzt werden.

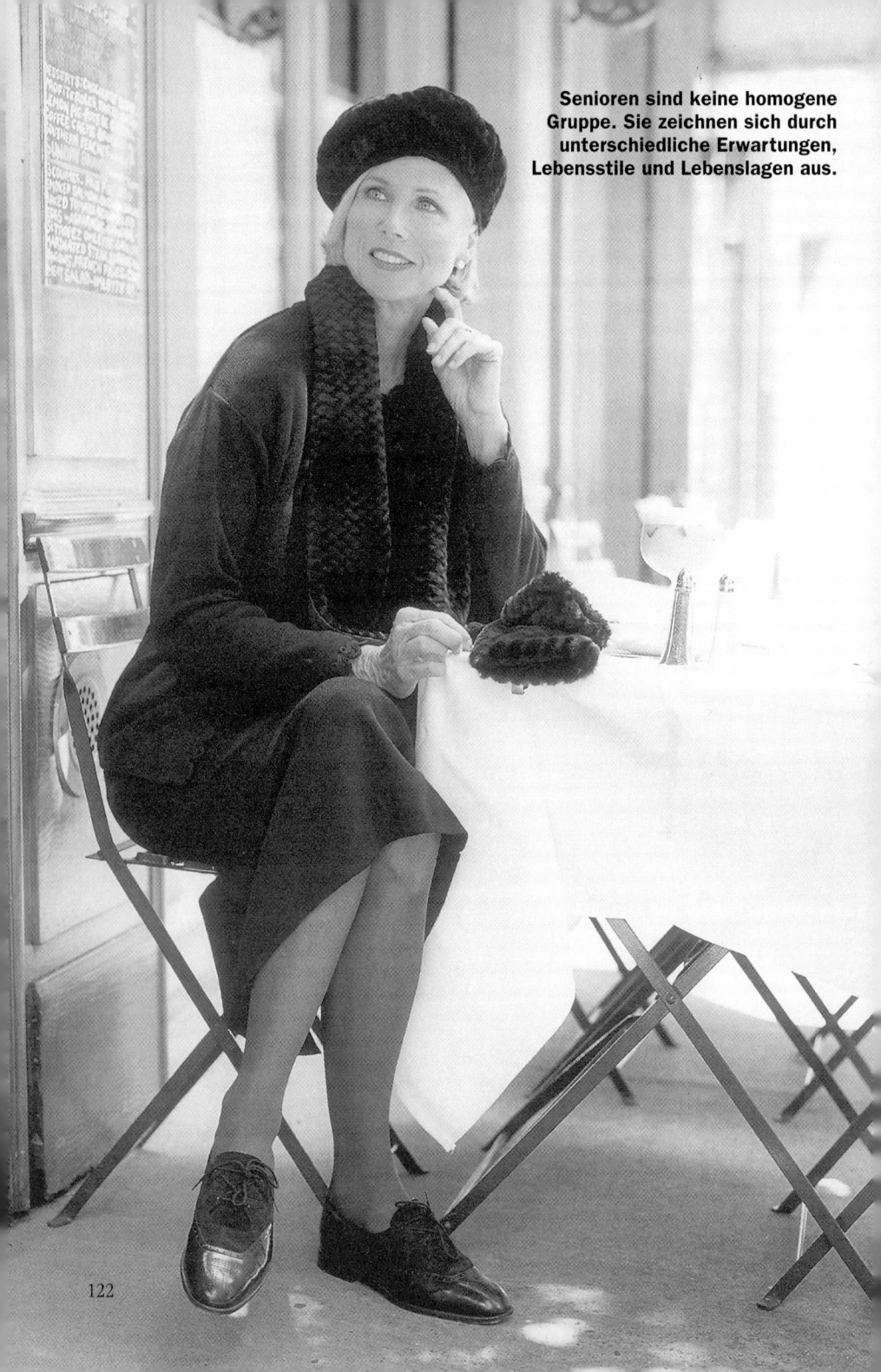

Senioren sind keine homogene Gruppe. Sie zeichnen sich durch unterschiedliche Erwartungen, Lebensstile und Lebenslagen aus.

Wissenschaft

Alter zählt nicht in Jahren 124
Ältere Menschen unterwegs 126
Alterung und Handlungszuverlässigkeit 129
Ältere Menschen als Kraftfahrer 136
Der ältere Mensch – als Vorbild für mehr
Sicherheit im Straßenverkehr? 139
Leistungsfähigkeit und
Kompensationsstrategien im Alter 144
Verkehrssicherheit durch Aktivität 148
Umgang mit Belastungsgrenzen im Alter 152
Die Begutachtung der Fahreignung 155
Ältere Autofahrer und öffentliche Verkehrsmittel .. 158
Maßnahmen zur Erhöhung
der Verkehrssicherheit von Senioren 162
Europäische Konferenz:
„Mehr Sicherheit für Senioren" 167
Telefonieren im Auto? 168
Jung gegen Alt, Alt gegen Jung 170
Keine Mehrheit für Führerscheinentzug ab 70 172
Autofahrer-Typen in Deutschland 174
Wir schaffen den Ruhestand ab! 175
Senioren sind die großen Sorgenkinder
im Verkehr. 177

Alter zählt nicht in Jahren

Das Alter eines Menschen ist abhängig von seiner körperlichen, geistigen und psychischen (z.B. wie fühle ich mich selbst) Leistungsfähigkeit. Diese wird von biografischen und genetischen Einflüssen bestimmt und weniger vom Geburtsdatum. Relativierungen über „den älteren Menschen" sind notwendig.

Jeder möchte alt werden, aber keiner wünscht alt zu sein. Altern wird in unserer jugendorientierten Gesellschaft in der Regel negativ bewertet. In unserer von Maschinen bestimmten Gesellschaft muss der Mensch funktionieren. Nur solange er dieser Forderung gerecht wird, ist er akzeptiert. Das Alte, Schwache, Unattraktive wird abgetrennt vom Jungen, Starken, Leistungsfähigen, Attaktiven.

Alter hat heutzutage viele Gesichter: vom aktiven Senioren bis zum pflegedürftigen Menschen reicht die Bandbreite. Schließlich umfasst die Gruppe der älteren Menschen mindestens zwei Generationen; Unterschiede liegen also auf der Hand. Generelle Äußerungen über „den alten Menschen" bleiben oberflächlich und vorurteilsbehaftet. Nötig ist ein realistisches und differenziertes Altersbild.

Kräfte in der zweiten Lebenshälfte abnehmen; was sich ungünstig auf die Leistungsfähigkeit und Bewältigung des Straßenverkehrs auswirken kann. Allerdings gibt es hier große individuelle Unterschiede, die von lebensbiografischen und genetischen Faktoren beeinflusst werden.

Das kalendarische Alter

Das Geburtsdatum selbst sagt wenig über die Leistungsfähigkeit des Einzelnen im Alter aus. Es gibt bereits junge Menschen, die in ihrer geistigen, psychischen und/oder körperlichen Leistungsfähigkeit schon „alt" sind und viele Ältere sind noch geistig, psychisch und/oder körperlich „jung und frisch".

Aber unbestritten ist, dass in der Regel die körperlichen, geistigen und psychischen

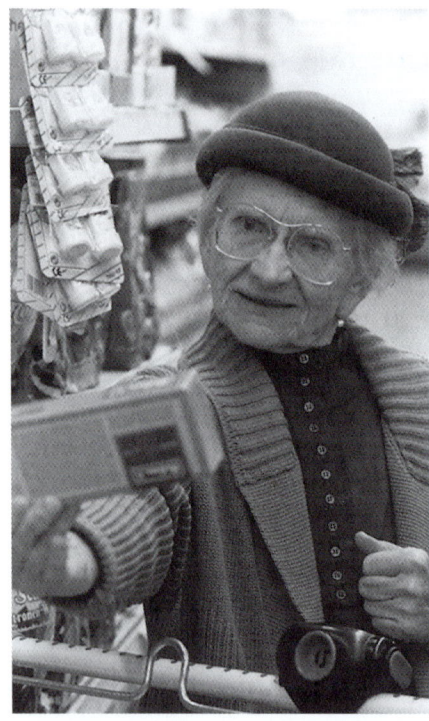

Das Sehvermögen lässt im Alter nach.

Körperliche Veränderungen

Aus medizinischer Sicht wird vor allem auf das Altern des Auges hingewiesen. Weitere körperliche Einbußen und Veränderungen im Bereich des Hörens, der Beweglichkeit, der körperlichen Fitness und Gesundheit sowie Verschlechterungen bei der Reaktions-, Konzentrations- und Orientierungsfähigkeit können sich einstellen.

Mögliche verkehrsrelevante Leistungseinschränkungen

① **Verschlechternde Sehleistungen**
Nachlassen des Sehvermögens und der Sehschärfe sowie Einengung des Gesichtsfeldes. Zunahme des Lichtbedarfs, verzögerte Dunkelanpassung und Einschränkung des Dämmerungssehens.

② **Höreinbußen**
Nachlassen der Hörleistung.

③ **Veränderungen am Bewegungsapparat**
Nachlassen der körperlichen Beweglichkeit und der Gelenkigkeit von Armen und Beinen.

④ **Veränderungen an Muskulatur, Knochen und Gelenken**

⑤ **Nachlassendes Leistungstempo**
Verminderte Raschheit der visuellen Orientierungsleistung.

⑥ **Mängel bei der Informationsaufnahme und -verarbeitung**
Allgemeine Verlangsamung der Informationsverarbeitung, besonders unter Zeitdruck, Schwierigkeiten bei der Bewältigung komplexerer Anforderungen sowie beim Erfassen neuer und ungewohnter Situationen

⑦ **Beinträchtigungen beim Umgang mit neuen Situationen**
Aufmerksamkeitseinengung sowie Erschwerung von Anpassungs-, Umstellungs- und Entscheidungsprozessen.

⑧ **Erkrankungen und Medikamentengebrauch**
Im Alter treten häufiger körperliche Erkrankungen (z.B. Diabetes, Bluthochdruck) auf und der dann notwendig werdende Medikamentengebrauch ist höher.

⑨ **Verminderte körperliche Widerstands- und Regenerationsfähigkeit**
Das Verletzungsrisiko Älterer ist doppelt so groß und das Sterberisiko fünfmal höher.

Vorsicht vor Verallgemeinerungen !

Aber Realtivierungen sind nötig: Nicht alle älteren Menschen sind von solchen Veränderungen betroffen, schon gar nicht die „Jungen Alten". Außerdem realisieren Senioren ihre Leistungseinschränkungen häufig und wenden beim Autofahren Strategien an, die ihr Manko ausgleichen (Kompensationsmöglichkeiten, siehe auch Seite 133 und 145 –>).

Ältere Menschen unterwegs

Dr. Heidrun Mollenkopf, Deutsches Zentrum
für Alternsforschung (DZFA), Heidelberg

Ältere Menschen unterwegs – dabei denkt man zuerst einmal an die mobilen Seniorinnen und Senioren, die scheinbar das ganze Jahr zwischen Schwarzwald und Ostsee, zwischen Mallorca und Australien auf Reisen sind. Tatsächlich waren zum Beispiel 1995 rund 60% der 55-Jährigen und Älteren einer westdeutschen und etwa die Hälfte der Gleichaltrigen einer ostdeutschen Großstadt mindestens auf einer größeren Reise unterwegs.[1]

Aber von diesen zeitweiligen Unternehmungen abgesehen: Was heißt „unterwegs sein" im ganz alltäglichen Leben älterer Menschen? Zunächst beinhaltet es kaum etwas anderes als für Jüngere auch: aus dem Haus gehen um einzukaufen, Besorgungen machen, Freunde und Bekannte treffen, spazieren gehen, Veranstaltungen besuchen, kleinere Ausflüge machen, den Hund ausführen – lediglich der Weg zur Arbeit fällt weg. Darüber hinaus aber bedeutet die Möglichkeit, sich außerhalb der Wohnung

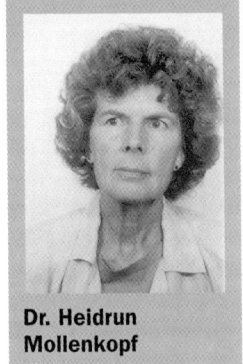

Dr. Heidrun Mollenkopf

frei bewegen zu können, noch viel mehr für sie, nämlich Unabhängigkeit und gesellschaftliche Teilhabe, Kontakt zu anderen Menschen und Erleben von Natur, körperliche Bewegung und geistige Anregung oder – wie eine Frau es ausdrückte – ganz einfach Freude.

Dass diese Freude nicht immer ungetrübt ist, liegt einmal an den mit steigendem Alter spürbar werdenden Grenzen physischer und sensorischer Leistungsfähigkeit wie Seh- und Hörvermögen oder Bewegungs- und Reaktionsfähigkeit. Wenn aber die Kräfte allmählich nachlassen, wirken sich zudem auch ungünstige Umweltbedingungen wie bauliche Hindernisse im Wohnumfeld oder schwierige Verkehrsverhältnisse viel stärker aus als bei jungen Menschen, die solche Widrigkeiten oft gar nicht wahrnehmen oder ohne große Mühe kompensieren können. Von daher ist es nicht überraschend, dass Männer wie Frauen mit zunehmendem Alter einen immer kleineren Teil ihrer Zeit außerhalb der eigenen vier Wände verbringen (vgl. auch Küster, 1998). Etwa drei Stunden sind sie im Durchschnitt am Tag unterwegs, zumeist zu Fuß, aber auch mit dem Auto, dem Fahrrad, mit Bus oder Bahn.

---

[1] Diese und die folgenden Angaben beruhen, wenn nicht anders erwähnt, auf Auswertungen des Projekts „Erhaltung von Mobilität zur sozialen Teilhabe im Alter", das vom Bundesministerium für Familie, Senioren, Frauen und Jugend (BMFSFJ) gefördert und unter Leitung von Prof. Dr. Wolfgang Zapf am Wissenschaftszentrum Berlin für Sozialforschung (WZB) durchgeführt wurde. Dazu wurden im Herbst 1995 bei 804 Personen ab 55 Jahre in städtischen Regionen Ost- und Westdeutschlands (Chemnitz und Mannheim) mittels standardisierter Interviews, kombiniert mit einem von den Befragten über drei Tage geführten Mobilitätstagebuch, Informationen über das alltägliche Mobilitätsverhalten und die objektiven Faktoren und subjektiven Einschätzungen und Motive gesammelt, die die Mobilität Älterer beeinflussen (können) (vgl. Mollenkopf & Flaschenträger, 1997; Mollenkopf, 1999).

Dabei gibt es natürlich große Unterschiede: Personen, die in ihrer Bewegungsfähigkeit eingeschränkt sind, verlassen ihre Wohnung seltener als Personen ohne Beeinträchtigungen, Männer und Frauen im mittleren Erwachsenenalter und Personen mit Kindern legen mehr Wege (definiert vom Verlassen der Wohnung bis zur Rückkehr) zurück als Hochaltrige und Kinderlose, und aktive Autofahrer und -fahrerinnen sind häufiger unterwegs als Personen, die kein Auto im Haushalt haben oder nicht selbst fahren.

Autofahrer sind zufriedener

Ob jemand ein Auto nutzen kann oder nicht wirkt sich auch auf die Zufriedenheit mit den Möglichkeiten aus, überall dort hinzugelangen, wohin man möchte: Autofahrer und -fahrerinnen sind in dieser Hinsicht auch im hohen Alter und bei beeinträchtigter Bewegungsfähigkeit deutlich zufriedener als Personen, die kein Auto zur Verfügung haben. Diese Verfügbarkeit ist im übrigen höchst unterschiedlich: Während es in jüngeren Altersgruppen in bezug auf private Verkehrsmittel schon zu einer weitgehenden Angleichung zwischen Ost- und Westdeutschland gekommen ist, gab es 1996 in 79% der westdeutschen Mehrpersonenhaushalte, in denen beide Partner 60 Jahre und älter waren, aber nur in gut der Hälfte (53%) der entsprechenden Haushalte in Ostdeutschland einen privaten Pkw. Alleinlebende Ältere – speziell ältere Frauen – sind noch deutlich spärlicher ausgestattet: Im Westen verfügte 1996 etwa jede(r) vierte (26%) Alleinlebende ab 60 Jahre über ein eigenes Auto, im Osten sogar nur 5% (eigene Berechnungen nach Daten des Sozio-Ökonomischen Panels 1996).

Die alltäglichen Wege älterer Männer und Frauen werden jedoch zum größten Teil zu Fuß zurückgelegt und sind überwiegend einfache Wege, das heißt sie bestehen lediglich aus einem Hinweg, der Aktivität am Zielort und dem Rückweg. Mehr als die Hälfte aller Wege findet in der näheren Wohnumgebung beziehungsweise Nachbarschaft statt, und nur knapp jeder fünfte führt in die weitere Umgebung oder einen anderen Stadtteil.

Von konkreten Schwierigkeiten auf ihren Wegen zu Freunden und Verwandten, zu Geschäften und Dienstleistungseinrichtungen oder Freizeitaktivitäten berichtet mehr als die Hälfte (54%) der 55-jährigen und älteren Männer und Frauen in den von uns untersuchten Großstädten. Bei Hochbetagten treten Schwierigkeiten erwartungsgemäß häufiger auf als in jüngeren Altersgruppen. Immerhin fast jede(r) dritte 80-Jährige und Ältere kann wichtige Ziele aber noch problemlos erreichen.

Als Hauptgrund für die Schwierigkeiten werden Probleme mit der eigenen Gesundheit genannt, aber auch zu große Entfernungen, schlechte Verkehrsverbindungen und fehlende Möglichkeiten in der Nähe spielen eine Rolle. Zu den materiellen und organisatorischen Umweltbedingungen, die älteren Menschen ihre außerhäuslichen Bewegungsmöglichkeiten erschweren, gehören unter anderem fehlende Radwege, zu kurze Grünphasen an Fußgängerampeln und fehlende Zebrastreifen, zu hohe Einstiege bei Bus und Straßenbahn und zu wenig Sitzgelegenheiten zum Ausruhen unterwegs. Mehr als die Hälfte der befragten Älteren in West und Ost beklagt zudem, dass in Bussen und Bahnen zu wenig Personen ihren Sitzplatz anbieten und dass Auto- und Motorradfahrer zu schnell an Fußgängerüberwege heranfahren. Jede(r) Dritte findet, dass generell zu schnell gefahren wird. Immerhin noch jede(r) fünfte Ältere empfindet auch das ruckartige Anfahren der Busse und Bahnen, die zu langen Abstände zwischen den Fahrzeiten, unverständliche Fahr- und Linienpläne und zu schmale Fußwege als Schwierigkeit.

Das größte Problem bereitet Älteren jedoch das hektische Verkehrsgeschehen. Vor allem in Städten hat die Dichte und Geschwindigkeit des Verkehrs ein Ausmaß angenommen, das dazu führt, dass manche ältere Menschen sich verunsichert aus der Öffentlichkeit zurückziehen. Fast ein Drittel der älteren Frauen und Männer in den beiden untersuchten Städten sagt, dass sie sich kaum mehr auf die Straße wagen, weil der Verkehr zu bestimmten Zeiten so stark ist. Bedenkt man zudem, dass auch die Angst vor Kriminalität bei älteren Menschen sehr groß ist – nach sieben Uhr abends beispielsweise verlassen Ältere ihre Wohnung nur noch für 3% ihrer Wege –, dann wird verständlich, warum die überwiegende Mehrheit von ihnen sich als dringendste Verbesserungen im Verkehrswesen „Mehr Höflichkeit und Rücksichtnahme im Straßenverkehr" und „Mehr Sicherheit auf öffentlichen Plätzen und Straßen" wünscht.

Literatur

Friedrich, Klaus, 1992: Alltagshandeln älterer Menschen in ihrer räumlichen Umwelt. In: Niederfranke, A., Lehr, U., Oswald, F. & Maier, G. (Hg.): Altern in unserer Zeit. Beiträge der IV. und V. Gerontologischen Woche am Institut für Gerontologie, Heidelberg. Heidelberg/Wiesbaden: Quelle & Meyer, S. 115-126.

Küster, Christine, 1998: Zeitverwendung und Wohnen im Alter. In: Deutsches Zentrum für Altersfragen (Hg.): Wohnbedürfnisse, Zeitverwendung und soziale Netzwerke älterer Menschen. Expertenband 1 zum Zweiten Altenbericht der Bundesregierung. Frankfurt/Main; New York: Campus, S. 51-175.

Mollenkopf, Heidrun, 1999: The Mobility of Elderly People in Germany: Basic Mobility Needs and the Main Reasons Preventing Their Satisfaction. In Tacken, Mart, Marcellini, Fiorella, Mollenkopf, Heidrun & Ruoppila, Isto (Eds.), Keeping the Elderly Mobile. Outdoor Mobility of the Elderly: Problems and Solutions. Delft: Delft University Press, pp. 67 - 73.

Mollenkopf, Heidrun/Flaschenträger, Pia, 1997: Mobilität im Alter. In Reents, H. (Hg.): Handbuch der Gerontotechnik 12/97. Landsberg: ecomed, Kap. III-4.6.2.

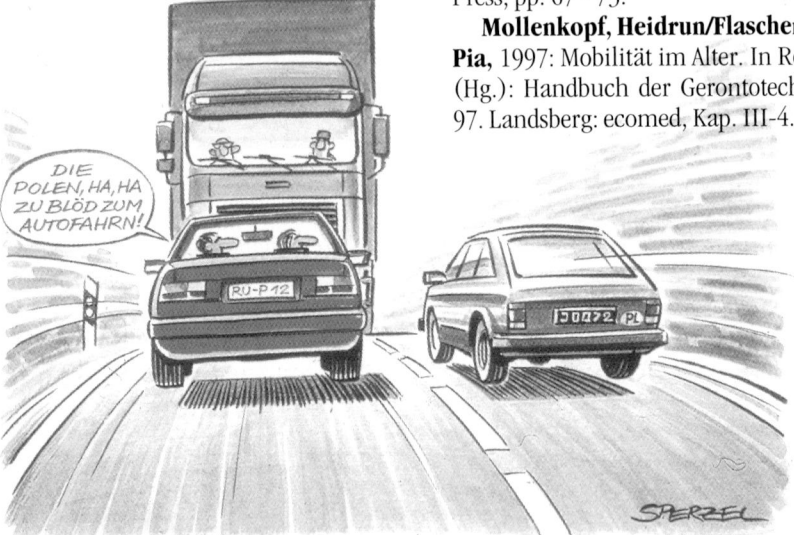

Alterung und Handlungszuverlässigkeit

Prof. Dr. Amos S. Cohen, Psychologisches Institut
der Universität Zürich

Jeder möchte alt werden, aber keiner möchte alt sein. Diese zwei sich widersprechenden Wünsche sind verständlich, aber mit der natürlichen Alterung nicht zu vereinbaren. Sie bedingt eine schleichende Rückbildung der physischen und psychischen Leistungsressourcen, die im Alltag während vielen Jahren kaum bemerkt wird. Eine punktuelle Schwächung des Organismus, kann durch andere Stärken kompensiert werden. Die Seniorinnen und Senioren wählen selbstregulierend solche Tätigkeiten aus, die sie bewältigen können.

Diesen Luxus, die Anpassung der Anforderungen der Fahraufgabe an die individuellen Leistungsvoraussetzungen, kann sich niemand im Straßenverkehr leisten. Dort ergibt sich die aktuelle Belastung durch die jeweilige Verkehrskonstellation, die alle Automobilisten rasch und zuverlässig bewältigen müssen. Jeder muss sich der gleichen Aufgabe stellen, d.h. verkehrstauglich sein.

Die Alterung beeinträchtigt die sensomotorische Leistungsfähigkeit und erhöht dadurch das Risiko im Straßenverkehr sowohl auf der individuellen als auch auf der kollektiven Ebene.

● Erstens, die nachlassende sensomotorische Leistungsfähigkeit des Durchschnittslenkers setzt seine Handlungszuverlässigkeit herab.

● Zweitens, die Kumulation von leistungsschwachen Automobilisten verringert die Wahrscheinlichkeit, dass ein Lenker auf Fremdfehler kompensatorisch reagieren kann. Seine Leistungsressourcen dürften schon durch die Bewältigung der eigenen Aufgabe absorbiert sein. Dadurch wird die Toleranz der Straße Fahrfehlern gegenüber verringert bzw. das Risiko erhöht, was als ein Systemmerkmal zu verstehen ist.

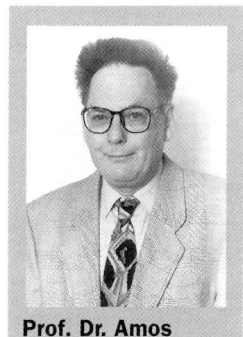

Prof. Dr. Amos S. Cohen

Jeder der beiden Faktoren erhöht schon einzeln die Unfallwahrscheinlichkeit. Ihr kombiniertes Auftreten dürfte die Verkehrssicherheit nicht einfach additiv, sondern hyperadditiv herabsetzen.

Das geschilderte Szenario geht von einer unveränderten Verkehrsumwelt bei abnehmenden Leistungsvoraussetzungen des Durchschnittslenkers infolge der gesellschaftlichen Alterung aus, die während den kommenden Jahrzehnten sich monoton fortsetzen wird. Um den Bedürfnissen der Senioren entgegenzukommen, muss die Fahraufgabe vereinfacht werden, etwa durch Straßenbau, Fahrzeugkonstruktion, Verkehrsregelung u.ä. Sie darf aber nicht einfach werden und so zur Unterforderung der jüngeren Lenker führen, die auf die Dauer einen Stressor ersten Ranges darstellt. Wird die Fahraufgabe künftig bis zu einer optimalen Grenze vereinfacht, wird sie weiterhin eine gewisse Belastung an jeden Lenker gleichmäßig stellen. Im Laufe der Alterung wird die Grenze der Fahrtauglichkeit durch herabgesetzte Belastung zeitlich hinausgeschoben, aber trotzdem irgendeinmal erreicht. Der erforderliche Abschied von der Fahrzeuglenkung ist umso wahrscheinlicher, je länger ein Mensch leben darf, worauf er sich schon in jungen Jahren einstellen und diese Perspektive akzeptieren muss.

Das Dilemma

In der öffentlichen und der veröffentlichten Meinung wird die motorisierte Verkehrsbeteiligung der Senioren kontrovers diskutiert. Die Pro- und Kontra-Argumente werden nachstehend überspitzt formuliert.
● Die Gegner der motorisierten Senioren meinen, dass die Letzteren ab einem gewissen Alter, z.B. nach einer Lebensdauer von 25.000 Tagen (ca. 68,5 Jahren), den Führerschein für die eigene Sicherheit per Dekret abgeben müssen. Als Begleiterscheinung wird die Verkehrssicherheit erhöht, auch infolge abnehmender Verkehrsdichte.
● Demgegenüber vertritt die OECD (1985) seit langem die Auffassung, dass die Straße grundsätzlich allen gehört. Ferner, die Senioren haben ein positives Selbstbild und fügen hinzu, dass die beiden Faktoren (1) jugendlich hohe Risikobereitschaft und (2) Unerfahrenheit wesentlich größere Risiken darstellen, als die im Laufe des Alterungsprozesses nachlassende sensomotorische Leistungsfähigkeit. Die „Raser" sollten von der Straße fern gehalten werden.
● Eine Versachlichung der Kontroverse bei Erweiterung der Perspektive ist erforderlich. Eine Initiative, den Führerschein im Alter von z.B. 600.000 Stunden (68,5 Jahren) zurückzuziehen oder ein ähnliches Postulat ist deshalb ungeeignet, weil von den interindividuellen Unterschieden völlig abgesehen wird. Die individuellen Fähigkeiten und Fertigkeiten hängen weniger vom *chrono-* *logischen*, im Vergleich zum *biologischen Alter* ab. Letzteres widerspiegelt die Alterung und ist bedeutsam für die Schätzung der Handlungszuverlässigkeit. Sie muss verlässlich für die Klärung der Verkehrstauglichkeit gemessen werden und eine Entscheidungsgrundlage darstellen. Reichen die individuellen Leistungsressourcen für die sichere Bewältigung der Fahraufgabe aus, spricht nichts gegen die motorisierte Verkehrsteilnahme. In einem anderen Fall muss von der Fahrzeuglenkung abgesehen werden.

● Wer für den Ausschluss eines Seniors aufgrund seines Lebensalters pauschal plädiert und mit Sichherheitsargumenten operiert, wählt nicht nur ein falsches Entscheidungskriterium, sondern zeugt zugleich von einer engen Perspektive. Wahr an einer solchen Argumentation ist die monoton zunehmende Unfallhäufigkeit von Senioren ab einem Alter von ca. 70 Lebensjahren. Demgegenüber erhöht sich das Risiko der Senioren, einen Unfall zu erleiden stärker, wenn sie zu Fuß gehen. Werden sie von der Fahrzeuglenkung abgehalten, wird die Gefährdung in einem Sektor herabgesetzt, um diese in einem anderen Sektor überproportional zu erhöhen. Als Gesamtergebnis kann mit einem steigenden Risiko im System Straßenverkehr gerechnet werden. Nach dem Prinzip des erlaubten Risikos, worauf sich die Rechtsordnung stützt, werden Kollisionen und ihre Folgen mit der Erteilung eines Führerausweises akzeptiert. Gefordert wird aber ein Minimum an Gefährdungen im Gesamtsystem Straßenverkehr, im Unterschied zu einem einzigen Sektor. Die ethische Frage, was ist schlimmer, wenn ein Senior einen jungen Fußgänger oder wenn ein junger Automobilist einen Senioren mit seinem Wagen überfährt, stellt keine echten Alternativen gegenüber, sondern eher ein

Gedankenspiel, weil der Wert des menschlichen Lebens nicht relativiert werden kann. Das Ziel der Verkehrssicherheitsarbeit und jedes motorisierten Verkehrsteilnehmers ist es, beides zu meiden.

Die nachlassende sensomotorischen Leistungsvoraussetzungen

Die Alterung äußert sich durch nachlassende sensorische, motorische und kognitive Fähigkeiten. Sie beginnt in einem recht frühen Alter, wie z.B. anhand der ophthalmologischen Indikatoren der Sehkraft gezeigt werden kann. Ferner, verschiedene Funktionen weisen eine biologisch ungleich schnelle Alterung auf, d.h. sie lassen ungleich schnell nach.

Sensorik: Die visuelle Orientierung stellt eine entscheidende Einflussgröße der Handlungszuverlässigkeit dar. Was der Lenker sieht oder übersieht, bestimmt sein Sicherheits- bzw. sein Fahrverhalten. Die drastische Rückbildung der Sehkraft im Laufe der Alterung müsste zur Annahme führen, dass das Unfallrisiko mit zunehmendem Lebensalter proportional steigt, was aber nicht der Fall ist. Besonders markant verschlechtert sich die Sehfähigkeit bei Dunkelheit: (1) die mesopische Sehschärfe nimmt stark ab, (2) die Blendempfindlichkeit steigt massiv und (3) ebenso die Wahrnehmungsschwelle. Eine Entsprechung liegt in der Unfallhäufigkeit nicht vor. Die drei wahrscheinlichsten Erklärungen dieses scheinbaren Paradoxons sind:
- Erstens zählt im Straßenverkehr nicht bloß das höchstmögliche visuelle Potential des Sehapparates für die Wahrnehmung, sondern eher der zweckmäßige Einsatz der Augen.
- Zweitens dürfte nicht eine isoliert betrachtete Funktion von maßgebender Bedeutung für das Sicherheitsverhalten sein, sondern die Gesamtheit der Person.
- Drittens ist zu vermuten, dass die Senioren ihren Leistungsabfall merken und kompensatorisch darauf reagieren, etwa indem sie nächtliche Fahrten meiden.

Motorik

Auch die Motorik lässt im Laufe der Alterung nach, was am einfachsten durch die erforderliche Dauer für die Beantwortung eines auditiven Signals belegt werden kann. Die Senioren reagieren im Durchschnitt langsamer als die jüngeren Lenker. Der Vergleich zwischen den Individuen weist auf große Unterschiede zwischen ihnen hin und zeigt zudem, dass es Senioren gibt, die schneller als manche jüngere Lenker reagieren und natürlich auch vice versa. Diese Feststellung weist darauf hin, dass die individuelle Leistungsfähigkeit vom chronologischen Alter nicht vollständig determiniert wird und dürfte stärker vom biologischen Alter abhängen.

Die Motorik äußert sich auch durch die physische Kraft, die im Laufe der Alterung wegen Muskelschwund nachlässt. Das kann sich bei Bedarf für eine starke Notbremsung oder bei Drehung des Lenkrades bei großer Querbeschleunigung bemerkbar machen. Ferner, die Motorik lässt bei Ermüdung nach, ebenso wie andere Funktionen, die früher bei Senioren als bei jungen Automobilisten eintritt.

Kognition

Die Kognition erklärt die Stärken der Senioren trotz nachlassender Sensomotorik und deckt zugleich ihre echten Schwächen auf. Durch die positive Wirkung der Erfahrung können sie das Wesentliche für die Fahraufgabe in jedem Augenblick leichter, schneller und genauer erfassen. Wahrnehmungslernen fördert auch die Bewertung des Inputs, aus der das Kommende antizipiert wird, noch bevor es Realität geworden ist. Viele Situationen wiederholen sich in ihrem Hergang. Was früher in Begleitung oder Folgeerscheinung gewisser Umstände vorgekommen ist, wird – nicht ohne Ausnahme –, aber mit gewisser Wahrscheinlichkeit auch künftig auftreten, nicht in gleicher, jedoch in ähnlicher Form. Dieser vorteilhafte Mechansimus des Signallernens und der kognitiven Bereicherung ist von unschätzbarem Wert, weist aber auch gefährliche Tücken auf.

Erwartet ein Lenker aufgrund seiner bisherigen Erfahrung einen bestimmten Weiterverlauf der aktuellen Verkehrslage, bereitet er eine schablonenhafte Reaktion im voraus vor. Die Nützlichkeit der Antizipation kann in der Regel – aber nur in der Regel – nicht überschätzt werden. Heimtückisch kann es dann werden, wenn sich die Verkehrslage anders als erwartet entwickelt. In solchen Situationen erreichen die Senioren ihre Leistungsgrenzen relativ schnell, weil eine rasche Umstellung besonders schwierig ist. Die Alterung bedingt eine generelle Verlangsamung des Organismus, wie es sich bereits, wie erwähnt, bei den einfachsten Reaktionen äußert. Diese Beeinträchtigung kommt umso stärker zur Geltung, je komplexer die jeweilige Situation, je differenzierter und genauer die erforderliche Anpassungshandlung sein muss. Senioren benötigen mehr Zeit für die Informationsaufnahme und -verarbeitung, können aber den Input nur für eine kürzere Zeit im Arbeitsgedächtnis speichern. Je schwieriger die Aufgabe wird und je größer der Zeitdruck ist, umso deutlicher kommen die Leistungsgrenzen der Senioren zur Geltung. Steht ihnen genügend Zeit zur Verfügung, was ein Luxus bei hoher Geschwindigkeit darstellt, kann eine hohe Handlungszuverlässigkeit aufrechterhalten bleiben.

Der Zeitfaktor stellt die größte Hürde der Senioren im Verkehr dar und spielt zugleich eine bedeutende Rolle im Unfallgeschehen. Die physikalische Analyse des Unfallherganges zeigt, dass etwa 50% aller Kollisionen eben noch verhindert werden könnten, wenn jeder beteiligte Lenker sein richtiges unfallverhütendes Fahrmanöver bloss 0.5-1.0s früher eingeleitet hätte. Bei den Senioren kann die entgegengesetzte Tendenz der verlangsamten Reaktion beobachtet werden.

Die dargestellten Beziehungen führen zur Annahme, dass die Senioren im Laufe der Alterung nicht einfach mehr Unfälle, sondern häufiger spezifische Kollisionen verursachen. Diese Erwartung belegt die Unfallstatistik aufgrund des Unfallprofils. Generell verursachen junge Lenker mehr Kollisionen als Senioren. Die Unfallwahrscheinlichkeit der Senioren erhöht sich im Allgemeinen erst ab einem Alter von ca. 70 Jahren. Als spezifische Unfallursachen werden u.a. Verweigerung des Vortrittsrechts, Fehler beim Abbiegen, Einfahren oder Wenden genannt. Demgegenüber nehmen Unfallursachen wie überhöhte Geschwindigkeit, mangelnde Fahrtüchtigkeit, Alkoholkonsum oder regelwidriges Überholen mit zunehmendem Alter ab. Selbst in nächtlichen Kollisionen sind Senioren seltener involviert als jüngere Automobilisten. Einzelfahrzeugunfälle kommen unter den Jugendlichen häufig vor, aber kaum unter den Senioren. Die Unfallstatistik spricht für die These, dass das Risiko der Senioren in komplexen Situationen, die sich dynamisch rasch ändern, überproportional steigt. Demgegenüber stellen vorhersehbare und antizipierbare Ereignisse keine nennenswerten Probleme für die Senioren dar. Steht dem Senioren genügend Zeit zur Verfügung, kann er zuverlässig handeln. Unter Zeitdruck wird er häufig überbeansprucht.

Kompensation nachlassender Leistungsfähigkeit

Die dramatische Rückbildung der Leistungsvoraussetzungen während der Alterung widerspiegelt sich nur in einer äußerst gedämpften Form im Unfallgeschehen. Offenbar sind Einflussgrößen wirksam, die dem Leistungsabbau entgegenwirken, die gesamthaft als kompensatorisches Verhalten bezeichnet werden. Dazu können u.a. (1) die geringere Risikoakzeptanz, (2) Wahl einer damit zusammenhängend langsameren Geschwindigkeit oder (3) antizipatorische Fahrzeuglenkung gezählt werden. Ferner zeigt die Unfallstatistik, dass die Kollisionsursachen (4) mangelnde Fahrtüchtigkeit, (5) Alkoholmissbrauch oder (6) regelwidriges Überholen mit zunehmendem Alter seltener werden und ebenso das Unfallprofil (7) „Einzelfahrzeugkollision". Dieser Unfalltyp wird ausschließlich durch das eigene Verhalten herbeigeführt. Die jungen Lenker bewegen ihr Fahrzeug gelegentlich so, dass nicht einmal die best möglichen Leistungsvoraussetzungen mehr ausreichen, um eine Kollisionsbahn noch rechtzeitig abwenden zu können. Die Senioren dürften demgegenüber Gefährdungen antizipatorisch meiden.

Für eine vorausblickende Fahrzeuglenkung spricht die Vorbeifahrt am Gegenverkehr. Die Senioren sind nur schlecht ansprechbar, wenn ein engegenkommendes Fahrzeug sich in einem Zeitabstand ca. 1.5.- 1.0s vor ihnen befindet, wie dies durch die nachlassende Leistung bei einer sekundären Aufgabe beobachtet werden kann. Während dieser Zeitspanne konzentrieren sie sich auf die sichere Planung der Vorbeifahrt und lassen weniger relevante Ereignisse außer Acht. Danach, d.h. in der letzten Sekunde vor der Kreuzung des Gegenverkehrs, ist die normale Belastbarkeit der Senioren erneut zu beobachten. Demgegenüber liegt gar kein Hinweis darauf vor, dass die jüngeren Lenker ihre Aufmerksamkeit erhöhen und auf den Gegenverkehr fokussieren würden. Dieser Vergleich verdeutlicht, dass die Senioren eine bevorstehende Belastung durch eine antizipatorische Aufmerksamkeitserhöhung so kompensieren, dass beim Eintreten des Ereignisses keine Überbeanspruchung vorliegt.

Für die Verkehrssicherheit ist entscheidend, dass der sensomotorische Leistungsabbau im Laufe der Alterung kompensiert wird. Solange sich diese zwei Faktoren zumindest ausgleichen, liegt die Fahrtauglichkeit vor. Von Bedeutung ist, ob die sensomotorische Rückbildung kompensiert werden kann oder nicht. Sobald sie nicht mehr ausgeglichen werden kann, liegt eine Überbeanspruchung vor, die zu einer mangelnden Handlungszuverlässigkeit führt. Dieser Zeitpunkt, wie aus den Unfallstatistiken pauschal zu entnehmen ist, liegt in einem chronologischen Alter von ca. 70 Jahren vor (wobei die Gefährdung der Senioren noch immer geringer als diejenige junger Lenker bleibt). In diesem Alter scheint eine Überprüfung der individuellen Verkehrstüchtigkeit aufgrund von validen Tests und Fahrproben ratsam zu sein. Noch besser ist es, wenn sich die Senioren selbst diese Frage reflektierend stellen und sachgerechte Entscheidungen autonom treffen.

Planung für die Zukunft

Was zu tun ist, hängt vom politischen Wille ab. Zwei entgegengesetzte Perspektiven sind vorstellbar. Die erste besteht aus der Formulierung von Mindestanforderungen. Wer sich als verkehrstauglich erweist, darf sein Fahrzeug lenken. Mit der *Forderung nach straßengerechten Menschen* wird man unweigerlich vielen Senioren den Führerausweis entziehen müssen und die Betroffenen einem größeren Unfallrisiko als Fußgänger aussetzen. Ferner wird die Mobilität des Einzelnen eingeschränkt und seine Vereinsamung gefördert. Sollte sich ein solcher politischer Wille bilden, der den Anschluss der Senioren als Automobilisten befürwortet, so muss man nichts tun, abgesehen von der Entwicklung valider Tests für die Diagnose der Handlungszuverlässigkeit beim Steuern eines Wagens. Es ist zu hoffen, dass man von dieser billigen Möglichkeit der Tatenlosigkeit Abstand nimmt.

Geht man von den prognostizierten demografischen Entwicklungen aus, die auf einen stetig zunehmenden Anteil von Senioren, bei massiver Dominanz des weiblichen Geschlechts, hinweist, muss man überlegen, wie diese breiter werdende Bevölkerungsschicht an der Mobilität – bei Gewährung möglichst hoher Verkehrssicherheit – weiterhin teilnehmen kann. Nimmt die Leistungsfähigkeit des Durchschnittslenkers ab, muss man die Anforderungen der Fahraufgabe vereinfachen und eine *menschengerechte Umwelt* konstruieren. Dies kann durch ein Bündel von Maßnahmen erreicht werden.

Durch *bauliche Maßnahmen*, aber auch mit Hilfe der *Verkehrsregelung* kann die Wahrscheinlichkeit von überraschenden Situationen herabgesetzt werden. Ein richtiger Schritt in diese Richtung sind beispielsweise die Verkehrskreisel, die dem Lenker die fokussierte Konzentration in eine Richtung ermöglichen, statt eine räumlich verteilte Aufmerksamkeit zu verlangen. Ferner können viele komplexe Knotenpunkte durch ein Netz von T-förmigen Abzweigungen ersetzt werden, was eine leichtere Orientierung ermöglicht, wie dies die OECD empfiehlt. Die Vereinfachung und die Eindeutigkeit des Verkehrs kommt jedem Menschen und seinen Bedürfnissen entgegen, auch den Fußgängern und den jungen Automobilisten.

Die *Fahrzeugindustrie* hilft den Senioren durch die Konstruktion von automatischen Getrieben. Servolenkung hilft den Senioren, den physischen Kraftverlust zu kompensieren. Hingegen wird jeder Lenker durch die Isolation von Geräuschen und Vibration benachteiligt, was die Fahrzeugindustrie als Fahrkomfort bezeichnet. Ferner müssen die getönten Windschutzscheiben entfernt werden. Sie beeinträchtigen jeden Lenker, auch die jüngsten, während nächtlichen Fahrten. Wegen Lichtmangels entstehen bereits viele Kollisionen bei Dunkelheit, die die getönten Windschutzscheiben zusätzlich reduzieren. Das Verkaufsargument „Hitzeschutz" kann durch Klimaanlagen gerechtfertigt werden.

Was können Senioren tun?

Sie sollten das Leben akzeptieren, dessen Bestandteil die Alterung bildet, was eine Sache des Charakters ist. Durch kritische Reflexion sollte jeder selbst bestimmen, ob aktive Fahrzeuglenkung vernünftig sei. Der Kluge kann selber den kritischen Zeitpunkt für den Verzicht auf den Führerschein ermessen. Je länger man leben darf, umso wahrscheinlicher wird es, dass man diesen Zeitpunkt erreicht. Wenn die Warnzeichen auftreten, wie häufige Überraschungen oder mangelndes Verständis für die Entstehung der aktuellen Verkehrslage, so müssen diese Signale nachdenklich stimmen und eine vernünftige Entscheidung herbeiführen. Es ist besser, einen Tag zu früh aufzuhören. Der Kluge sollte aus der bitteren Erfahrung der anderen lernen. Bis zu diesem Zeitpunkt sollte der Senior üben, üben und nochmals üben. Aktivität verzögert die biologische Alterung, hält sie aber nicht ganz auf. Wer rastet, der rostet und das darf im Straßenverkehr nicht vorkommen.

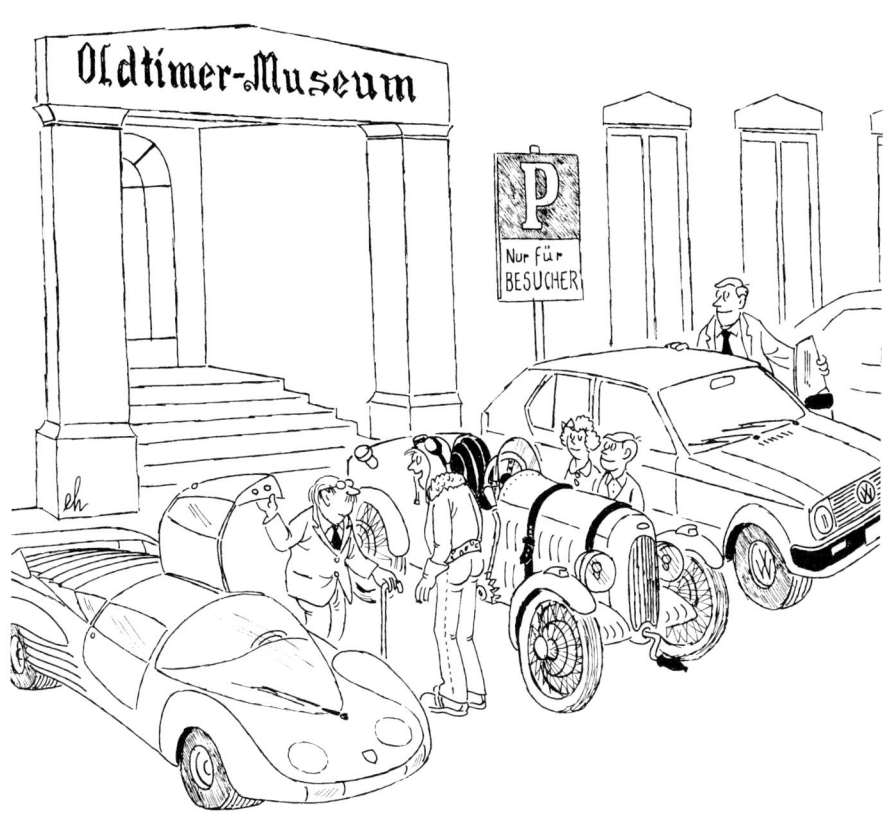

„Na Opa, woll'n wir tauschen?"

Ältere Menschen als Kraftfahrer: Mobilität erhalten, Flexibilität gewinnen

Dr. Michael Emsbach, Bundesanstalt für Straßenwesen (BASt), Bergisch Gladbach

Für ältere Menschen stellt die Mobilität einen zentralen Aspekt ihres Lebens dar. Mobilität bedeutet sich selbst versorgen zu können, an den Aktivitäten der Mitmenschen teilnehmen zu können, die Angebote der Gesellschaft annehmen zu können. Mobilität bedeutet auch die Gesundheit erhalten zu können. Mobile Senioren stellen keine Belastung der Solidarität der Gesellschaft dar, sondern haben einander und der übrigen Gesellschaft etwas zu geben.

Die Generation, die gegenwärtig ins Seniorenalter hineinwächst, verhält sich mobiler und in mancher Hinsicht weltoffener als frühere Generationen älterer Menschen. Der Besitz des Führerscheins ist in dieser Generation weit verbreitet, auch unter älteren Frauen. Viele Senioren verfügen über eine langjährige Fahrpraxis.

Erst in der nächsten Generation von Senioren wird auch die Nutzung der neuen Informations- und Kommunikationstechnologien zur Selbstverständlichkeit geworden sein. Diese Technologien können sich für Senioren als besonders relevant erweisen, da manche örtliche Mobilität durch Kommunikation und gezielte Information ersetzt werden kann. Hiervon werden potentiell besonders auch Senioren profitieren können, die in ihrer Beweglichkeit eingeschränkt sind.

Die Mobilität der Senioren findet in einem insgesamt sicherer werdenden Verkehrsumfeld statt. Am deutlichsten ist dies abzulesen an den Zahlen der im Verkehr tödlich verunglückten Senioren. Im Jahr 1998 verunglückten 1328 65-Jährige und Ältere tödlich, im Jahr 1991 waren es noch 1853. Zu der Entwicklung in Richtung eines sichereren Verkehrs tragen viele Faktoren bei: unter anderem die sichere Konstruktion der Fahrzeuge, die Verkehrsberuhigung in den Städten, das sicherheitsbewusstere Verhalten der Verkehrsteilnehmer.

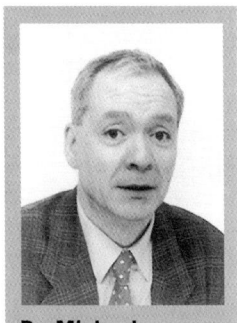

Dr. Michael Emsbach

Allerdings ist seit Jahren auch ein anderer Trend zu beobachten: der stetige Anstieg des Anteils der Senioren an den Pkw-Fahrern, die Hauptverursacher von Unfällen werden. Dieser Trend ist nicht etwa darauf zurückzuführen, dass Senioren im allgemeinen unsichere Autofahrer wären. Vielmehr ergibt sich dieser Trend aus dem Anwachsen des Seniorenanteils an der Bevölkerung, aus der erwähnten erhöhten Führerscheinquote der jetzt ins Seniorenalter eintretenden Generation sowie aus einer vermehrten Nutzung von Kraftfahrzeugen durch Senioren. Immerhin werden aber in der Bevölkerung Fragen laut, ob man denn die Fahreignung von Senioren regelmäßigen Tests unterziehen soll, wie dies in manchen anderen Ländern geschieht.

In der Tat muss gesagt werden, dass der Anteil der Pkw-Fahrer als Hauptverursacher an allen Beteiligten von Unfällen mit Personenschaden im Seniorenalter höher liegt als der entsprechende Anteil jüngerer Erwachsener – mit Ausnahme der jungen Fahrer, bei denen Unerfahrenheit und jugendliche Risikobereitschaft höhere Hauptverursacherquoten bewirken. Diese Erhöhung der Verursachungsrisiken im Seniorenalter beginnt keineswegs erst im höheren Alter. Bereits 60- bis 64-Jährige sind häufiger Unfallverursacher. In der Gruppe der 75-Jährigen und älteren steigt dann die Wahrscheinlichkeit, Verursacher eines Unfalls zu sein, deutlicher an.

Unfallursachen

Den polizeilichen Unfallaufnahmen können wir entnehmen, dass diejenigen Fehlverhaltensweisen, die für das Gros der Unfallverursacher typisch sind, wie überhöhte Geschwindigkeit, zu geringer Abstand und Alkoholgenuss, im Seniorenalter eher eine untergeordnete Rolle spielen. Insofern kann vermutet werden, dass Senioren auf den Verkehr insgesamt eher einen beruhigenden Einfluss haben.

Aber es sind drei spezifische Fahrfehler, mit denen Senioren relativ häufiger zu Unfallverursachern werden als der durchschnittliche Fahrer:
● Verletzungen der Vorfahrt,
● falsches Verhalten bei Richtungswechseln (damit sind Abbiegen, Wenden, Ein-, Aus- und Rückwärtsfahren gemeint) und
● falsches Verhalten gegenüber Fußgängern an Fußgängerüberwegen.

Außerdem wird nicht-alkoholbedingte Einschränkung der Verkehrstüchtigkeit bei Senioren öfter als Unfallursache angegeben als beim durchschnittlichen Fahrer.

Veränderungen

Die bei Senioren häufiger beobachteten Fahrfehler bei der Vorfahrt, bei Richtungswechseln und an Fußgängerüberwegen können im Zusammenhang gesehen werden mit einigen Veränderungen, die im Seniorenalter verbreitet eintreten.
● Hierher gehört zunächst die Einschränkung der körperlichen Beweglichkeit, die bewirkt, dass sich ältere Fahrer nicht mehr so flexibel dem Verkehrsgeschehen zuwenden.
● Dann sind Verschlechterungen bei den Wahrnehmungsvorgängen zu nennen. Eingeschränktes Sehen, besonders in der Dämmerung und in der Dunkelheit, erschwert das Fahren.
● An zentraler Stelle sind ferner nachlassende Reaktionsgeschwindigkeit und geringere Wendigkeit in der Verarbeitung von Sinnesdaten anzuführen.

Krankheit und im Alter verstärkte Medikamenteneinnahme haben eventuell Einfluss auf Fahrtüchtigkeit oder Fahreignung.

Gefahrenquelle: Komplexe Situationen

Besonders bemerkbar machen sich die genannten Einschränkungen bei Mehrfachbelastungen in komplexen Situationen, das heißt, wenn die Aufmerksamkeit mehreren Informationsquellen zugleich zugewandt werden muss. Dann kann es vorkommen, dass vorfahrtregelnde Zeichen übersehen oder falsche Zeitlücken zwischen Fahrzeugen beim Abbiegen und beim Einfahren gewählt werden, und auch der Kommunikation mit anderen Verkehrsteilnehmern in unklaren Situationen – namentlich der Verständigung mit Fußgängern an Fußgängerüberwegen durch Blickkontakt – mangelt es an Flexibilität und Leichtigkeit.

Aus Untersuchungen wissen wir, dass Senioren ihre altersbedingten Probleme oft selbst wahrnehmen und sich darauf einstellen.

- Besonders verbreitet sind die Vermeidung des unübersichtlichen Stadtverkehrs,
- die Vermeidung von schwierigen Kreuzungen und
- die Vermeidung des Fahrens bei ungünstiger Witterung oder schlechter Sicht,
- das Einplanen von Pausen sowie
- die Verlangsamung in schwierigen Situationen.

Die Selbstbeschränkung beinhaltenden Verhaltensweisen tragen auch der Rechtsprechung Rechnung, nach der sich jeder Fahrer vor Antritt jeder Fahrt von seiner Fahrtüchtigkeit für die bevorstehende Fahraufgabe überzeugen muss. Die Pflicht zu sorgfältiger Selbstbeobachtung und zu gewissenhafter Selbstprüfung ist naturgemäß für Kraftfahrzeugführer im Seniorenalter besonders aktuell. Empfohlen wird hier in Zweifelsfällen auch, den Rat des Hausarztes einzuholen. Wenn die Straßenverkehrsbehörde zum Beispiel aufgrund von Unfällen Zweifel an der Fahreignung hat, kann auch eine Begutachtung durch den verkehrsmedizinisch qualifizierten Facharzt oder durch eine medizinisch-psychologische Untersuchungsstelle angeordnet werden.

Selbstkritische Einschätzung lernen

In Deutschland besteht eine weitgehende Übereinstimmung unter den Experten dahingehend, dass diese abgestufte Prüfung der Fahreignung den Erfordernissen gerecht wird. Wo irgend möglich sollen Strategien der Integration der Senioren in den Verkehr Strategien der Selektion der Senioren aus dem Verkehr vorgezogen werden. Dazu ist es erforderlich, dass Senioren lernen, ihre generelle Fahreignung und ihre jeweilige Fahrtüchtigkeit selbstkritisch einzuschätzen.

Da in höherem Lebensalter gelegentlich auch diese Kritikfähigkeit problematisch werden könnte, erscheint es wichtig, sich bereits in einem diesem Lebensabschnitt vorangehenden Lebensalter mit den altersbedingten Einschränkungen der Fähigkeit Auto zufahren auseinanderzusetzen, durch Übung und Training Leistungsverschlechterungen entgegenzuwirken und eigene Strategien der Überbrückung von Schwachpunkten zu entwickeln. Hierher gehört unter anderem auch eine rechtzeitige Einübung in die möglichst flexible Nutzung von Verkehrsangeboten: zum Beispiel ist eine Erkundung der Angebote des öffentlichen Verkehrs in noch nicht zu sehr fortgeschrittenem Lebensalter förderlich für einen flexiblen Übergang bei späteren Einschränkungen der Fahrfähigkeit.

Die Begegnung der Senioren mit den übrigen Verkehrsteilnehmern ist eine Sache der Partnerschaft. Senioren neigen vielleicht manchmal dazu, Schwierigkeiten sei es den ungeduldigen jüngeren Partnern im Verkehr, sei es der insgesamt schneller und entmenschlicht erscheinenden veränderten Verkehrswelt zuzuschreiben und dabei die bei ihnen selbst stattfindenden Veränderungen auszublenden. Auf der anderen Seite ist es ein unverzichtbarer und lohnender Lernprozess auch für die Jüngeren, die Welt der Älteren zu kennen und zu respektieren und zu erfahren, in welchen Aspekten des Verhaltens Rücksicht zu nehmen ist. Schließlich sind auch die strukturellen Merkmale des Verkehrs immer wieder daraufhin zu überprüfen, ob sie der Anforderung gerecht werden, Senioren nicht aus der Gesellschaft auszuschließen, sondern ihre Mobilität zu fördern.

Der ältere Mensch – als Vorbild für mehr Sicherheit im Straßenverkehr?

Prof. Dr. Hans Jürgen Kaiser, Institut für
Psychogerontologie der Universität Erlangen-Nürnberg

Der Kanadier William Osler hat 1906 eine berüchtigte Anspielung über die „vergleichsweise Nutzlosigkeit der Menschen über 40 und die gänzliche Entbehrlichkeit der Menschen über 60" gemacht. Mit 61 Jahren „könne ein friedlicher Abgang durch Chloroform das sein, was für jeden wünschenswert wäre". Fast hundert Jahre später geben wir uns freundlicher. Aber gemach: Auch unsere Gesellschaft blickt angesichts des demografischen Wandels auf das zukünftige Zusammenleben von Jung und Alt mit Skepsis; sie tut so, als würden alte Menschen in der Tat eine Last, wenn sie nur zahlreich genug auftreten. Szenarien werden durchgespielt: Welche Auswirkungen wird das „Ergrauen" der Gesellschaft haben? Rentenversicherung und Konsum, Pflege- und Gesundheitsdienste, Wohnen und Freizeit werden zum Thema von Planspielen – da bleibt der Straßenverkehr nicht ausgespart.

Zur Mobilität Älterer ist in den letzten Jahren vieles gesagt und geschrieben worden, manches Klärende, aber auch viel Ärgerliches oder Überflüssiges. Es scheint so zu sein, dass eine Gesellschaft, die längst vom automobilen Individualverkehr abhängig geworden ist, sich vor ihren eigenen Geschöpfen fürchtet, dann nämlich, wenn diese älter geworden sind und selbstverständlich ihr eigenes Auto weiter nutzen wollen. Besonders die Auto fahrenden alten Menschen sind ein Reizthema, ihre kontroverse Darstellung in den Medien ist das Indiz dafür.

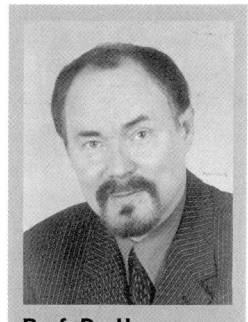

Prof. Dr. Hans Jürgen Kaiser

Kontroversen sind unvermeidbar, wenn nicht einmal festgelegt wird, auf wen genau man sich bezieht. Wer sind denn die „Älteren" Menschen, um die es geht? Bereits Vorruheständler, erst 65-Jährige und Ältere oder gar nur die Hochbetagten? Die „Älteren" sind in Wirklichkeit eine bunte Gruppe mit „Jungen Alten", die manch Jüngeren in ihrer Leistungsfähigkeit übertreffen, aber auch mit sehr alten Menschen, die unter körperlichen Gebrechen oder Demenzerkrankungen leiden. (Es ist aus der Sicht der Verkehrspsychologie am ehesten gerechtfertigt, unter „den Älteren" die Menschen ab etwa einem Alter von 70 Jahren zu verstehen.) Verallgemeinerungen sind also gar nicht möglich, aber sie sind bequem und befriedigen das Bedürfnis nach einer übersichtlichen Welt.

Ich möchte versuchen, ein Schlaglicht auf das zu werfen, worüber wir uns einig sein sollten.

Bemüht man die Unfallstatistiken des Bundesamtes für Statistik oder der Versicherungswirtschaft, gibt es wenig Grund, die sich mehrenden Grauhaarigen unter den Autofahrern für eine nationale Katastrophe zu halten. Das gilt unabhängig davon, ob man sich auf Vorruheständler, 65-Jährige oder 80-Jährige bezieht. Als Autofahrer tragen alle diese Altersgruppen insgesamt ein erwartungswidriges, bemerkenswert niedriges Unfallrisiko, selbst unter der Berücksichtigung ihrer (gegenüber den jüngeren und mittleren Jahrgängen) geringeren Jahres-Fahrleistung. Auch das Ansteigen des Unfallrisikos der 75-Jährigen und Älteren erscheint wenig dramatisch, wenn man das Risiko dagegen hält, das die jugendlichen Fahranfänger repräsentieren. Wir können nicht annehmen, dass der positive Befund für die „Älteren" allein auf die besondere Rücksichtnahme der Jüngeren zurückgeht, und alte Autofahrer sich einer besonders pfleglichen Behandlung durch andere erfreuen dürfen. Die allgemeine Hektik des Straßenverkehrs, die Ungeduld der Gehetzten und der daraus resultierende Wettbewerb um die besten Plätze vor der Ampel trifft alle gleichermaßen. Der Schluss ist gerechtfertigt, dass die besagten Älteren wohl noch ganz gut zurechtkommen mit den Aufgaben, die ihnen als Autofahrer gestellt werden.

Aber Differenzierung tut not. Es sind erstens nicht alle Älteren, die noch gut zurechtkommen. Einige haben tatsächlich erhebliche Schwierigkeiten, elegant und unauffällig im Verkehrsstrom mitzuschwimmen. Das gilt übrigens auch für einige Jüngere. Außerdem und zweitens sind nicht alle Älteren als Autofahrer unterwegs. Menschen ab 60 oder 65 Jahren stellen eine besonders große Gruppe der Fußgänger, und als Fußgänger sind sie bedroht durch die Stärkeren unter den Verkehrsteilnehmern, die Motorisierten. Der Fußgängerverkehr ist weniger stark reglementiert als der motorisierte Verkehr, das fördert Verhaltensweisen, die nachträglich als „Fehler" zu den Unfallursachen gerechnet werden. Machen ältere Fußgänger solche Fehler, sind sie zwar nicht häufiger, aber doch in viel gravierenderer Weise Opfer als jüngere Menschen. Die erhöhte Verletzlichkeit ihres Körpers sorgt nämlich dafür, dass Unfallfolgen erheblich dramatischer ausfallen. Deshalb sind unter den älteren Fußgängern überproportional viele Todesopfer zu beklagen. So gesehen gibt es also durchaus auch „Sorgenkinder" unter den älteren Verkehrsteilnehmern. Aber dieses Problem wird weit weniger gut wahrgenommen als das angebliche Problem der älteren Autofahrer.

Ich sehe vor allem zwei Gründe, warum ältere Autofahrer zur Problemgruppe im Straßenverkehr befördert wurden:

Da ist zum einen die Befürchtung, dass sich die aktuellen Verhältnisse in Zukunft zum Schlechteren wenden könnten, wenn immer mehr alte Menschen eine Fahrerlaubnis besitzen und sie auch nutzen wollen. Die Befürchtung wurde durch ältere amerikanische Statistiken über das Unfallrisiko verschiedener Altersgruppen genährt. Danach sollte das Unfallrisiko älterer Autofahrer jenseits der 65 Jahre stark ansteigen und fast das Niveau der jugendlichen Fahranfänger erreichen. Dieser Befund gilt mittlerweile als überholt. Neuere Untersuchungen zeigen die Heraushebung älterer Fahrer nicht mehr. Außerdem ist Deutschland nicht die USA. Vor dem Hintergrund der hiesigen Verkehrsinfrastruktur können Ältere in ihrer Mobilität flexibler sein, längere Fahrten meiden und auch einmal öffentliche Verkehrsmittel nutzen. Tatsächlich zeigen viele ältere Autofahrer ein vernünftiges „Fahrtenmanagment"; sie richten ihre Fahrtzeiten und die Fahrtdauer so ein, wie es ihrer Leistungsfähigkeit entspricht. Schwierige Verkehrsverhältnisse oder die rush-hour werden häufig gemieden. Dass sich das in Zukunft ändern wird, ist derzeit nur eine wenig gestützte Vermutung.

Zum anderen ist die Plausibilität und Leichtigkeit zu nennen, mit der sich die Gesamtheit der Autofahrer nach Altersgruppen einteilen lässt. Das Alter ist eine einfach verfügbare und offensichtliche Kategorie. Dass ein älterer Mensch am Steuer sitzt, kann der Mitmensch im Straßenverkehr sehen. Der sprichwörtliche ältere Mann mit Hut oder die vorsichtige alte Dame laden dazu ein, Assoziationen über tatsächliche oder vermeintliche Schwächen des Alters freien Lauf zu lassen. Das passiert am ehesten dann, wenn Jüngere durch regeltreuere und langsamere ältere Menschen in ihrer Dynamik gebremst werden. Man kann zwar nicht behaupten, dass das höhere Lebensalter in unserer Gesellschaft in stereotyper Weise ausschließlich negativ beurteilt würde, aber der hektische, geschwindigkeitsorientierte Straßenverkehr unserer Tage ist sicherlich ein Ort, an dem ältere Menschen besonders leicht als Hindernisse wahrgenommen und deshalb in die Kategorie defizitärer Lebewesen eingeordnet werden. Selten wird bewusst, dass eine Umkehrung der Sichtweise angebracht ist: Nicht die tatsächlichen oder vermeintlichen Leistungsdefizite der Älteren untergraben die Verkehrssicherheit, sondern eher der selbstbewusst leistungsorientierte Geschwindigkeitswahn der anderen. Außerdem ist nicht unbedingt das Alter allein die Kategorie, die sicheres oder unsicheres Verkehrsverhalten beeinflusst. Vielleicht würde uns eine Analyse der Unfallstatistik nach Berufsgruppen überraschende Erkenntnisse liefern. Aber wer erkennt schon Journalisten, Kneipenwirte, Lehrer oder Ärzte am Steuer ihrer Fahrzeuge als solche? So bleibt denn eine berufsbezogene Stereotypisierung aus, und Berufsgruppen im Straßenverkehr sind kein Reizthema.

Ungünstige Altersbilder können im übrigen vieles bewirken, was das Zusammenleben der Generationen im Straßenverkehr erschwert: Die ungeduldige Reaktion der jüngeren Verkehrsteilnehmer, die übereilte Zuschreibung von schuldhaftem Verhalten seitens eines unfallaufnehmenden Polizisten, aber auch die trotzige Haltung des älteren Autofahrers mit eklatanten Leistungsschwächen, der auf seine Fahrerlaubnis nicht verzichten will.

Dass wir auf der Grundlage heute verfügbarer Daten ältere Autofahrer nicht als Problemgruppe im Straßenverkehr ansprechen müssen, liegt nicht nur an ihrem in der Regel vernünftigen Fahrtenmanagement. Es ist auch eher selten und eher bei hochaltrigen (über 75 Jahre alten) Menschen der Fall, dass der Alternsprozess die Leistungsfähigkeit so sehr beeinträchtigt, dass eine Nutzung des eigenen Autos nicht mehr möglich ist, ohne sich und andere (über ein allgemein akzeptiertes Maß hinaus!) zu gefährden. Weil ältere Autofahrer im Straßenverkehr eher Opfer mobilitätserschwerender Verkehrsverhältnisse sind, als dass sie als „Täter" auffielen, ist es bisher in Deutschland abgelehnt worden, Sonderprüfungen für ältere Autofahrer einzuführen. Nicht nur, dass die Sonderbehandlung sich schwer begründen ließe, der Aufwand stünde auch in keinem angemessenen Verhältnis zum Ertrag für die allgemeine Verkehrssicherheit.

Wir sind in Deutschland in der glücklichen Lage, dass die Integration auch des älteren Menschen in den modernen Straßenverkehr ein politisch gewolltes Ziel darstellt. Wer Ziele anstrebt, muss allerdings auch die Mittel dazu bereitstellen. Es gibt viele Ursachen und Gründe, die den alten Menschen die Verkehrsteilnahme erschweren: eine unübersichtliche, wahrnehmungspsychologisch schlecht gestaltete Verkehrsumwelt, den Verhältnissen des menschlichen Organimus unvollkommen angepasste Verkehrsmittel, ein undurchsichtiges Regelsystem, ein katastrophales Sozialverhalten der Verkehrsteilnehmer, unduldsame bis feindliche Einstellungen gegenüber den „langsamen" alten Menschen und etliches mehr. Es gibt also viele Punkte, an denen der Wille zur Veränderung im Interesse alter Menschen ansetzen müsste. Aber wo ein Wille ist, ist auch ein Weg, sagt man. Das lässt hoffen, wenn man den Willen zur Integration Älterer als ernsthaft unterstellt.

Insofern der Wille zur Verbesserung der Situation „nur" ein politisch bekundeter Wille ist, gilt es zunächst, gesamtgesellschaftlichen Konsens herbeizuführen. Die Medien stehen hier in einer herausragenden Verantwortung. Gerechterweise muss man anerkennen, dass sie seit einigen Jahren verstärkt Partei für die älteren Verkehrsteilnehmer ergreifen. Ausgewogene Darstellungen der Fakten gewinnen in letzter Zeit die Oberhand. Es wird einerseits nicht verschwiegen, dass Alternsprozesse zu Sinneseinbußen, zu einer psychomotorischen Verlangsamung, zu Problemen bei komplizierten Handlungs- und Entscheidungsabläufen, zu Konzentrationsschwierigkeiten und ähnlichen Erschwernissen führen können. Daraus resultierende Probleme in bestimmten, komplexen Verkehrssituationen werden realistisch geschildert. Andererseits wird darauf verwiesen, dass Leistungsschwächen kompensiert werden können und auch werden, so dass die Verkehrssicherheit insgesamt durch die Teilnahme Älterer nicht beeinträchtigt wird.

Die verstärkte Beschäftigung mit dem Thema Mobilität im Alter kann produktiv genutzt werden, kann Gedanken über eine zukünftig menschengerechtere Verkehrswelt anregen:

● Ältere Menschen stehen prototypisch für die Tatsache, dass die Teilnahme am Straßenverkehr für eine selbstständige Lebensführung unerlässlich ist. Eine Erleichterung der Verkehrsteilnahme durch Abbau von Barrieren und durch eine Verbesserung der technisch-materiellen wie der sozialen Bedingungen dient auch den jüngeren Verkehrsteilnehmern. Nicht zuletzt erspart eine möglichst lange aufrechterhaltene Mobilität Älterer der Gesellschaft Versorgungskosten und entlarvt einen „Abgang durch Chloroform" ab 61 nun wirlich als absurde Perspektive.

● Ältere Autofahrer haben ein Interesse an Entlastung bei der Bewältigung der Fahraufgaben. Sie setzen Erfahrung und Routine ein, bevorzugen technische Hilfen und sehen die Vorzüge von Komfort vor Schnelligkeit. Jüngere Menschen tendieren dazu, sich das Leben hinter dem Steuer eher schwieriger als leichter zu machen. Sie nutzen Stereoanlagen oder Handys in einer Weise, die der Verkehrssicherheit gerade nicht dient.

● Ein Bedürfnis der Verkehrsteilnehmer nach einer gleichmäßigen, komfortablen und auch langsameren Fortbewegung auf unseren Straßen würde diese aufnahmefähiger machen. Dem Vorbild der Älteren gefolgt, wären nicht mehr, sondern weniger Staus zu erwarten.

● Ältere vermeiden eher Risiken und unnötige Fahrten und verhalten sich (meist) gelassener als ihre jüngeren Partner im Verkehr. Wenn nur diese drei Merkmale auch von anderen stärker beachtet würden, ginge es unserem Straßenverkehr erheblich besser.

Der ältere Mensch als Vorbild für mehr Sicherheit im Straßenverkehr? Warum eigentlich nicht? Man sollte sich allerdings bewusst machen, dass es nicht ausreicht, Vorbilder lediglich als individuelle Leitbilder zu präsentieren. Die Verkehrsteilnehmer sind Teil eines Systems, in dem bestimmte Produktionsformen, Lebensstile und Werthaltungen als gesellschaftliche Verhaltensbedingungen wirken. Insofern weisen die Verhältnisse auf unseren Straßen im allgemeinen und die Unduldsamkeit gegenüber älteren Verkehrsteilnehmern im besonderen auf dieses von uns akzeptierte System zurück.

Literatur

H.J. Kaiser & W.D. Oswald (Hrsg.): Altern und Autofahren, erschienen 1999 im Verlag Huber, Bern.

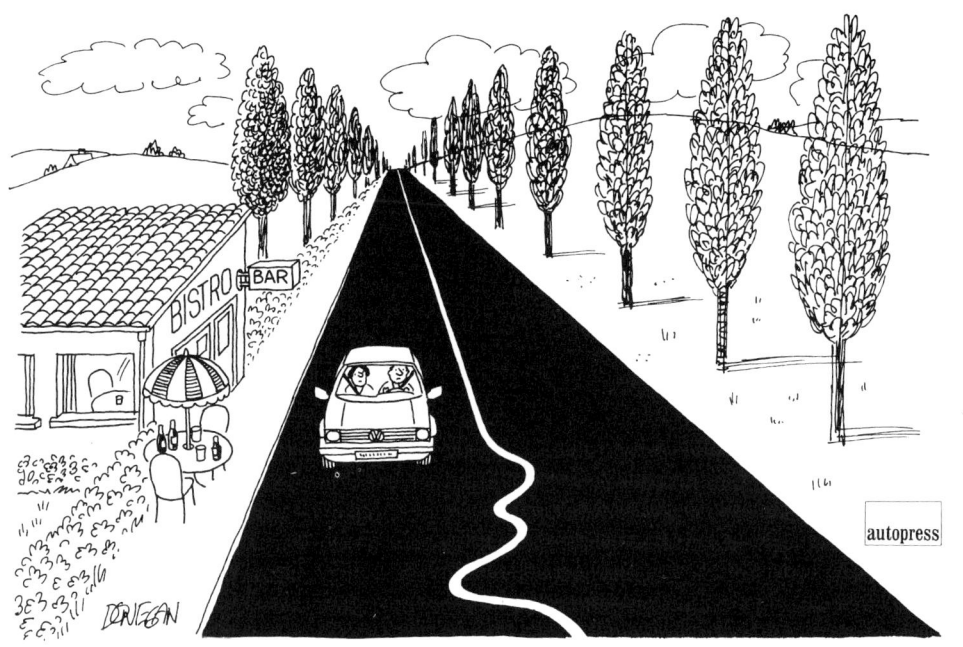

Leistungsfähigkeit und Kompensationsstrategien im Alter

Prof. Dr. Bernhard Schlag, Verkehrspsychologie, Technische Universität Dresden

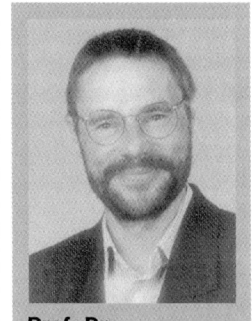

Prof. Dr. Bernhard Schlag

Für die Verkehrsteilnahme älterer Menschen sind vor allem Veränderungen des psychophysischen Leistungsvermögens sowie der bewusste Umgang mit diesen Veränderungen bedeutsam (vgl. Ellinghaus, Schlag und Steinbrecher, 1990; Schlag, 1996; 1997; 1999a, b).

Begrenzte Auswirkungen psychophysischer Leistungsveränderungen beim Autofahren

Welchen Einfluss haben solche Veränderungen auf die Verkehrsteilnahme, das Verkehrsverhalten und die Sicherheit älterer Menschen?

Fahrversuche zeigten u.a., dass die Ähnlichkeiten im Fahrverhalten zwischen älteren Fahrern und Fahrern mittleren Alters bei der ganz überwiegenden Anzahl der Fahraufgaben weit größer sind als die Unterschiede – obwohl die ältere Vergleichsgruppe, so zeigten parallele Labortests, in den Sehleistungen, der spezifischen Aufmerksamkeit und den Reaktionsleistungen signifikant schlechter abgeschnitten hatte (Ellinghaus u.a., 1990; Schlag, 1993). Im Bereich normaler, eben alltäglicher Anforderungen scheinen Ältere genauso gut (oder auch schlecht) zu fahren wie Fahrer mittleren Alters. Allerdings fanden sich einzelne markante Unterschiede vor allem in der Bewältigung verschiedenartiger Knotensituationen. Probleme scheinen den Älteren dabei sowohl komplexe Kreuzungen und Einmündungen zu bereiten, die hohe Anforderungen stellen (z.B. Linksabbiegen unter hohen Anforderungen), wie auch solche Situationen, bei denen Regelungen oder Interaktionserfordernisse nicht sehr deutlich oder erst spät erkennbar sind (z.B. bei einigen rechts-vor-links-Situationen). Daneben haben vor allem die über 70-jährigen Fahrer in Einzelfällen wichtige Signale nicht beachtet.

Weisen die insgesamt eher geringen Unterschiede zwischen älteren Fahrern und solchen mittleren Alters darauf hin, dass die im Labor gemessenen Leistungsschwächen durch geeignete Verhaltensumstellungen kompensiert werden? Zugute gehalten wird den Älteren als ausgleichender Faktor zumeist ihre vermehrte Erfahrung. Diese vermehrten Erfahrungen als Kraftfahrer müssten sich in einer verbesserten Fähigkeit ausdrücken, möglicherweise gefährliche Situationsentwicklungen frühzeitig richtig aufgrund nur geringer Hinweise voraussehen und ohne weiteres Zögern hierauf auch angemessen reagieren zu können. Im Verlauf der Praxis müssten dann die Verhaltensweisen in solchen bereits „erfahrenen" Situationen immer mehr optimiert, damit immer weniger variabel, immer exakter und immer schneller ausführbar werden. In einer komplexen Handlungsfolge wie dem Kraftfahren scheinen die Handlungen dann ineinander überzugehen, sie müssen nicht mehr im einzelnen bewusst gesteuert werden, laufen leichter, schneller und selbstverständlicher ab, sie werden „automatisiert". Solche positiven Wirkungen vermehrter Erfahrung sind bei älteren Kraftfahrern jedoch nur in Grenzen feststellbar. Vielmehr wünschen gerade Ältere mehr Informationen, bevor sie eine Entscheidung fällen, und sie benötigen mehr Zeit zur Entscheidung selbst. Sie sind vorsichtiger bei der Handlungsvorbereitung – vielleicht als Kompensation für tatsächliche oder vermutete negative Entwicklungen bei der Wahrnehmung und Informationsverarbeitung. Sie wollen ihre Handlungen auch beim Autofahren bewusst überwachen („monitoring") – und genau dies verlangsamt die Aufmerksamkeitszuwendung zu neuen Situationsentwicklungen. Andererseits kann eine solche verstärkte Handlungskontrolle die Möglichkeiten zur Fehlerkorrektur verbessern – vorausgesetzt, dass genügend Zeit vorhanden ist.

Besonderes Augenmerk verdient somit die Frage, inwieweit ältere Menschen ihre Verkehrsteilnahme verändern oder einschränken. Unter dem Gesichtspunkt der Erhaltung von Mobilität und sozialer Teilhabe im Alter wären dabei Veränderungen gegenüber Einschränkungen vorzuziehen.

Kompensationsstrategien

Viele ältere Menschen sind in hohem Maße fähig, mit Veränderungen und Einbußen in gelingender Weise umzugehen – unter der Voraussetzung freilich, dass sie sich diese im Alter naturgemäß gehäuft ungünstigen Veränderungen auch bewusst machen und sie nicht beschönigen. Allein darauf zu vertrauen, dass ältere Fahrer schon wissen, was zu tun sei und wann sie gegebenenfalls mit dem Fahren aufhören sollten, könnte gerade im kritischen Fall unzureichend sein. Denn auch hier gilt, dass es einige wissen und andere nicht.

Vor allem drei Strategien, die zu einem guten Leben im Alter unter sich verändernden persönlichen, sozialen und situativen Bedingungen entscheidend beitragen, werden in der gerontologischen Forschung betont: Selektion, Optimierung und Kompensation im engeren Sinn. Ein Beispiel: Der 80-jährige Pianist Arthur Rubinstein wurde einmal in einem Fernsehinterview gefragt, wie es ihm gelinge, über all die Jahre hinweg ein so hervorragender Pianist zu bleiben. Rubinstein antwortete, dass er sich bemühe, das Nachlassen seiner Fähigkeiten aufgrund des Alterns dadurch zu meistern, dass er zum einen sein Repertoire verringert habe, also weniger Stücke spiele (Selektion), dass er diese Stücke häufiger übe (Optimierung) und dass er drittens einige Kunstgriffe anwende, z.B. das Tempo vor besonders schnellen Sätzen ein wenig verlangsame, wodurch der bloße Eindruck eines anschließend schnelleren Spieles erzielt würde (Kompensation).

In diesen drei Strategien liegen wesentliche Voraussetzungen für ein gelingendes Altern. In bezug auf ihre Mobilität wählen ältere Menschen teilweise diese Strategien. Sie selektieren Zeiten, Orte und Umstände ihrer Verkehrsteilnahme, fahren beispielsweise weniger zu Hauptverkehrszeiten oder unter ungünstigen Witterungsbedingungen. Einige legen auf Optimierungen ihrer Handlungsmöglichkeiten besonderen Wert, beispielsweise durch die Wahl gezielter Kraftfahrzeugausstattungen, die Annehmlichkeit und Sicherheit unterstützen, oder durch die Teilnahme an Programmen für ältere Kraftfahrer oder für ältere Menschen als Fußgänger. Auch Kompensationsstrategien sind vielen Älteren geläufig. So werden technische Hilfen und soziale Unterstützung gerne genutzt, wenn sie die eigenen Ziele erreichen helfen. Alle drei Strategien setzen jedoch eine selbstkritische Haltung voraus: Bewusst ausgleichen kann ich nur, was ich mir als Problem eingestehe.

Worin unterscheiden sich die genannten Strategien des Ausgleichs möglicher Schwächen und Probleme?

Selektion

Selektion meint vor allem die Auswahl oder Veränderung von Zielen. Dies kann von völligem Verzicht auf einige bisher angestrebte Ziele über einen schrittweisen Abbau bis hin zur Konzentration auf bestimmte Ziele oder zur Auswahl neuer Ziele und Aufgaben im Alter reichen. Selbst eine verlustbasierte Selektion, die mit Verzicht und Rückzug verbunden ist, muss nicht unbedingt negativ erlebt werden. Einmal kann bewusst gewähltes und selbst bestimmtes Disengagement durchaus hilfreich und entlastend sein: zentral ist insofern die eigene Wahlfreiheit, nicht die Aktivität um jeden Preis. Zum anderen handelt es sich um eine Frage des Vergleichsmaßstabs: Nur der lebt richtig, der das Alter nicht an der Jugend mißt, sondern an seinem eigenen Recht (Cicero).

Optimierung und Kompensation

Optimierung und Kompensation auf der anderen Seite betreffen die Veränderung der Handlungsmittel, der Wege, die zur Erreichung beibehaltener Ziele genutzt werden. Optimierung meint dabei die Stärkung und Verfeinerung bestehender Fähigkeiten und Fertigkeiten, um sie optimal einsetzen und erhalten zu können. Kompensation versucht hingegen, sich neue, unterstützende Ressourcen und Handlungsmittel zu erschließen. Kompensation gelingt um so besser, je mehr physische und soziale Ressourcen genutzt werden können; sie ist auf eine begünstigende Umwelt angewiesen. Insofern ist Anpassung an veränderte personale Gegebenheiten im Alter nicht nur ein Problem des alternden Menschen allein, sondern genauso eine Aufgabe seines Umfeldes.

Alle drei Strategien nutzen ältere Kraftfahrer zum Ausgleich verminderter Wahrnehmungs- und Reaktionsleistungen. Mehr als ihren Fahrstil verändern sie dazu allerdings ihr Verkehrsteilnahmeverhalten: sie gehen selektiv heran und versuchen, die Bedingungen ihrer Verkehrsteilnahme möglichst günstig zu wählen, sie zu optimieren. Ältere Autofahrer meiden ungünstige Tageszeiten, hohe Verkehrsdichten, Dämmerungs- und Dunkelheitsfahrten, damit insgesamt besonders belastende Verkehrssituationen. Sie meiden zudem ungünstige Witterungsbedingungen, wann immer ihnen dies möglich ist, und fahren insgesamt einfach weniger Auto. Insoweit reduzieren sie ihre Gefahrenexposition. Sie sehen sich selbst nicht mehr unter dem Zwang, zu jeder Zeit und unter allen Bedingungen Auto zu fahren. Sie sind in der Lage, beispielsweise nach der Pensionierung freier zu disponieren und besondere Belastungen zu meiden – und tun dies dann oft auch.

Literatur

Ellinghaus, D., Schlag, B. & Steinbrecher, J. (1990): Leistungsfähigkeit und Fahrverhalten älterer Kraftfahrer. In: Schriftenreihe Unfall- und Sicherheitsforschung Straßenverkehr der Bundesanstalt für Straßenwesen (Hrsg.), Bd. 80. Bremerhaven: Wirtschaftsverlag NW.

Schlag, B. (1993): Elderly drivers in Germany – Fitness and driving behavior. Accident Analysis and Prevention, 25, 47-55.

Schlag, B. (1996): Fahrverhaltensbeobachtungen bei jüngeren und älteren Kraftfahrern. Reihe Verkehrswachtforum, 2. Meckenheim: Deutsche Verkehrswacht.

Schlag, B. (1997): Ältere Menschen als Verkehrsteilnehmer. In: *mobil und sicher* – Das Verkehrswachtmagazin 2/97, S. 8-9.

Schlag, B. (1999): Ältere Kraftfahrer/innen: Beobachtungen beim Mitfahren. In: H.-J. Kaiser & W. D. Oswald (Hrsg.), Alter und Autofahren. Bern: Huber.

Schlag, B. & Schupp, A. (1999): Das Risiko, einen Unfall zu verursachen – Analysen für Männer und Frauen, für Beifahrerkonstellationen und Altersgruppen. In: Schlag, B. (Hrsg.), Empirische Verkehrspsychologie. Lengerich, Berlin: Pabst Science Publishers.

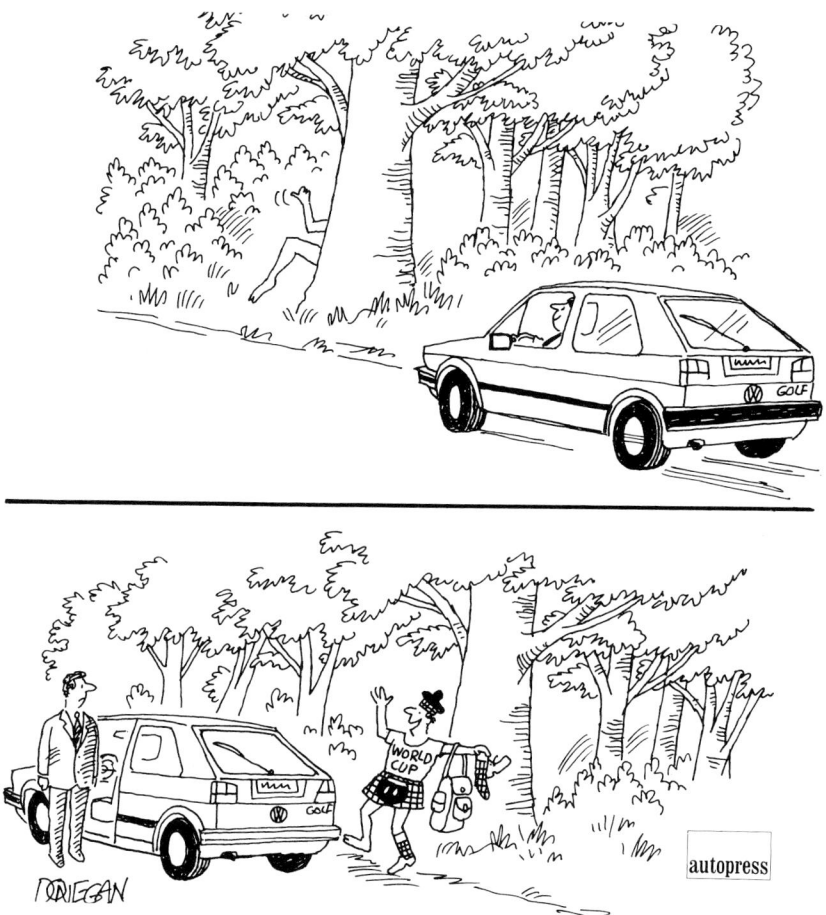

Anhalter arbeiten mit allen Mitteln

Verkehrssicherheit durch Aktivität – notwendig für Senioren

Prof. Dr. Krista Mertens, Institut für
Rehabilitationswissenschaften, Universität Berlin

In einer großen Wochenzeitung war unter der Überschrift „Intelligenzleistung nimmt im Alter zu" zu lesen, dass ältere Menschen wesentlich leistungsfähiger seien als bisher angenommen. Die geistigen Fähigkeiten würden sogar in der Regel die der Jüngeren übertreffen. In der Tat, die vorliegende große Zahl an Altersstudien (vgl. u.a. Baltes und Mittelstraß 1992; Baltes et al. 1992; Hirsch 1991; Karl und Tokarski 1992; Oswald et al. 1993) belegt eindeutig die Leistungsfähigkeit der Menschen bis ins hohe Alter.

Lassen sich diese Studien auch auf die vielen Anforderungen im Straßenverkehr übertragen, welche von den über 65-Jährigen zu bewältigen sind? Diese Gruppe macht 16 Prozent der Kraftfahrer in Deutschland aus (Oswald 1999, 25). Ein gutes, angepasstes Fahrverhalten hat sicher etwas mit Intelligenz zu tun. Man fasst sich an den Kopf oder zeigt einen Vogel, wenn ein Verkehrsteilnehmer nicht mit den Verhaltensweisen des Gegenübers einverstanden ist. Das trifft jedoch für alle Altersgruppen zu. Die Art des Fehlverhaltens zeigt eine deutliche Altersabhängigkeit. Pkw-Fahrer ab dem 60. Lebensjahr, besonders ab dem 75. Lebensjahr sind wie auch die 18- bis 25-jährigen Männer Hauptverursacher von Personenschäden. Wie auch die 18- bis 25-Jährigen zählen über 65-Jährige häufig zu den Todesopfern, Fußgänger mit 43 Prozent und Fahrradfahrer mit 38 Prozent (Oswald 1999, 29). Der Grund sind Krankheiten, die eine regelmäßige Medikamenteneinnahme notwendig machen und damit zu Einbußen im Fahrverhalten führen. Ebenso kommt es vielfach zu Unfällen durch reduzierte Wahrnehmungen im Sehen, Hören und in der Kinästhesie. Die-

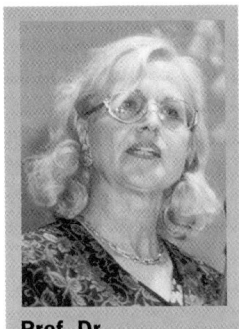

Prof. Dr. Krista Mertens

se Defizite verursachen Schwankungen in der Reaktion und Wachheit. Hinzu kommen Einschränkungen der geistigen und körperlichen Beweglichkeit, welche zu einer mangelnden Anpassungsfähigkeit führen (vgl. Deutsches Institut für Fernstudienforschung, Studienbrief 3, 8; Baumann 1992; Schlag 1999, 63).

Jeder ältere Mensch sollte realistisch eingestehen, dass sich auch im höheren Alter die kognitive Leistungsfähigkeit verändert. Vertraute Probleme werden zwar schnell gemeistert, in neuen Situationen gerät der Mensch aber vermehrt „ins Schleudern". Er muss erkennen, dass ihm Grenzen gesetzt sind.

Solche sogenannten „Disuse-Modelle" prägen die Seniorenliteratur stark. Diese Negativdarstellungen werden in der aktuellen Literatur jedoch rasch revidiert. Lang (1999, 35) betont: „Altern ist keine Krankheit! Altern bedeutet aber Abnahme der Anpassungsfähigkeit. Es will dem Organismus nicht so recht gelingen, sich an neue Bedingungen anzupassen, neuen Anforderungen zu genügen und ungewöhnliche Leistungen zu erbringen". Der Mensch benötigt zunehmend Strategien, um sich den Veränderungen im Alterungsprozess anzupassen. In einem Zusammenspiel von Kompensation, Selektion und Optimierung erwirbt er Kompetenzen zur individuellen Bewältigung der Anforderungen des Alltags. Ein Beispiel: Als man den Pianisten Rubinstein fragte, wie er es schaffe, im Alter von 80 Jahren noch so hervorragend Klavier zu spielen, antwortete er: Er spiele weniger Stücke als vorher (Selektion), übe sie jedoch öfter (Optimierung) und habe eine spezielle Spielstrategie entwickelt, indem er die Stücke generell langsamer spiele, um auch in schnelleren Passagen noch mithalten zu können (Kompensation).

Kompetenz beinhaltet die Fähigkeit, im Alter einen unabhängigen Lebensstil zu bewahren. Diese Möglichkeit ist von den Ressourcen, welche jeder Mensch mitbringt (z.B. hoher Grad an Initiative, realistische Zielsetzung, effiziente Planung, Ausdauer, Gesundheitszustand) abhängig. Gesellschaftlichen Faktoren (z.B. Bildungsstand, Ansehen und Erfolg, Kontakte) und gestellte Anforderungen aus der Umwelt beeinflussen den Bewältigungsprozess. Gesundheitliche Belastungen können die Motivation stören. Der Mensch ist weniger aktiv und offen und nur eingeschränkt bzw. überhaupt nicht bereit, sich zu betätigen. Eine genetische Disposition mit Rückzugstendenzen verstärkt dieses Verhalten, was im Endeffekt dazu führt, dass der Mensch den Anforderungen im Alltag – besonders außerhalb seiner Wohnung – nicht mehr gewachsen ist.

Geheimnisse des erfolgreichen Alterns sind die Aktivität und positive Einstellung zum Leben. Imhof (zit. nach Oberste-Lehn 1992, 39) vertritt die Idee eines „Lebenstrainings". „Es geht um den Prozeß der Selbstverwirklichung des Menschen, der nur über die Ebene der Selbstfindung möglich wird". Die Bedürfnisse des Menschen im höheren Lebensalter sind sehr unterschiedlich, und oft müssen diese erst einmal ausgelotet werden. Angebote in der Umgebung sind vielfach nicht bekannt oder Fähigkeiten müssen erst entdeckt werden. In einer Diplomarbeit (vgl. Görner et al. 1998) wird z.B. das gesamte bestehende Angebot (Kultur, Weiterbildung, Sport, Geselligkeit, Beratung u.a.) in einer Kleinstadt erfasst, um auf diesem Hintergrund besser auf die Wünsche der Bürger einzugehen, die Angebotspalette zu hinterfragen und neu zu strukturieren und die Bewohner dieser Stadt effizienter zu beraten. Die nach diesem Konzept eingerichtete Beratungsstelle kann sich individueller auf die einzelnen Vorstellungen der Senioren einstellen, und es ist wahrscheinlich, dass jeder Mensch ein Angebot findet, das seinen Vorstellungen entspricht.

Regelmäßige Bewegung

Einen Schwerpunkt zum sicheren Verhalten im Straßenverkehr – ob Fußgänger, Zweirad- oder Autofahrer – bildet die regelmäßige Bewegung. In diesem Bereich bietet sich eine Fülle an Möglichkeiten. Bei Erwachsenen rangiert das **Wandern** bei einer Wahlliste von 10 Aktivitäten mit 82,3 Prozent an der Spitze (Mertens 1997, 254). Gemeint ist dabei ein zügiges Gehen (Walking), welches Herz, Kreislauf und Atemtätigkeit anregt. Jedoch steht nicht allein der sportliche Aspekt im Vordergrund. Bedeutsam sind vielmehr das Naturerlebnis, der Kontakt mit anderen Menschen und viele neue Anregungen (Meusel 1997, 46). Auf der Rangliste folgen **Gymnastik** mit 76,2 Prozent und **Tanzen** mit 75,3.

Untersuchungen belegen, dass erwachsene Menschen aus gesundheitlichen Gründen Sport treiben. Hierzu zählen gymnastische bzw. körperbildende Übungen, welche bis ins hohe Alter hinein dafür sorgen, dass man beweglich bleibt und die Muskelkraft erhält, um die täglichen Arbeiten so verrichten zu können, dass man nicht außer Atem gerät. In Deutschland leiden etwa fünf Millionen Menschen an Osteoporose. Davon sind ab dem 80. Lebensjahr ungefähr 75 Prozent der Frauen und 50 Prozent der Männer betroffen. Ein spezielles, nicht überdosiertes Trainingsangebot vermindert auch die Anfälligkeit für Knochenbrüche und beugt dieser Erkrankung vor. Daneben schult ein Bewegungsprogramm, – wenn es überlegt aufgebaut ist, gleichermaßen auch das Gedächtnis. Besonders eine Kombination von psychomotorischem Training und Gedächtnisübungen wirkt der raschen Hirnalterung entgegen. Dagegen haben Bewegungsübungen bzw. Gehirnjogging alleine wesentlich geringere Effekte (vgl. Oswald et al. 1993).

Die von Huber gestellte Frage „Fitneßstudios und andere 'Folterkammern' – Jungbrunnen für die Alten?" kann eindeutig bejaht werden. Ab der Lebensphase zwischen 50 und 70 Jahren, konstatiert Huber, verliere der Menschen ein Drittel an Muskelmasse, wenn er nichts dagegen unternehme. Nach einem fachmännisch aufgebauten und gut dosierten funktionellen Aufbautraining mit Männern und Frauen ab 87 Jahren in einem Fitnessstudios sei nach acht Wochen ein Zuwachs von 175 Prozent Muskelmasse zu verzeichnen gewesen. Gleichzeitig habe der Sauerstoffumsatz zugenommen, d.h. die Aktiven könnten auch geistig mehr leisten (Huber 1999, 51).

Ernährung

Nicht unerwähnt soll in diesem Zusammenhang die richtige Ernährung bleiben. Mit zunehmendem Alter nimmt der Energiebedarf ab, die Verdauungstätigkeit verlangsamt sich und die physiologische Anpassungsfähigkeit der Körperfunktionen ist reduziert. Ab einem Alter von 65 Jahren sinkt der Kalorienbedarf auf 1600 bis 1800 Kalorien. Eine kalorienarme Ernährung, welche reich an essentiellen Nährstoffen ist, sorgt in Kombination mit regelmäßiger Bewegung für das körperliche Wohlbefinden und eine gute Verdauung (vgl. Aign 1997, 378 f.; Rober 1990).

Auch das Tanzen hat einen positiven Einfluss auf die Ausdauer, Koordination, Beweglichkeit und Gelenkigkeit. Hinzu kommen noch besonders die Schulung von Gleichgewicht, Konzentration und Merkfähigkeit. Viele Schrittkombinationen müssen behalten und diese auf den Partner bzw. die Gruppe abgestimmt werden. Als weitere Betätigungsmöglichkeiten bieten sich Fahrradfahren, Schwimmen, einschließlich einer Wassergymnastik, Skilanglauf, Körpertherapien (Atemübungen, Autogenes Training, Yoga, Qui Gong u.a.) und Sport im Verein (Große und Kleine Spiele u.a.) an.

Jeder Mensch ab der Lebensmitte sollte sich regelmäßig mindestens dreimal in der Woche über 45 Minuten ausdauernd bewegen. „Neueinsteiger" und „Wiederbeginner" müssen vorsichtig und schrittweise anfangen. Die Leistungsfähigkeit wird individuell unterschiedlich sein. Als Belastungsgrenze gilt die Trainingspulsfrequenz von 180 minus Lebensalter (vgl. Weineck 1996). Durch das regelmäßige Ausdauertraining kommt es zu einer Verbesserung des allgemeinen Gesundheitszustandes, d.h. die Lebensqualität steigt, so dass sogar die Gesundheitskosten reduziert werden. Der

Mensch nimmt weniger Medikamente, ist weniger krank, geistig wacher und beteiligt sich aktiv am Leben. Der Grad der Zufriedenheit hängt eng mit der Mobilität zusammen, und diese möchten auch Senioren so lange wie möglich erhalten. Ideal wäre ein Bewegungsprogramm, welches inhaltlich Situationen aus dem Straßenverkehr einbezieht, wie z. B. schnell Reagieren, peripheres Sehen, Richtungshören, Reagieren auf Druck und Zug in Arm- und Beingelenken, Simultanhandlungen, Übungen im Hals- und Nackenbereich. Ein regelmäßiges Aktivitätsprogramm im Alter wirkt sich auf die Verkehrssicherheit aus: Der Mensch bleibt fit, ist flexibler und übt regelmäßig Situationen, die ihn auf der Straße erwarten.

Literatur

Aign, W.: Essen und Trinken beim Älterwerden und Ältersein. In: Mertens, K. (Hrsg.): Aktivierungs-Programme für Senioren. Dortmund 1997, 378-396.
Baltes, M.M. et al.: Erfolgreich Altern. Bern u.a. 1992.
Baltes, P.B. und Mittelstraß, J. (Hrsg.): Zukunft des Alterns und gesellschaftliche Entwicklung. Berlin/New York 1992.
Baltes, P.B. und Mayer, K.U. (Hrsg.): The Berlin Aging Study. Aging from 70 to 100. Cambridge 1999.
Baumann, H.: Motorische Lernfähigkeit – limitierende Faktoren im Überblick. In: Baumann, H. (Hrsg.): Altern und körperliches Training. Bern 1992, 77-90.
Deutsches Institut für Fernstudienforschung an der Universität Tübingen (DIFF) (Hrsg.): Funkkolleg Altern. Studienbrief 2. Studienbrief 3. Tübingen 1996.

Görner, A. et al.: Entwicklung eines Konzeptes für eine generationsübergreifende Seniorenbegegnungsstätte in einer bayerischen Kleinstadt unter Berücksichtigung des kompetenzorientierten Ansatzes der Altenarbeit. Diplomarbeit. Humboldt-Universität zu Berlin 1998.
Hirsch, R.D.: Lernen ist immer möglich. München/Basel 1991.
Huber, A.: Fitneßstudios und andere „Folterkammern" – Jungbrunnen für die Alten? In: PSYCHOLOGIE HEUTE 28 (1999), 51.
Karl, F. und Tokarski, W. (Hrsg.): Bildung und Freizeit im Alter. Bern u.a. 1992
Kaiser, H.J. und Oswald, W.D. (Hrsg.): Altern und Autofahren. Bern 1999.
Lang, E.: Autofahren und Krankheiten im Alter: Immer eine Gefahr? In: Kaiser, H.J. und Oswald, W.D. (Hrsg.): Altern und Autofahren, Bern 1999, 35-49.
Mertens, K.: Psychomotorische Aktivierungsprogramme für Alten- und Pflegeheime. Dortmund 1997.
Meusel, W.: Wandern mit Senioren. In: Mertens, K. (Hrsg.): Aktivierungs-Programme für Senioren. Dortmund 1997, 46-56.
Oberste-Lehn, H.: Lebenstraining. In: Karl, F. und Tokarski, W. (Hrsg.): Bildung und Freizeit im Alter, Bern 1992, 39-53.
Oswald, W.D: et al.: Bedingungen der Erhaltung und Förderung von Selbständigkeit im höheren Lebensalter (SIMA). Erlangen 1993.
Schlag, B.: Beobachtungen beim Mitfahren. In: Kaiser, H.J. und Oswald, W.D. (Hrsg.): Altern und Autofahren, Bern 1999, 59-71
Weineck, J.: Fit und beweglich bleiben. Küttigen/CH 1996.

Umgang mit Belastungsgrenzen im Alter

Prof. Dr. Dietrich Ungerer, Sicherheitswissenschaft, Universität Bremen

Der Mensch ist so alt wie seine Informationsverarbeitung

Alter ist ein relativer Begriff. Das kalendarische Alter ist inzwischen kein Maßstab mehr, um die Leistungsfähigkeit eines Verkehrsteilnehmers zu beurteilen. Was heißt schon 50, 60 oder gar 90 Jahre alt zu sein. So können wir im Straßenverkehr 30-Jährige beobachten, die zähflüssig und geradezu alt fahren. Andernteils gibt es 70-Jährige, die dynamisch und flexibel Verkehrssituationen bewältigen.

Während die Volksweisheit formuliert, dass der Mensch so alt sei wie seine Gefäße oder wie er sich fühlt, lässt sich heute noch hinzufügen, dass er so alt ist wie seine Informationsverarbeitung. Zu fragen ist daher weniger nach dem Alter, als vielmehr danach, wie rasch der Mensch im Straßenverkehr sieht, hört, denkt, handelt, sich dabei fühlt und noch unfallfrei fährt. Im Vordergrund steht demzufolge mehr sein Gesamtzustand und weniger die Anzahl der Geburtstage. So gesehen können 30-Jährige bereits zum prägeriatrischen Fall werden, während 70-Jährige das Pkw-Sicherheitstraining mit Bravour durchlaufen und sich sicher auf den Straßen fortbewegen. Ausschlaggebend ist dafür die Funktionstüchtigkeit der Informationsverarbeitung im Gehirn des Verkehrsteilnehmers. Neben dem Sehvermögen, und zwar den Sehdefiziten, der Kontrastempfindlichkeit und der Dämmerungssehschärfe, ist vielmehr auf die gesamte Fahr- und Verkehrstüchtigkeit zu achten.

Verkehrsbelastungen haben unterschiedliche Auswirkungen

Belastungen, mit denen wir im Verkehrsalltag umzugehen haben, wirken mit unterschiedlicher Intensität auf uns ein. Das hängt einerseits von den **Erfahrungen** im Straßenverkehr ab. Erfahrene Verkehrsteilnehmer sind umsichtiger, wobei das zunehmende Alter eine ausschlaggebende Rolle spielt. Andererseits leisten der **Informationsumsatz** und der **Informationshaushalt** einen wesentlichen Beitrag zur Fahrtüchtigkeit. Während der Informationsumsatz für die Geschwindigkeit des Sehens, Hörens, Denkens und Handelns verantwortlich ist, sorgt der Informationshaushalt für die nötige Übersicht in einer Verkehrssituation. Durch Alterungsprozesse wird ihre Leistungsbreite allmählich eingeengt. Fahrtraining und Erfahrungen können allerdings ein hohes Leistungsniveau lange erhalten.

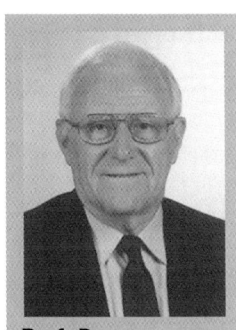

Prof. Dr. Dietrich Ungerer

Mit zunehmendem Alter wird der Informationsumsatz und der Informationshaushalt durch folgende Risikofaktoren verstärkt beeinträchtigt:

- Zusatzbelastungen
- Stress

- Mehfachhandlungen
- Hunger, Durst, Müdigkeit
- rasche Umstellungen.

Diese Risikofaktoren stehen stellvertretend für viele andere. An ihnen lässt sich folgendes zeigen:

❶ Unter **zusätzlichen Belastungen** (z.B. Hitze, Sorgen, Erkältungen) erreichen ältere Verkehrsteilnehmer früher als Jüngere ihre Belastungsgrenzen. Informationsumsatz und -haushalt werden kleiner. Daher ist die Belastung vor allem während einer längeren Fahrt zu dosieren. Eine Fahrt sollte außerdem nur angetreten werden, wenn man sich gesund und wohl fühlt.

❷ Informationsumsatz und -haushalt werden mit zunehmendem Alter durch **Stress** rascher beeinträchtigt als in jüngeren Jahren. Ärger und Zeitdruck wirken sich hier massiv aus. Stress ist geradezu ein Informationskiller. Unter Stress sollte nicht in das Fahrzeug gestiegen werden.

❸ **Mehrfachhandlungen** (z.B. Fahren und Telefonieren oder Rauchen oder am Radio hantieren) binden zunehmend Informations-Ressourcen, die für ein verkehrsangepasstes Fahren nicht mehr zur Verfügung stehen.

❹ **Hungrig, durstig und müde** sollte keinesfalls weitergefahren oder überhaupt eine Fahrt angetreten werden. Essen, Trinken und Schlafen sollten so dosiert sein, dass sie sich während der Fahrt überhaupt nicht einstellen. Wenn sie spürbar sind, arbeitet der Informationsumsatz bereits untertourig, der Informationshaushalt geht auf Sparflamme, d.h. die Wahrnehmung verläuft langsamer, die Übersicht geht verloren, der Umgang mit dem Fahrzeug wird störanfällig.

❺ **Umstellungsprozesse** vollziehen sich mit zunehmendem Alter langsamer. Nach einer längeren Krankheit und nach

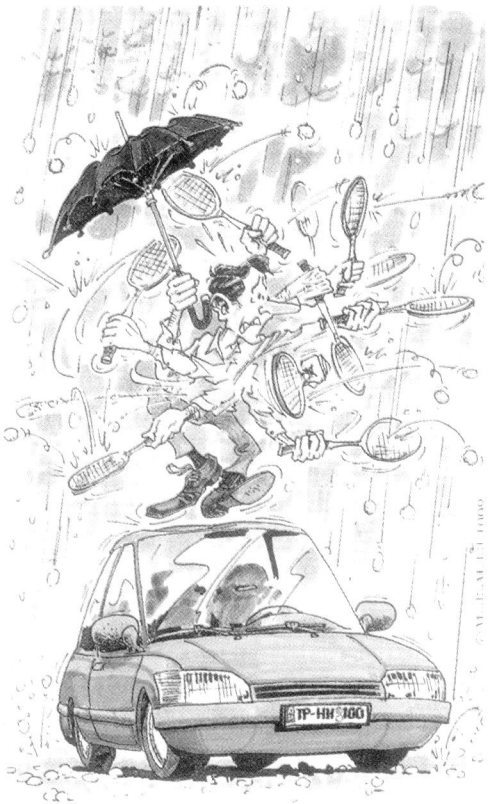

einem autofreien Urlaub benötigt das Gehirn etwas Zeit, um sich dem Belastungsniveau des Straßenverkehrs wieder anzupassen.

Vorwarnsymptome

Die beschriebenen Leistungseinbußen wirken sich meistens dann unfallträchtig aus, wenn sie nicht rechtzeitig erkannt und gestoppt werden. Oftmals kündigen sie sich durch Vorwarnsymptome an. Allerdings werden diese nicht immer richtig eingeschätzt. Daher sollen nachstehend solche Vorwarnsymptome genannt werden, die abfallende Informations-Ressourcen signalisieren.

- Häufung von Beinaheunfällen
- spätes Erkennen von Verkehrsteilnehmer (Wo kam denn der her?)
- vermehrt andere behindern (zunehmend beschimpft werden)
- Schilder übersehen (hinterher noch bemerken)
- Tempolimits vergessen
- Verschätzen
- mit den Gedanken abschweifen
- Herumfummeln und sich kratzen
- Suchbewegungen bei der Fahrzeugbedienung
- Straßennamen vergessen
- neue Fahrstrecken vergessen
- zunehmende Ungeduld
- zunehmender Zeitmangel.

Die genannten Vorwarnsymptome lassen sich rasch erkennen. In manchen Fällen machen auch die Beifahrer darauf aufmerksam.

Maßnahmen

In vielen Fällen helfen Sofortmaßnahmen. Diese reichen vom Ausruhen bis zur Nahrungs- und Flüssigkeitszufuhr. Mittelfristig sollte an die nötige Informationshygiene im Alltag gedacht werden. Dauernde Überlastungen der Informationsverarbeitung lösen Stress aus. Vor Fahrten sollten sie reduziert werden. Eine empfehlenswerte Maßnahme im fortschreitenden Alter ist das **Sicherheitstraining.** Mindestens alle zwei Jahre sollte daran teilgenommen werden, um Wahrnehmungsfähigkeit, mentale Flexibilität und Handhabung des Fahrzeuges zu mobilisieren. Besonders der Umgang mit dem Brems- und Lenkwiderstand ist wegen des Rückgangs der Muskelkraft ständig zu üben. Eine langfristig angelegte Sicherheitsprävention sollte darüber hinaus folgendermaßen aussehen:
- frühzeitiges Einstellen auf das Älterwerden
- regelmäßige Teilnahme am Sicherheitstraining
- Teilnahme an der Verkehrssicherheitsarbeit für sämtliche Verkehrsteilnehmer
- den Straßenverkehr nicht als notwendiges Übel betrachten, sondern als eine Herausforderung.

Wahrnehmen, Denken und Handeln werden im Straßenverkehr ständig aktiviert. Das ist Gehirn-Jogging. Die Menschen bleiben so jung wie sie fahren und sich im Straßenverkehr zurechtfinden.

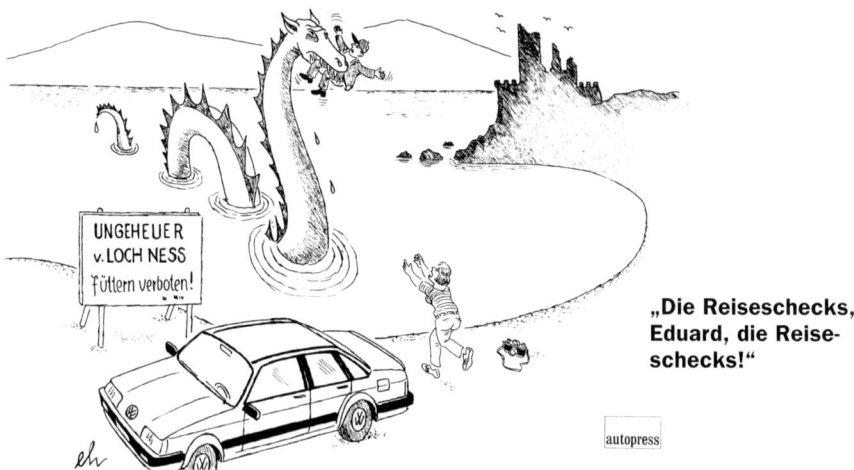

„Die Reiseschecks, Eduard, die Reiseschecks!"

Die Begutachtung der Fahreignung – eine Chance für ältere Kraftfahrer

Bei behördlichen Bedenken hinsichtlich der Fahreignung kann ein medizinisch-psychologisches Gutachten als Nachweis für die individuell vorhandene Fähigkeit zur Kompensation altersbedingter Leistungsdefizite dienen.

Dipl.-Psych. Pamela Rompe/
Dipl.-Psych. Manfred Weinand,
Bundesanstalt für
Straßenwesen (BASt),
Bergisch Gladbach

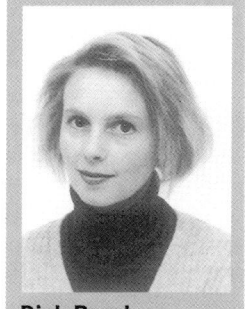

Dipl.-Psych.
Pamela Rompe

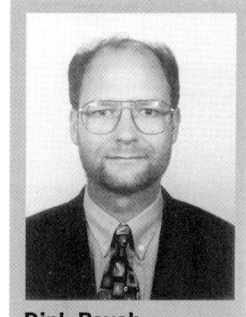

Dipl.-Psych.
Manfred Weinand

Nach Hochrechnungen wird in Deutschland der Bevölkerungsanteil der über 60-Jährigen bis zum Jahr 2030 auf ein Drittel ansteigen. Als Folge dieser Bevölkerungsentwicklung, die auch in anderen Industrienationen zu beobachten ist, wird ein erheblicher Zuwachs älterer aktiver Kraftfahrer erwartet, die bis ins hohe Alter hinein nicht auf die Vorteile von Mobilität verzichten möchten. Damit werden in Zukunft auch immer mehr Personen am motorisierten Straßenverkehr teilnehmen, die altersbedingte Leistungsminderungen aufweisen. Zu den häufigsten Leistungsveränderungen gehören das Nachlassen von Hörvermögen und Sehleistung (z.B. Minderung der Dämmerungssehschärfe, vermehrte Blendempfindlichkeit) sowie die Einschränkung der körperlichen Beweglichkeit, der Reaktionsfähigkeit und des Umstellungsvermögens. Damit einhergehend verschlechtert sich auch die Fähigkeit zur gleichzeitigen Ausführung unterschiedlicher Handlungen (Mehrfachtätigkeit), Aufmerksamkeitsteilung und -belastbarkeit werden beeinträchtigt. Informationen werden darüber hinaus langsamer aufgenommen und verarbeitet, Orientierungs- und Entscheidungszeit verlängern sich. Hinzu kommen ein Nachlassen der Konzentrationsleistungen, eine schnellere Ermüdbarkeit und eine Ausdehnung von Regenerationsphasen sowie Minderungen der Merk- und Erinnerungsfähigkeit. Zusätzlich zu diesen Beeinträchtigungen können sich verkehrsrelevante Veränderungen der Persönlichkeit einstellen, wie etwa zunehmende Ängstlichkeit und Unsicherheit.

Aus zahlreichen wissenschaftlichen Studien ist bekannt, dass ältere Kraftfahrer trotz dieser mit zunehmendem Alter nachlassenden Leistungsfähigkeit im Spiegel der amtlichen Unfallstatistik nicht als besondere Problemgruppe im Straßenverkehr hervortreten. Dies wird allgemein auf ihr Kompensationsverhalten zurückgeführt. Der Ausgleich von Leistungsmängeln vollzieht sich in erster Linie auf psychologischer Ebene und äußert sich vor allem als strategische (Vermeidung ungünstiger Verkehrssituationen und -bedingungen) und taktische Anpassungsleistung (vorausschauende Anpassung des Fahrverhaltens).

Auch nach der gängigen Rechtsprechung in Deutschland rechtfertigt ein hohes Alter allein nicht den Schluss auf den Verlust der Kraftfahreignung. Vielmehr muss im Einzelfall festgestellt werden, ob das Alter zum Absinken der Leistungsfähigkeit geführt hat und ob ein darin liegender Mangel durch langjährige Erfahrung als Kraftfahrer oder durch besondere Vorsicht und Verantwortungsbewusstsein ausgeglichen wird.

Werden bei einem älteren Kraftfahrer Tatsachen bekannt, die Bedenken gegen seine körperliche oder geistige Eignung begründen, kann die Fahrerlaubnisbehörde die Beibringung eines ärztlichen Gutachtens anordnen. Für den Fall, dass bei dem Betroffenen aufgrund behebbarer körperlicher oder geistiger Mängel eine bedingte Fahreignung gegeben ist, kann das sichere Führen von Kraftfahrzeugen durch fahrzeugbezogene Beschränkungen (z.B. bestimmte Kraftfahrzeugarten) oder durch personenbezogene Auflagen (z.B. Tragen einer Brille) gewährleistet werden. Zur Klärung von Eignungszweifeln kann die Fahrerlaubnisbehörde auch die Beibringung eines medizinisch-psychologisches Gutachtens einer amtlich anerkannten Begutachtungsstelle für Fahreignung anordnen. Anlass für eine solche Begutachtung sind oft charakterliche Mängel, die die Fahreignung in Frage stellen (z.B. bei wiederholten Verkehrszuwiderhandlungen unter Alkoholeinfluss). Darüber hinaus kann im Rahmen einer medizinisch-psychologischen Begutachtung auch die Frage einer möglichen Kompensation erheblicher Einbußen der psycho-physischen Leistungsfähigkeit geklärt werden. Gerade die Überprüfung individuell vorhandener Kompensationsvoraussetzungen kann für den älteren Kraftfahrer eine entscheidende Hilfe für die weitere Teilnahme am motorisierten Straßenverkehr darstellen.

Die Feststellung von Leistungsmängeln bedeutet für den älteren Kraftfahrer mithin keineswegs zwangsläufig ein negatives Gutachten mit der Folge einer weiteren Entbehrung oder des Verlusts der Fahrerlaubnis. Unterdurchschnittliche Ergebnisse in standardisierten Leistungstestverfahren erlauben allein noch keine zuverlässigen Aussagen über die Verkehrsbewährung und die bestehenden Kompensationsmöglichkeiten, zumal bei vielen Testverfahren die verminderten Arbeitsergebnisse pro Zeiteinheit und weniger die Qualität der Leistung, die mit steigendem Alter oft unverändert bleibt, im Vordergrund steht. Hinzu kommt, dass gute Leistungstestresultate noch kein angepasstes Verkehrsverhalten garantieren. So stellen gerade 18- bis 24-jährige männliche Kraftfahrer, die im Mittel die besten Leistungstestresultate vorweisen können, die Hauptproblemgruppe im Straßenverkehr dar. Die Schlussfolgerung, dass eine in der Laborsituation bei älteren Fahrern festgestellte verminderte Leistungsausstattung ein wenig verlässlicher Prädiktor für das Fahrverhalten ist, wird durch einschlägige empirische Erhebungen gestützt. Der Leistungsaspekt sollte daher bei der Begutachtung der Fahreignung älterer Kraftfahrer nicht überbewertet werden.

Als wesentliche Bedingungen für ein angemessenes Kompensationsverhalten werden in der Fachliteratur neben der Verkehrserfahrung vor allem Einstellungs- und Persönlichkeitsmerkmale wie eine geringe Risiko- und Durchsetzungsbereitschaft, eine stabile Verhaltenskontrolle und eine selbstkritische Haltung gegenüber eigenen Schwächen und Problemen genannt. Ältere Fahrer, die sich ihrer Leistungseinschränkungen bewusst sind, tendieren eher zu einer entsprechenden Anpassung ihres Fahrverhaltens. Die Bereitschaft zur Selbstkritik kann beim älteren Kraftfahrer jedoch nicht immer vorausgesetzt werden. Vielmehr tendieren, wie diversen Befragungsstudien zu entnehmen ist, viele ältere Menschen dazu, sich als Kraftfahrer recht positiv einzuschätzen. Eine Tendenz, die zeitstabil und kulturunabhängig zu sein scheint. Durch diese – in der Gruppe älterer Kraftfahrer weit verbreitete – Haltung wird eine bewusste Kompensation jedoch erschwert.

Für die Überprüfung des im Einzelfall gegebenen psychisch-funktionalen Leistungsvermögens und der bei entsprechenden Leistungsmängeln vorhandenen Kompensationsmöglichkeiten stehen dem psychologischen Gutachter einer amtlich anerkannten Begutachtungsstelle für Fahreignung bewährte Untersuchungsverfahren zur Verfügung, die auch eine umfassende individuelle Würdigung der Gesamtpersönlichkeit ermöglichen. Darüber hinaus kann der Gutachter im Zusammenhang mit der Beurteilung der Fahreignung älterer Kraftfahrer mit Leistungsdefiziten auch das Instrument einer psychologischen Fahrverhaltensbeobachtung einsetzen. Durch die Fahrerverhaltensbeobachtung, die in einem Fahrschulwagen im Beisein eines Fahrlehrers und eines psychologischen Gutachters durchgeführt wird, kann das Fahrverhalten im realen Straßenverkehr und damit die Kompensationsfähigkeit unmittelbar überprüft werden. Da es sich nach wissenschaftlichen Erkenntnissen bei der Kompensation von Leistungsmängeln um einen komplexen, multifaktoriell bedingten Prozess handelt, für den sich ein auf wenige Faktoren begrenztes Prognoseschema nicht finden lässt, kann auf diese Weise das Begutachtungsergebnis zusätzlich abgesichert werden.

Eine mit der erforderlichen Sachkunde und bewährten diagnostischen Instrumenten durchgeführte medizinisch-psychologische Begutachtung der Fahreignung kann also beim älteren Kraftfahrer, dessen Fahreignung von der Fahrerlaubnisbehörde in Frage gestellt wird, zum Nachweis von Kompensationsmöglichkeiten führen und damit einem unberechtigten Entzug der Fahrerlaubnis, der gerade für den älteren Menschen ein besonders „kritisches Lebensereignis" darstellen würde, vorbeugen und zum Erhalt der Mobilität im Alter beitragen.

Die amtlich anerkannten Begutachtungsstellen für Fahreignung bieten inzwischen neben Informationsmaterialien auch gezielte Beratungen zur Vorbereitung auf die Begutachtung an. In diesen Beratungen kann sich der betroffene ältere Kraftfahrer u.a. über Ablauf, Inhalte, Dauer und Wahl des richtigen Zeitpunkts für die Fahreignungsbegutachtung informieren. Ein Nebeneffekt dieser Beratungen ist, dass beim älteren Kraftfahrer Angst und Unsicherheit vor der im Regelfall für ihn ungewohnten Begutachtung reduziert werden.

Mit Inkrafttreten der neuen Fahrerlaubnis-Verordnung (FeV) ist eine Voraussetzung für die amtliche Anerkennung der Träger von Begutachtungsstellen für Fahreignung die Akkreditierung durch die Bundesanstalt für Straßenwesen. Durch die Akkreditierung und die damit verbundene jährliche Überwachung werden die Qualität von Fahreignungsbegutachtungen und die Einheitlichkeit der Beurteilungsmaßstäbe gewährleistet.

Ältere Autofahrer und öffentliche Verkehrsmittel

Dipl.-Päd. Arnd Engeln, Verkehrspsychologie,
Technische Universität Dresden

Bekanntermaßen steigt der Anteil älterer Menschen in der Bevölkerung Deutschlands an. Zudem nimmt mit jeder älter werdenden Generation der Anteil derer zu, die über Führerschein und Pkw verfügen. Somit ist in Zukunft mit einem stark steigenden Anteil älterer Autofahrer am Verkehrsgeschehen zu rechnen. Mit dieser Zielgruppe beschäftigt sich das vom Bundesministerium für Familie, Senioren, Frauen und Jugend geförderte Forschungsprojekt ANBINDUNG, das Ende letzten Jahres abgeschlossen wurde. Zwei Ergebnisberichte mit vielfältigen neuen Erkenntnissen liegen im Ministerium zur Veröffentlichung vor. Der erste Bericht[1] schildert die Lebens- und Mobilitätssituation der untersuchten älteren Autofahrer, weist entsprechend auf günstige Entwicklungen ebenso hin wie auf Probleme und Missstände und leitet wissenschaftlich begründete politische Forderungen ab. Der zweite Bericht[2] hingegen konzentriert sich auf die Beschreibung und Beurteilung von Verbesserungsoptionen des öffentlichen Nahverkehrs im Sinne des älteren Nutzers. Er dient vorrangig als Ideenpool für die Verkehrsplanung im öffentlichen Verkehr.

Im Alter steigt die Gefahr, dass durch gesundheitliche Beeinträchtigungen ver-

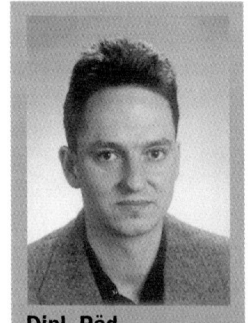

Dipl.-Päd. Arnd Engeln

schiedenster Art die Fahrtüchtigkeit eingeschränkt sein kann. In aller Regel gehen ältere Menschen mit solchen Einschränkungen sehr verantwortungsvoll um und kompensieren Leistungsdefizite durch ihre reichhaltige Fahrerfahrung. So vermeiden sie es z.B., bei eingeschränktem Sehvermögen unter schlechten Sichtbedingungen zu fahren (Nachts, bei Regen etc.), oder Sie umgehen Fahrten in komplexen, leicht überfordernden Situationen des Innenstadtverkehrs. Dieser verantwortungsvolle Umgang mit den eigenen Möglichkeiten führt dazu, dass die Unfallgefährdung älterer Autofahrer deutlich unter der junger Menschen zwischen 18 und 24 Jahren liegt – eine Personengruppe die den Älteren hinsichtlich ihres Leistungsvermögens in der Regel weit überlegen ist.

Am Projekt ANBINDUNG wurde bisweilen kritisiert, dass es sich mit *autofahrenden* älteren Menschen beschäftigt. Diese Personengruppe erscheint vordergründig gegenüber den nicht autofahrenden Älteren bevorteilt. Haben sie doch durch die Pkw-Verfügbarkeit objektiv gesehen eine Möglichkeit mehr, ihre Mobilität zu gestalten als die Nichtfahrer. Tatsächlich verhält es sich

---

1 Engeln, A. & Schlag, B. (1999): Abschlußbericht zum Forschungsprojekt ANBINDUNG - **AN**forderungen Älterer an eine **B**enutzergerechte Vernetzung **IND**ividueller **UN**d **G**emeinschaftlich genutzter Verkehrsmittel.

2 Engeln, A.; Deubel, K. & Schlag, B. (1999): Verbesserung der Attraktivität öffentlicher Verkehrsangebote für ältere Autofahrer – Probleme und praktikable Lösungen.

jedoch so, dass ältere Autofahrer – insbesondere wenn sie außerhalb großer Städte leben – oft jahrzehntelang ausschließlich mit dem Pkw unterwegs waren. Öffentliche Verkehrsmittel sind diesen Personen häufig fremd. Treten nun im höheren Alter zunehmend Schwierigkeiten mit dem Autofahren auf, wissen sie manchmal nicht, wie sie ihre Mobilität auf anderem Wege aufrechterhalten können. Aus den zunächst priveligierten Autofahrern wird mangels ausreichender Kenntnisse im Umgang mit anderen Verkehrsmitteln eine unter Mobilitätsgesichtspunkten benachteiligte Gruppe. Das Um- und Neulernen fällt in diesem Alter häufig schwer. Zum einen besteht in dieser Situation dann das Risiko, dass die betroffenen älteren Autofahrer auf Mobilität verzichten, was einschneidende negative Auswirkungen auf ihre Möglichkeiten zur selbsstständigen Versorgung und aktiven Lebensgestaltung hat. Eine Verschlechterung der Lebensqualität mit entsprechender Unzufriedenheit ist zu erwarten. Zum anderen besteht die Gefahr, dass sie sich trotz drohender Überforderung ans Steuer setzen. Nicht nur, dass sie sich damit einem erhöhten Stress aussetzen, sie gefährden in solchen Fällen auch sich und andere.

Nun stellt sich die Frage, wie den betroffenen älteren Autofahrern der Umstieg in öffentliche Verkehrsmittel erleichtert werden kann, um ihre Abhängigkeit vom Pkw und damit die daraus resultierenden Risiken für sie und ihre Umwelt zu reduzieren. Mit altengerechten öffentlichen Verkehrsmitteln verbindet man bislang in der Hauptsache Erleichterungen zur Reduktion *körperlicher* Anforderungen, so z.B. durch die Installation von Rolltreppen in Bahnhöfen oder den Einsatz von Niederflurfahrzeugen. Hierbei handelt es sich zweifelsohne um wichtige technische Errungenschaften, die vielen (nicht nur) älteren Menschen die Nutzung öffentlicher Verkehrsmittel erleichtern oder gar erst ermöglichen! Dennoch – so zeigen die Ergebnisse von ANBINDUNG – treffen diese Maßnahmen nicht die

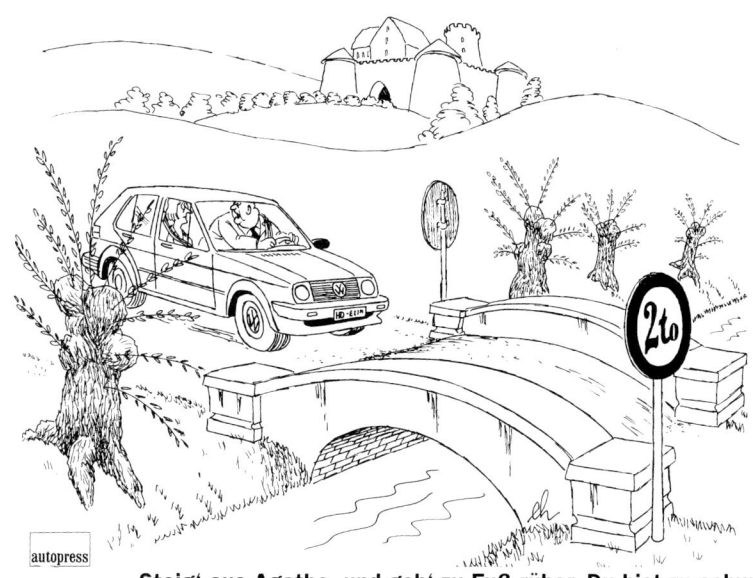

„Steig' aus Agathe, und geh' zu Fuß rüber. Du bist zu schwer!"

Hauptprobleme der Mehrzahl der untersuchten älteren Autofahrer. Bei einer videogestützten Untersuchung der Nutzung öffentlicher Verkehrsmittel kamen die meisten der beobachteten älteren Autofahrer gut mit den körperlichen Anforderungen zurecht – einige von ihnen umgingen sogar absichtlich beispielsweise Rolltreppen, „um sich körperlich fit zu halten". Demnach sind körperliche Erleichterungen für eine Teilgruppe enorm wichtig, für die körperlich fitten jedoch nicht ausschlaggebend. Sehr viel stärkere Probleme wurden bei den zumeist im öffentlichen Verkehr unerfahrenen älteren Autofahrern bei der Bewältigung von Orientierungsaufgaben festgestellt. Mit Hilfe der in Bahnhöfen vorgegebenen Orientierungssysteme (Fahrplan, Tarifinformation etc.) war es den Unerfahrenen beispielsweise kaum möglich, den richtigen Fahrschein zu lösen oder den korrekten Bahnsteig bzw. das richtige Bahnfahrzeug unter Ausschluss von Zweifeln zu finden. Interessanterweise traten diese Probleme in modernen Umsteigeanlagen mit reichhaltigen Informationsangeboten noch stärker auf als in einfacher ausgestatteten Haltestellen. Von den Älteren selbst wurde diesbezüglich die generelle Automatisierungstendenz im öffentlichen Verkehr angeprangert. So vielseitig automatisierte Orientierungs- und Informationsangebote auch gestaltet sein mögen, sie setzen grundsätzlich die Kenntnis des Umganges mit ihnen und die Anpassung an die vorgegebene logische Struktur voraus. Dies birgt das Risiko, dass die entspannte Nutzung öffentlicher Verkehrsmittel zu einem „Privileg für Eingeweihte" wird. Ein persönlicher Ansprechpartner im Bahnhof hingegen, der auf individuelle Problemlagen eingehen und aktuell notwendige Hilfestellung anbieten kann – und sei es nur das Wechseln großer Geldscheine für den

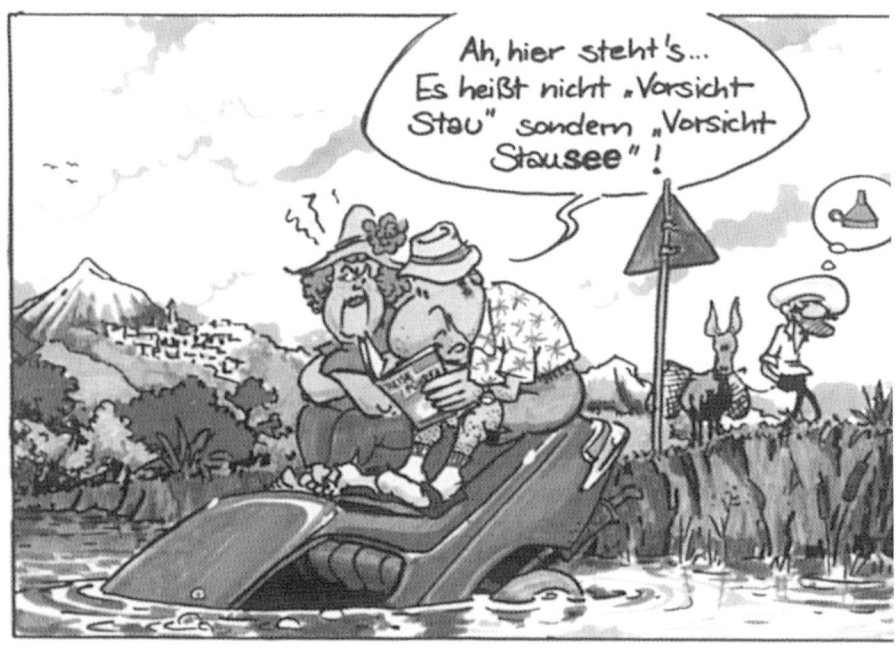

Fahrscheinerwerb – wurde oftmals herbeigesehnt.

Ein solcher Ansprechpartner könnte darüber hinaus viele weitere Probleme Älterer bei der Nutzung öffentlicher Verkehrsmittel reduzieren: So z.B. der zunehmenden Anonymisierung der Bahnhöfe entgegenwirken, die bei Älteren u.a. durch die damit verbundenen Vandalismuserscheinungen häufig Ängste vor Belästigungen oder gar kriminellen Übergriffen schüren. Insbesondere für die älteren Frauen ist die Nutzung öffentlicher Verkehrsmittel genau aus diesen Befürchtungen heraus bei Dunkelheit zumeist tabu. Neben dem Einsatz von Servicepersonal gibt es jedoch noch viele weitere Möglichkeiten, den öffentlichen Verkehr für ältere Menschen attraktiver zu gestalten. So werden in dem bereits genannten zweiten Abschlussbericht von ANBINDUNG neben den hier dargestellten Verbesserungen des öffentlichen Nahverkehrs durch Servicepersonal in insgesamt 132 Expertenbeiträgen Optimierungsmöglichkeiten diskutiert und bewertet.

Leider finden innovative Verbesserungen zumeist nur sehr langsam flächendeckenden Einzug in die Gestaltung öffentlicher Räume. Deshalb wird der ältere Autofahrer auch in naher Zukunft verstärkt gefordert sein, will er seine Abhängigkeit vom Pkw reduzieren. Nach unseren Ergebnissen lassen sich dazu folgende fünf Tipps (nicht nur) für ältere Autofahrer formulieren:

Tipps

● Warten Sie mit der Auseinandersetzung mit öffentlichen Verkehrsmitteln nicht, bis Sie darauf angewiesen sind. Je früher Sie öffentliche Verkehrsmittel in Ihre Mobilitätsgestaltung mit einbeziehen, desto leichter fällt Ihnen der Umstieg. Schließlich eröffnen Sie sich so eine *zusätzliche* Mobilitätsalternative, die Ihnen helfen kann, Ihre Verkehrsbeteiligung angenehmer zu gestalten – auch wenn Sie keine größeren Probleme mit dem Autofahren verspüren.

● Nutzen Sie in der „Umlernphase" öffentliche Verkehrsmittel nur dann, wenn Ihnen ausreichend Zeit zur Verfügung steht und Ihre Verfassung es zulässt, z.B. Umwege oder Zeitverluste zu korrigieren. Planen Sie ausreichend „Pufferzeiten".

● Nutzen Sie die Erfahrungen anderer! Lassen Sie sich bei den ersten Zugängen von Freunden oder Verwandten helfen, die mehr Erfahrung im Umgang mit öffentlichen Verkehrsmitteln haben. Vielleicht gibt es ja sogar Wege, die Sie ohnehin regelmäßig gemeinsam zurücklegen, nur dass Sie bislang die anderen im Pkw chauffiert haben. Dann können Sie den Spieß ja einfach mal umdrehen und sich im öffentlichen Verkehr führen lassen.

● Scheuen Sie sich nicht, bei Fragen oder Problemen andere Fahrgäste (oder das Personal, wenn vorhanden) um Hilfe zu bitten. Die meisten Menschen sind froh, wenn sie anderen weiterhelfen können.

● Informieren Sie sich bei den Verkehrsbetrieben (z.B. Servicestellen, Info-Telefon) vor Ort nach besonderen Angeboten. Häufig gibt es wertvolle Konzepte und Maßnahmen, die demjenigen verschlossen bleiben, der sich nicht selbst informiert (z.B. Begleitdienste, die älteren Menschen bei der Nutzung öffentlicher Verkehrsmittel behilflich sind, oder Anrufsammeltaxis, die mehrere Fahrgäste gleichzeitig und damit viel preiswerter als normale Taxis befördern).

Mobil und Sicher im Alter: Maßnahmen zur Erhöhung der Verkehrssicherheit von Seniorinnen und Senioren

Prof. Dr. Maria Limbourg,
Verkehrspädagogik/-psychologie, Universität-GH Essen

Ältere Fußgänger und Fußgängerinnen

Senioren und Seniorinnen sind als Fußgänger im Straßenverkehr besonders gefährdet: Das verkehrsleistungsbezogene Todesrisiko eines älteren Fußgängers (65 und älter) liegt bei dem 3,8-fachen eines 25- bis 64-Jährigen. Hauptverursacher bei den Fußgängerunfällen im Seniorenalter sind dabei nur bei 26% der Unfälle die älteren Verkehrsteilnehmer selbst, 74% werden von den Kraftfahrern verursacht. Aus diesem Grund muss sich die Verkehrssicherheitsarbeit nicht nur an die Senioren selbst, sondern auch an die Kraftfahrer richten.

Zur Erhöhung der Verkehrssicherheit für ältere Fußgänger sind Maßnahmen aus den Bereichen der **Verkehrstechnik**, der **polizeilichen Verkehrsüberwachung** und der **verkehrspädagogischen Aufklärung und Bildung** erforderlich:

● Seniorengerechte Verkehrsraumgestaltung (Tempo 30, Verkehrsberuhigung, Gehwegnasen, Aufpflasterungen, Mittelinseln, Einengungen, Querungshilfen, ausreichend lange Grünphasen für ältere Menschen, akustische Ampelsignale, gute Gehwege, abgesenkte Bordsteine, Fußgängerzonen usw.).

● Geschwindigkeitsüberwachung in Tempo 30-Zonen und auf Hauptstraßen, besonders wenn diese von Senioren genutzt werden.

● Überwachung des ruhenden Verkehrs (zugeparkte Gehwege, Radwege und Fußgängerüberwege).

● Aufklärung von Senioren über die Risiken für Fußgänger im Straßenverkehr.

● Aufklärung von Autofahrern über das Verhalten von Senioren als Fußgänger im Straßenverkehr.

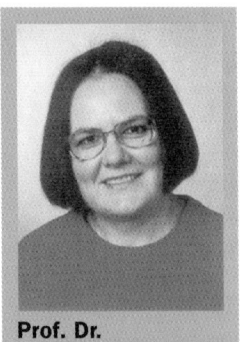
Prof. Dr. Maria Limbourg

Ältere Radfahrer und Radfahrerinnen

Seniorinnen und Senioren sind als Radfahrer im Straßenverkehr noch stärker gefährdet als Fußgänger. Das verkehrsleistungsbezogene Risiko der Senioren als Radfahrer ist um das 1,4-fache größer als bei den 25- bis 64-Jährigen. Das Todesrisiko ist dabei sogar um das 5,8-fache größer als bei den 25- bis 64-Jährigen.

Das Problem bei den Radfahrern stellen nicht die Regelverstöße dar. Senioren werden bei Radfahrerunfällen nicht häufiger als Hauptverursacher als der Durchschnitt aller Altersgruppen eingestuft (Senioren: 42% vs. alle Altersgruppen: 43%). Die Verursachung der Radfahrerunfälle ist wesentlich häufiger bei den motorisierten Fahrern zu suchen.

Zur Verhütung von Radfahrerunfällen im Seniorenalter sollten folgende Maßnahmen getroffen werden:

● Durch verkehrsplanerische und -technische Maßnahmen muss der Radverkehr insgesamt sicherer werden (gute Radwegnetze, Fahrradstraßen, ausreichend breite Radwege, Signalanlagen für Radwege, gute Radwegpflege, Verlangsamung des Autoverkehrs usw.)
● Überwachung der Geschwindigkeit und des Halte-/ Parkverhaltens der AutofahrerInnen
● Für die Aufklärung von Senioren als Radfahrer darf nicht die StVO im Vordergrund stehen, sondern ein gut durchdachtes Risikomanagement. Das Risikomanagement setzt zu allererst auf die Vermeidung von Gefahren. Unter dem Aspekt der Gefahrenvermeidung sind Verhaltensweisen zu benennen, die geeignet sind, gefährliche Situationen gar nicht erst aufkommen zu lassen. Empfehlungen zum sicheren Richtungswechsel beim Linksabbiegen sind ein wichtiges Beispiel. Die in der StVO vorgesehene Variante des Einordnens in der Straßenmitte überfordert die Senioren regelmäßig. Auch die Motivation zum Helmtragen ist ein wichtiges Ziel der Aufklärungsarbeit.

Ältere aktive Kraftfahrer und Kraftfahrerinnen

Als Kraftfahrer verunglücken Seniorinnen und Senioren (bezogen auf die gefahrene Kilometerzahl) kaum häufiger als jüngere Autofahrer. Nur die Gruppe der über 75-Jährigen ist etwas stärker gefährdet. Die meisten Seniorinnen und Senioren haben eine eher nüchterne und vernunftbetonte Einstellung zum Autofahren. Sie kompensieren ihr nachlassendes sensorisches, motorisches und kognitives Leistungsvermögen durch Veränderung ihres Fahrverhaltens. Ältere Autofahrer meiden ungünstige Tageszeiten, hohe Verkehrsdichten, Dämmerungs- und Dunkelheitsfahrten, ungünstige Witterungsbedingungen und sie fahren langsamer und vorsichtiger als Jüngere; dadurch reduzieren sie ihr altersbedingtes Unfallrisiko.

Eine sehr wirkungsvolle Möglichkeit, den Seniorinnen und Senioren das Autofahren trotz ihres altersbedingten verringerten Leistungstempos zu erleichtern und somit Unfällen vorzubeugen, ist eine Verlangsamung und eine Vereinfachung des Straßenverkehrs. Bei geringeren Geschwindigkeiten des Autoverkehrs haben Seniorinnen und Senioren mehr Zeit, eine Verkehrssituation zu erfassen, zu beurteilen und angemessen zu reagieren. Tempo 30 innerorts wäre für das Leistungstempo von Seniorinnen und Senioren eine angemessene Geschwindigkeit.

Ähnliches gilt für die Komplexität von Verkehrssituationen: Je einfacher und überschaubarer Verkehrssituationen sind, desto leichter sind sie auch von älteren Verkehrsteilnehmern zu bewältigen.

Mit dem Ziel, das Autofahren für Seniorinnen und Senioren leichter zu machen, müssten an vielen Stellen die Anzahl der Verkehrsschilder verringert und das Konfliktpotential an Kreuzungen und Einmündungen (z. B. Rechts-/ Linksabbieger und Fußgänger haben zur gleichen Zeit „GRÜN") reduziert werden (z. B. getrennte Grünphasen für unterschiedliche Verkehrsteilnehmergruppen).

Von nicht zu unterschätzender Bedeutung für die Leistungsfähigkeit älterer Verkehrsteilnehmer sind die im Alter häufiger auftretenden Erkrankungen und der damit verbundene Medikamentengebrauch. Senioren konsumieren insgesamt 54% aller Fertigarzneimittel, obwohl ihr Anteil an der Bevölkerung nur 21% beträgt. Allein bei den Psychopharmaka verbrauchen die 60- bis 70-jährigen Senioren 10-mal mehr als die 20- bis 30-jährigen Menschen.

Zur Verhütung von Unfällen, die in Zusammenhang mit Medikamenten zu sehen sind, müsste eine stärkere Präventivarbeit von Seiten der behandelnden Ärzte, der Apotheker und der Gesundheitsämter geleistet werden. Auch Medien (Fernsehen, Radio, Presse) könnten einen Beitrag zur Aufklärung über die Auswirkungen von Medikamenten auf die Fahrtüchtigkeit leisten. Außerdem sollten die polizeilichen Kontrollen in diesem Bereich verstärkt werden.

Einen weiteren Beitrag zur Erhöhung der Sicherheit von Seniorinnen und Senioren als AutofahrerInnen im Straßenverkehr könnte eine seniorengerechtere Ausstattung der Kraftfahrzeuge leisten.

Auch der Aufklärung von älteren Kraftfahrern kommt eine große Bedeutung zu. Ältere AutofahrerInnen sollten über die verkehrsrelevanten altersbedingten Leistungseinbußen und über die Auswirkungen von Medikamenten auf die Verkehrstüchtigkeit informiert werden. Sie sollten lernen, ihr Fahrverhalten ihren Fähigkeiten anzupassen.

Eine weitere wichtige Maßnahme, die Seniorinnen und Senioren als AutofahrerInnen zu schützen, ist eine rechtzeitige Vermittlung von ÖPNV-Nutzungskompetenzen, denn viele Seniorinnen und Senioren sind – nach einer lebenslangen Autonutzung – nicht in der Lage, den öffentlichen Verkehr kompetent zu nutzen.

Senioren und Seniorinnen im öffentlichen Verkehr

Der öffentliche Verkehr ist die sicherste Mobilitätsform – nicht nur im Alter. Nach einer Studie des Europäischen Rates für Verkehrssicherheit, kommen beim Autofahren in Europa auf 100 Millionen Menschen je Kilometer 0,8 Tote, bei der Nutzung von Bussen und Bahnen sind es nur 0,08 bzw. 0,04 getötete Verkehrsteilnehmer, d.h.: das

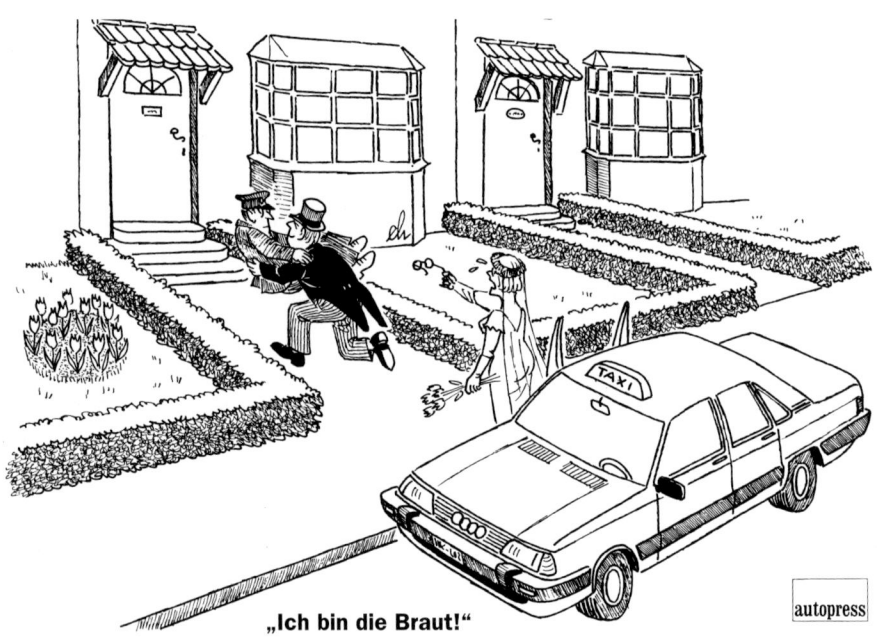

„Ich bin die Braut!"

Todesrisiko ist im Pkw 10- bis 20-mal höher als in Bussen und Bahnen. Leider wird der öffentliche Verkehr im Seniorenalter viel zu wenig genutzt.

Gründe für eine geringe Akzeptanz des öffentlichen Nahverkehrs (ÖPNV) insbesondere als Alternative zum Pkw sind vor allem die schlechte Zugänglichkeit zum ÖPNV, die mangelnde Informiertheit über das Angebot und die Notwendigkeit, lange Fußwege zurücklegen zu müssen. Viele Ältere sehen sich mangels attraktiver ÖPNV-Angebote zu einem Verzicht von Aktivitäten außerhalb der Wohnung gezwungen. Betroffen sind davon vor allem Frauen im höheren Lebensalter.

Einschränkungen der ÖPNV-Mobilität Älterer ergeben sich auch aus der Angst vor Kriminalität, die bei älteren Frauen größer als bei älteren Männern ist. Ältere alleinstehende Menschen in großen Städten zeigen besonders starke Befürchtungen, Opfer einer Straftat zu werden. Aus diesem Grund verzichten sie auf die Nutzung öffentlicher Verkehrsmittel – vor allem am Abend.

Mit dem Ziel, die Verkehrssicherheit von Seniorinnen und Senioren zu erhöhen, müsste der ÖPNV seniorenfreundlicher werden. Außerdem müssten die Senioren die ÖPNV-Nutzung lernen. Vielen älteren Menschen fehlen – nach einem langen Autofahrerleben – wichtige Erfahrungen im öffentlichen Verkehr.

Literatur

Bächli-Biétry, J. (1993): Senioren im Straßenverkehr, Schweizerische Vereinigung für Verkehrspsychologie, Bern.

Camba, F. (1999): Senioren und öffentliche Verkehrsmittel. Vortrag bei der Tagung „Mobilität im Alter: Lust oder Last? – Mehr Sicherheit für Senioren im Straßenverkehr", Oktober 1999, Kuratorium für Verkehrssicherheit, Wien.

Cohen, A. (1992): Die Leistungsfähigkeit älterer Automobilisten. Neue Züricher Zeitung, Forschung und Technik, 6. Mai Nr. 104, S. 67.

Deubel, K., Engeln, A. und Koepke, S. (1999): Mobilität älterer Frauen und Männer. In: Flade und Limbourg (Hg.): Frauen und Männer in der mobilen Gesellschaft, Leske und Budrich, Opladen, 1999, 241-256.

Emsbach, M. (1999): Gefährdet und gefährlich? Ursachen und Tendenzen von Unfällen von älteren Menschen als Fußgänger, Radfahrer und Pkw-Fahrer. Vortrag bei der Tagung „Mobilität im Alter: Lust oder Last? – Mehr Sicherheit für Senioren im Straßenverkehr", Oktober 1999, Kuratorium für Verkehrssicherheit, Wien.

Hartenstein, W. (1994): Das „Älterwerden" der Autofahrer-Population: Größenordnungen, Fahrgewohnheiten, Einstellungen, Auswirkungen. In: ADAC (Hg.) (1995): Ältere Menschen im Straßenverkehr. Bericht über das 9. Symposium Verkehrsmedizin des ADAC, München, S. 16-24.

Huguenin, R. (1999): Aktivitäten zur Optimierung der Verkehrssicherheitsarbeit für Senioren in der Schweiz. Vortrag bei der Tagung „Mobilität im Alter: Lust oder Last? – Mehr Sicherheit für Senioren im Straßenverkehr", Oktober 1999, Kuratorium für Verkehrssicherheit, Wien.

Limbourg, M. (1999): Mobilität im Alter: Probleme und Perspektiven, Vortrag bei der Fachtagung des Innenministeriums NRW „Seniorinnen und Senioren als Kriminalitäts- und Verkehrsunfallopfer", Düsseldorf, Dezember 1999.

Machata, K. (1999): Unfälle mit älteren Verkehrsteilnehmern – Statistische Basisdaten im internationalen Vergleich. Vortrag bei der Tagung „Mobilität im Alter: Lust oder Last? – Mehr Sicherheit für Senioren im Straßenverkehr", Oktober 1999, Kuratorium für Verkehrssicherheit, Wien.

Pfafferott, I. (1993): Ältere Menschen im Verkehr – Mobilität, Verhalten, Sicherheit. In: Schlag, B. (1993): Verkehrssicherheit älterer Menschen, DVR, Bonn.

Polizei Nordrhein-Westfalen (1999): Verkehrsstatistik der Polizei Nordrhein-Westfalen 1998, Düsseldorf.

Prinz, Ch. (1999): Prognose für das Jahr 2020, Vortrag bei der Tagung „Mobilität im Alter: Lust oder Last? – Mehr Sicherheit für Senioren im Straßenverkehr", Oktober 1999, Kuratorium für Verkehrssicherheit, Wien.

Schlag, B. (1996): Fahrverhaltensbeobachtungen bei jüngeren und älteren Kraftfahrern. Deutsche Verkehrswacht, Verkehrswachtforum, Heft 2, Meckenheim.

Vavryn, K. (1999): Das seniorengerechte Kraftfahrzeug. Vortrag bei der Tagung „Mobilität im Alter: Lust oder Last? – Mehr Sicherheit für Senioren im Straßenverkehr", Oktober 1999, Kuratorium für Verkehrssicherheit, Wien.

Verkehrsclub Österreich (VCÖ) (1999): Senioren und Mobilität, Reihe „Wissenschaft und Verkehr", Wien.

Wagner, H.J. (1994): Arzneimittel- und Drogenuntersuchungen bei auffällig gewordenen älteren Kraftfahrern. In: ADAC (Hg.) (1995): Ältere Menschen im Straßenverkehr. Bericht über das 9. Symposium Verkehrsmedizin des ADAC, München, S. 102-107.

Zibuschka, F. (1999): Straßenraumgestaltung im Sinne der Seniorensicherheit. Vortrag bei der Tagung „Mobilität im Alter: Lust oder Last? – Mehr Sicherheit für Senioren im Straßenverkehr", Oktober 1999, Kuratorium für Verkehrssicherheit, Wien.

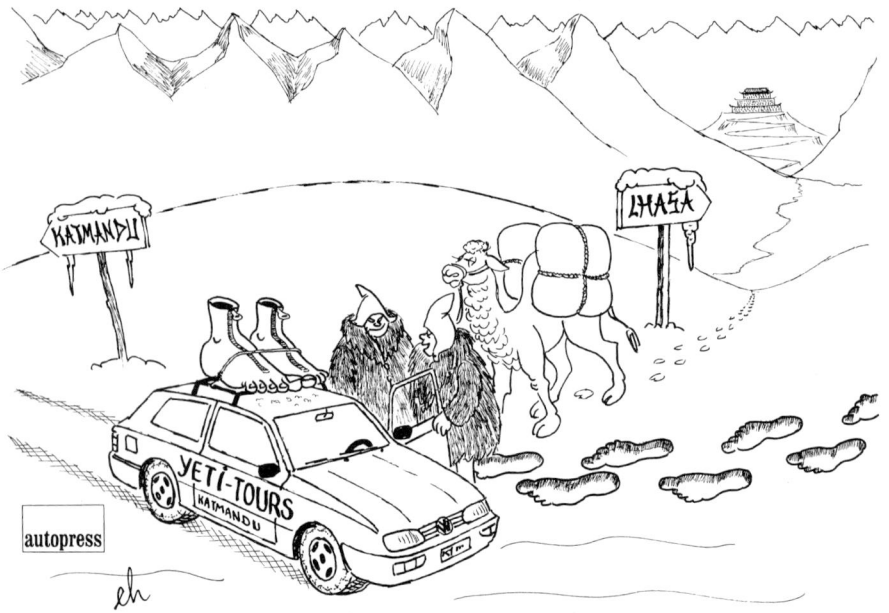

„Mein Gott, was tut man nicht alles für den lieben Tourismus."

Europäische Konferenz: „Mehr Sicherheit für Senioren"

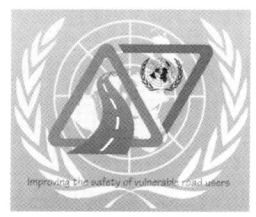

Vom 2. bis 4. Mai 2000 fand eine europäische Konferenz zum Thema „Verkehrssicherheit für Senioren" in Köln statt. Die Veranstalter Bundesministerium für Verkehr, Bau- und Wohnungswesen (BMVBW), Bundesanstalt für Straßenwesen (BASt) und Deutscher Verkehrssicherheitsrat (DVR) hatten ein Programm zusammengestellt, das einen wissenschaftlichen Austausch neuer Erkenntnisse zum Thema Senioren im Straßenverkehr auf europäischer Ebene ermöglichen sollte. Zusammenfassend wurden folgende Empfehlungen gegeben:

Empfehlungen

❶ Senioren sind keine homogene Gruppe. Sie zeichnen sich durch unterschiedliche Erwartungen, Lebensstile und Lebenslagen aus.

❷ Senioren sind Experten ihrer eigenen Situation. Sie müssen daher stärker in die Entwicklung und Durchführung von Verkehrssicherheitsmaßnahmen eingebunden werden.

❸ Senioren haben Interesse am Lernen und Fortbildung. Dies gilt auch für technologischen Fortschritt und moderne Entwicklungen in der Verkehrssicherheitsarbeit.

❹ Die sich anbahnende positive Bewertung des Alters muss aufgegriffen und durch neue Leitbilder der Verkehrssicherheitsarbeit verstärkt werden.

❺ Für die Steigerung der Verkehrssicherheit nicht nur Älterer wird eine stärkere Orientierung an den schwächeren Verkehrsteilnehmern empfohlen.

❻ Die im Laufe des Lebens erworbenen Mobilitätsgewohnheiten werden im Alter beibehalten. Daher sollen sowohl durch Technik als auch durch Lernangebote die Mobilität im Alter erhalten und gefördert werden.

❼ Sichere Verkehrsteilnahme geht mit einem lebenslangen Lernprozess einher. Dabei ist insbesondere für Senioren zu berücksichtigen: Aufrechterhaltung der Selbstständigkeit, Erhalt und Förderung der Kompetenz und Mobilität.

❽ Technische Systeme können dabei Fertigkeiten und Planungsprozesse erhalten und verbessern und einen wichtigen Beitrag zur Unfallreduktion leisten.

❾ Bei der Umsetzung der Verkehrssicherheitsmaßnahmen sind unterschiedliche und vielfältige Ansprachformen unter besonderer Berücksichtigung neuer Medien zu wählen, die den unterschiedlichen Lebenslagen und Lebensstilen der Senioren gerecht werden.

❿ Qualifizierte Moderatorentätigkeit vor Ort bleibt weiterhin Kernstück der Verkehrssicherheitsarbeit.

⓫ Verkehrssicherheitsmaßnahmen sind kontinuierlich durch Wirksamkeitsuntersuchungen abzusichern und durch Evaluationsstudien zu optimieren.

⓬ Verkehrssicherheitsmaßnahmen sind als Bestandteil von Szenarien künftiger Verkehrsentwicklungen zu konzipieren.

Telefonieren im Auto? – Auch mit Freisprechanlage nicht ungefährlich!

Die Verkehrswacht München hat mit dem TÜV Süddeutschland untersucht, ob nicht auch das Telefonieren über Freisprechanlagen während der Fahrt ein Unfallrisiko birgt.

Prof. Dr. Dr. Benedikt von Hebenstreit,
Verkehrswacht München

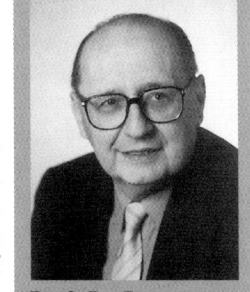

Prof. Dr. Dr. Benedikt von Hebenstreit

Telefonieren im Auto ist nicht ungefährlich, wenn der Fahrer während der Fahrt den Hörer des Autotelefons oder ein Handy in der Hand hat. Deshalb forderte der 37. Deutsche Verkehrsgerichtstag in Goslar im Januar 1999, „das Telefonieren des Lenkers mit dem Handy/Hörer in der Hand zu unterbinden" und nur die Benutzung einer Freisprechanlage zuzulassen. Man spricht dann mit dem Gesprächspartner nur über Mikrofone und Lautsprecher, die im Fahrzeug fest installiert sind, und hat beide Hände frei. Trotzdem ist jedoch auch dann das Unfallrisiko erhöht.

Das zeigen Befragungen von 800 Besitzern solcher Freisprechanlagen, die der TÜV Süddeutschland gemeinsam mit der Verkehrswacht München durchgeführt hat. Diese Personen wurden befragt, ob sie schon einmal während des Telefonierens einen Verkehrsunfall hatten. Und tatsächlich war dies bei vier von ihnen der Fall.

Hier die Fakten:

Andreas(*) wurde im Auto von einem Kunden angerufen. Dieser beschwerte sich über eine angeblich unvollständige Lieferung. Andreas wies darauf hin, dass dies wohl an der unvollständigen Bestellung des Kunden gelegen haben müsse. Ein Wort gab das andere, es kam zu einem Streit. Während dieses Disputs fuhr Andreas auf ein Auto vor ihm auf. Er hatte sich so auf das Gespräch konzentriert, dass er eine Verkehrsampel übersah, die eben gerade von Grün auf Rot umgesprungen war. Es entstand nicht nur ein erheblicher Sachschaden, sondern der andere Autofahrer erlitt zudem auch ein Schleudertrauma.

Elfie gab während der Fahrt ihrer Tochter telefonisch Anweisungen, was sie alles für eine Party einkaufen sollte. Auch sie konzentrierte sich so stark auf die Erstellung der Einkaufsliste, dass sie einen Radfahrer übersah, der am Straßenrand fuhr. Sie streifte ihn beim Vorbeifahren, brachte ihn zu Sturz und fügte ihm eine schwere Verletzung – Beinbruch, Bruch des Schultergelenks, Gehirnerschütterung – zu.

Kurt wiederum flirtete, per Freisprechanlage mit seiner Freundin. Dies nahm ihn offenbar so in Anspruch, dass er beim Abbiegen das rote runde Schild mit dem weißen Querbalken nicht bemerkte, das ihm die Einfahrt in diese Straße verbot. So fuhr er in

---

*Namen aus Datenschutzgründen abgeändert

falscher Richtung in eine relativ schmale Einbahnstraße ein. Dazu kam, dass er auch ein entgegenkommendes Fahrzeug zu spät bemerkte. Ein Zusammenstoß mit Blechschaden war die Folge.

Gerhard schließlich fuhr am Zebrastreifen einen Fußgänger an und fügte ihm leichte Verletzungen zu. Er berichtete, den Zebrastreifen und den Fußgänger zu spät bemerkt zu haben, weil er gerade über seine Freisprechanlage eine komplizierte Bestellung aufgegeben hatte. Nach seiner Meinung wäre es zu diesem Unfall nicht gekommen, wenn er nicht durch Probleme mit der Bestellung zu sehr abgelenkt gewesen wäre.

Vier Unfälle von 800 – das sind sicher nicht viele: Nicht einmal ein halbes Prozent.

Doch sollte man daraus seine Konsequenzen ziehen: Bei Telefongesprächen – soweit es sich nicht nur um kurze Mitteilungen handelt, die keine besondere Aufmerksamkeit erfordern – lieber stehen bleiben, als während des Fahrens zu telefonieren: Anhalten, um sich und die anderen vor Schaden zu bewahren!

Tipp !

Auch Freihandtelefonierer – ob mit Freisprechanlage oder Headsets – leben gefährlich. Deshalb: Bei Telefongesprächen im Auto – soweit es sich um längere Gespräche handelt, die besondere Aufmerksamkeit erfordern – lieber stehen bleiben, als während der Fahrt zu telefonieren.

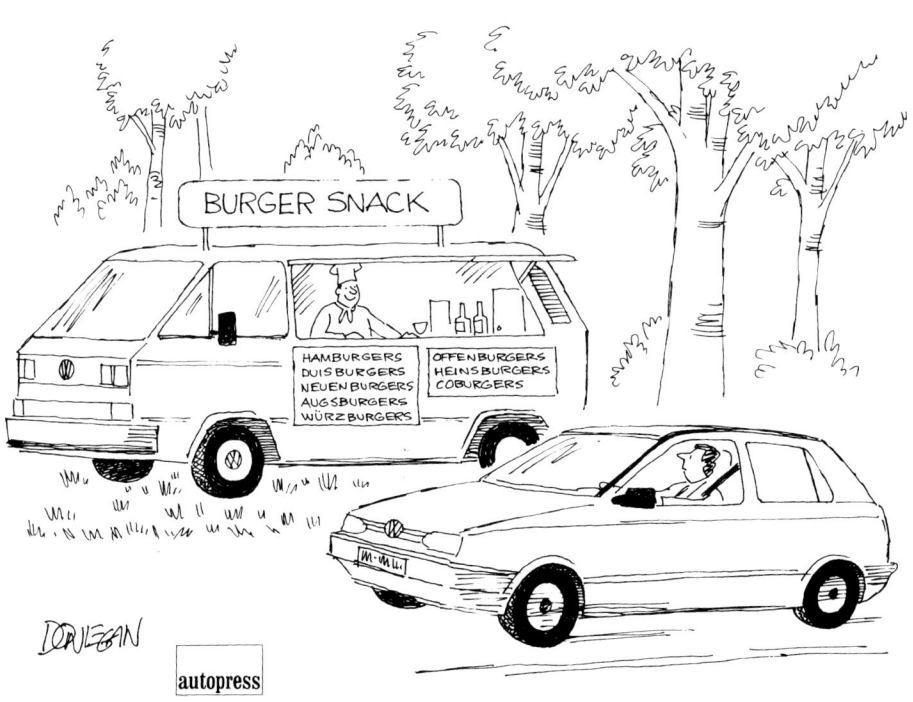

Jung gegen Alt, Alt gegen Jung

Im deutschen Straßenverkehr tobt ein Generationenkonflikt

Wie sehen sich Autofahrer selbst und wie sehen sie andere? Dieser Frage ist die Sicher Direct Versicherung AG, Dreieich, in ihrer Studie „Selbstbild- und Fremdbild deutscher Autofahrer" nachgegangen; dazu wurde eine bundesweite, repräsentative Erhebung unter 1.640 Autofahrern durchgeführt.

Recht habe grundsätzlich ich

Die Ergebnisse zeigen zum Teil erschreckende Wahrnehmungsverzerrungen – nach dem Motto: Recht habe grundsätzlich ich.

Am schlimmsten ziehen die älteren und ganz jungen Autofahrer übereinander her. Nach dem persönlichen Urteil gefragt, lassen sie kein gutes Haar an der jeweils anderen Generation. Ohne Skrupel machen sie sich gegenseitig schlecht – je mehr Jahre zwischen den Generationen liegen, um so konfrontativer.

Alt gegen jung

Ältere Verkehrsteilnehmer empfinden das Verhalten der Jungen als besonders rücksichtslos. Autofahrer über 55 Jahre werfen Fahranfängern generell Imponiergehabe am Steuer vor und monieren häufig ihre zu schnelle Fahrweise. Faktum ist allerdings auch, dass jeder fünfte junge Fahrer dem Typus „Raser" zugeordnet werden kann (Autofahrer-Typen, siehe Seite 174).

In ihrer eigenen Wahrnehmung sehen sich die über 55-jährigen Autofahrer als souveräne, sichere Autofahrer, die sich im Straßenverkehr rücksichtsvoll verhalten, die Verkehrsregeln korrekt beachten und aufgrund der langjährigen Erfahrung besonders sicher fahren.

Jung gegen Alt

Die jungen Autofahrer sind da ganz anderer Meinung. Je jünger die befragten Autofahrer sind, desto intensiver kritisieren sie die Fahrleistung der Älteren, z.B. dass ältere Autofahrer häufig sehr spät reagieren und sich oft nicht rücksichtsvoll verhalten. Was das eigene Verhalten am Steuer betrifft, so geben die jungen Autofahrer zu, dass Fahranfänger ihr Können oft überschätzen und mit ihrem Fahrstil anderen imponieren wollen. Viele junge Fahrer finden, dass ältere Autofahrer im Straßenverkehr überfordert sind, unsicher fahren und sich nicht an die Verkehrsregeln halten. Entsprechend deutlich fordert fast jeder fünfte der 18- bis 26-jährigen Autofahrer den generellen Führerscheinentzug für Autofahrer ab 70 Jahren. Fast alle jungen Fahrer finden, dass die Fahrtauglichkeit älterer Fahrer regelmäßig überprüft werden sollte.

Die jungen Autofahrer sprechen den Älteren ihr Fahrkönnen ab, die Älteren halten die Jungen für Verkehrsrowdys. Diese extremen Pole markieren den tiefen Konflikt, der zwischen den Generationen im Straßenverkehr besteht.

Die statistischen Unfallzahlen geben hingegen den Älteren Recht: Sie identifizieren eindeutig die Gruppe der 18- bis 24-jährigen Autofahrer als eine Hauptrisikogruppe im Straßenverkehr. Sie weisen eine höhere Unfallrate auf als alle anderen Altersgruppen und sind damit erheblich gefährdeter: Jede vierte getötete Person gehört zur Gruppe der jungen Fahranfänger. Dagegen sind die über 55-jährigen Autofahrer in der Statistik ausgesprochen unauffällig: Sie verursachen anteilsmäßig wesentlich weniger Unfälle als der Durchschnitt aller Autofahrer. Ältere Autofahrer gehören häufig den Typen „Vorsichtige" und „Ängstliche" an.

In vollem Bewusstsein der Gefahren leben viele Fahranfänger beim Autofahren ihre Risikobereitschaft aus – mit sichtbaren Folgen in der Unfallstatistik. Dass junge Fahrer ihr eigenes Verhalten als akzeptabel empfinden, während sie ältere Autofahrer zu unrecht stigmatisieren, entspricht dem weitverbreiteten Jugendkult in unserer Gesellschaft: alt zu sein scheint in Deutschland „out" und trägt den Makel der Schwäche – Risiko dagegen ist „in".

Appell an die Generationen !

Die Jungen und Alten sollten mehr gegenseitiges Verständnis zeigen, mehr Rücksicht aufeinander nehmen und weniger egoistisch im Straßenverkehr sein – der Sicherheit zuliebe (siehe auch Seite 10)!

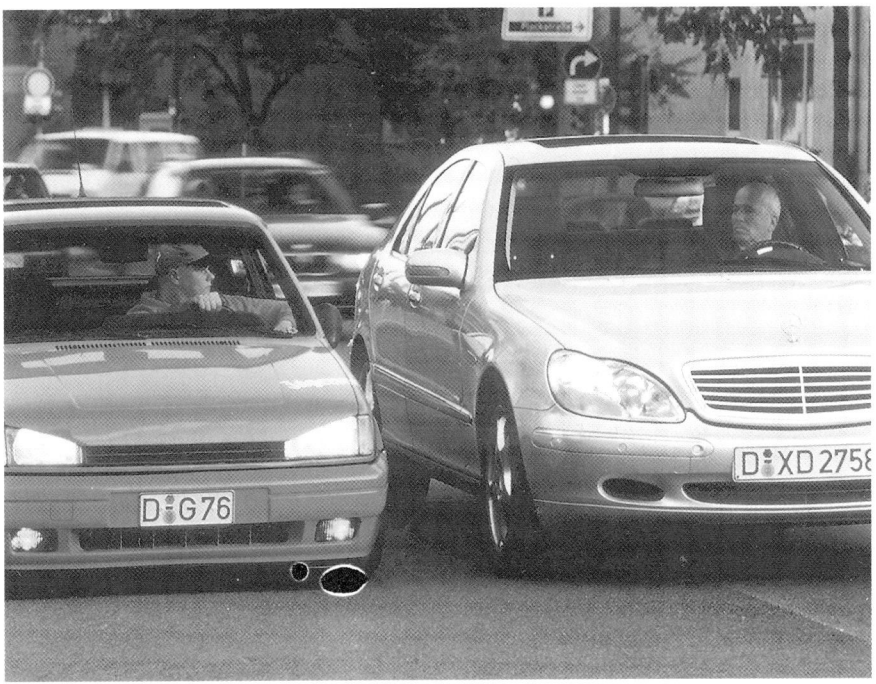

„Alte Hasen" gegen „Frischlinge" – „Frischlinge" gegen „alte Hasen": Über 80% der älteren Autofahrer werfen Fahranfängern Imponiergehabe am Steuer vor. 97% der jungen Fahrer finden, dass die Fahrtauglichkeit älterer Fahrer regelmäßig überprüft werden sollte. Ein hoher Anteil der jungen Fahrer lässt sich dem Typus „Raser" zuordnen (jeder fünfte); überdurchschnittlich viele ältere Autofahrer gehören den Typen „Vorsichtige" und „Ängstliche" an (insgesamt fast 40%).

Keine Mehrheit für Führerscheinentzug ab 70 und Tempolimit für Fahranfänger

Die Deutschen haben bekanntlich wenig Bereitschaft, gesetzliche Einschränkungen des Autofahrens zu akzeptieren. Auf entsprechend geringe Toleranz stoßen auch Forderungen nach Regelungen, die das Unfallrisiko sehr junger oder sehr alter Autofahrer verringern sollen.

Geschwindigkeitsbegrenzungen für jugendliche Fahranfänger oder den generellen Führerscheinentzug ab 70 würde in Deutschland nur eine kleine Minderheit begrüßen. Ganz junge Autofahrer artikulieren aber deutlich häufiger Forderungen nach Einschränkungen für ältere Verkehrsteilnehmer. Umgekehrt trauen auch die Älteren den Fahranfängern nicht recht über den Weg. Das ergab eine Umfrage des Autoversicherers Sicher Direct aus Dreieich bei Frankfurt.

91% aller Autofahrer aussprechen. Bei den jungen Autofahrern sind sogar 97% dieser Meinung, während die potentiell Betroffenen selbst etwas zurückhaltender reagieren: 84% der über 55-Jährigen wären mit einer solchen Maßnahme einverstanden.

Hinsichtlich der Altersgrenze, ab der überprüft werden soll, bestehen Differenzen zwischen den Altersgruppen. Junge Autofahrer schlagen für den Beginn der Überprüfung häufig ein Alter von 60 bis 64 Jahren vor (35%). Dagegen befürworten ältere Fahrer ein Startalter zwischen 70 und 74 Jahren. Nach den Zeitabständen für solche Überprüfungen gefragt, wird quer durch alle Altersgruppen am häufigsten ein Zwei-Jahres-Rhythmus genannt (40%). Nur 28% ▶

Führerscheinentzug

Auf die Frage „Sind Sie der Meinung, dass Autofahrern ab 70 generell der Führerschein entzogen werden sollte?" antworteten im Bundesdurchschnitt nur 8% aller Autofahrer mit „ja". Fast ein Fünftel der Autofahrer zwischen 18 und 26 Jahren hingegen hält die älteren Verkehrsteilnehmer für fahrtüchtig: Mit 18% würde diese Gruppe es begrüßen, wenn man Senioren auf deutschen Straßen grundsätzlich „aus dem Verkehr" ziehen würde (siehe Abb.).

Überprüfung der Fahrtauglichkeit

Deutliche Mehrheiten finden sich indessen für eine regelmäßige Überprüfung der Fahruntauglichkeit der Älteren, für die sich

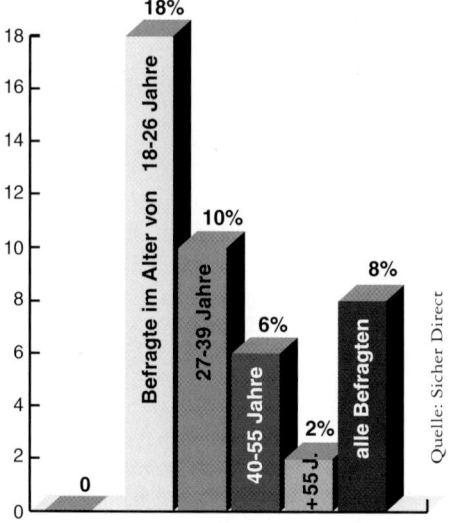

Frage: Sind Sie der Meinung, dass Autofahrern ab 70 Jahren generell der Führerschein entzogen werden sollte?

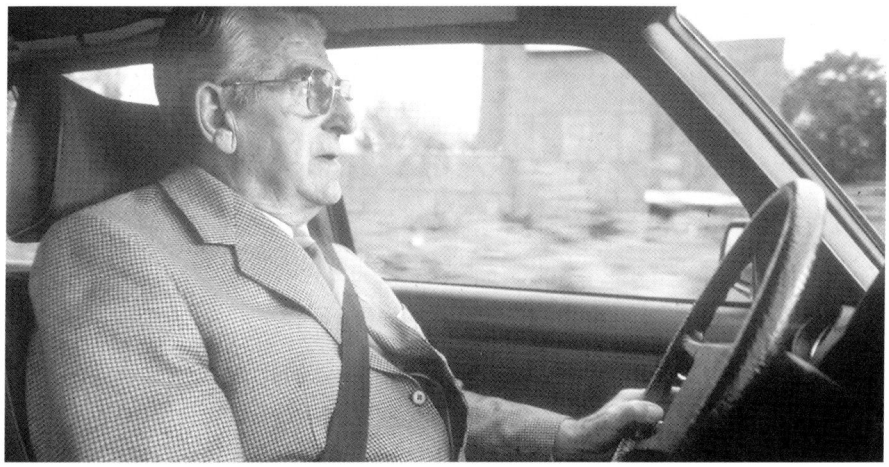

der Befragten sprachen sich für eine jährliche Überprüfung aus.

Tempolimit für Fahranfänger

Bei der Frage nach einem Tempolimit für Fahranfänger scheiden sich die Geister, auch wenn die meisten deutschen Autofahrer eine solche Regelung weder für durchsetzbar noch für kontrollierbar halten. Jeder zweite Autofahrer ist der Meinung, dass sich die Zahl der Unfälle durch diese Maßnahme nicht reduzieren ließe.

Die deutlichsten Meinungsverschiedenheiten bestehen in dieser Diskussion zwischen der älteren und jüngeren Generation: 57% der jungen Autofahrer sind der Ansicht, dass eine Geschwindigkeitsbegrenzung für Fahranfänger eine Einschränkung ihrer persönlichen Freiheit bedeuten würde. Nur 44% der über 55-Jährigen sehen das genauso. Fahranfänger glauben, dass es durch ein Tempolimit für junge Autofahrer auch nicht weniger Unfälle gäbe (54%) – von den Älteren sind 48% dieser Meinung.

Forderungen !

- Die Diskriminierung einzelner Gruppe sollte vermieden werden.
- Die jungen und älteren Autofahrer sollten ihre negativen Vorurteile der anderen Generation gegenüber reduzieren. Denn: Jeder war einmal jung und wird einmal alt.
- Erhöhung gegenseitiger Toleranz zwischen Jung und Alt.
- Die Älteren sollten ihr Leben akzeptieren, dessen Betandteil das Alter ist. Jeder Lebensabschnitt hat seine Sonnen- als auch Schattenseiten. Auch sie waren einmal jung und haben vielleicht ähnlich reagiert und gehandelt wie Jüngere.
- Die Jüngeren sollten daran denken, dass sie auch einmal Ältere werden und dann auch nicht von den jungen Menschen diskriminiert werden möchten. Sie sollten den Älteren rücksichtsvoll begegnen.
- Jede Generation sollte mehr Einfühlungsvermögen (Empathie) für den anderen haben.
- Man sollte sich im Straßenverkehr dem anderen gegenüber so verhalten, wie man selber auch von anderen behandelt werden möchte. Nach dem Motto: Was du nicht willst was man dir tu', das füg' auch keinem anderen zu.

Die Autofahrer-Typen in Deutschland

Die Autofahrer-Typen auf Deutschlands Straßen unterteilen sich wie folgt:

Der Funktionalist repräsentiert den „Otto-Normal-Fahrer". Er hat ein nüchtern-rationales Verhältnis zum Auto, das weder durch auffällige Ängste noch durch besondere Lustgefühle gekennzeichnet ist. Er sieht das Auto als reinen Gebrauchsgegenstand. Entsprechend unauffällig ist sein Fahrstil: weder besonders aggressiv noch besonders zurückhaltend.

Der Gelassene ist der „Genießer" unter den Autofahrern. Frei von Ängsten und Aggressionen schwebt er am liebsten mit konstanter Geschwindigkeit über die Straßen. In der Regel reagiert er auf „Drängler" und „Trödler" gelassen. Sein Fahrzeug beherrscht er souverän, ohne sein Können zu überschätzen.

Der Vorsichtige hat zwar gelegentlich Angst im Straßenverkehr, fährt aber trotzdem sehr gerne Auto. Indem er sich an die Verkehrsregeln hält und möglichst „sichere" Autos fährt, versucht er seine Bedenken und Ängste zu bewältigen. Er meidet Risiken und neigt zur Unterschätzung seines Fahrkönnens.

Der Ängstliche repräsentiert den unsicheren Autofahrer. Für ihn ist Autofahren stark angstbesetzt, weshalb er zurückhaltend und langsam fährt. Aus diesem Grund erscheint er anderen Verkehrsteilnehmern nicht selten als Hindernis. Er ist sich seiner Unsicherheit durchaus bewusst.

Der Raser lebt seine Lust am Risiko voll aus, sucht Anerkennung, Abenteuer und Selbstbestätigung im schnellen Fahren. Er testet seine Grenzen aus und misst seine Fähigkeiten gern mit anderen Verkehrsteilnehmern, wobei er häufig zur Selbstüberschätzung neigt. Sein Fahrstil ist riskant und zuweilen auch aggressiv.

Der Frustrierte ähnelt dem Raser in seiner Lust am Risiko, der Sucht nach Abenteuer und Selbstbestätigung. Doch er hat reduzierte Möglichkeiten, diese Motive auch auszuleben. So besitzt er häufig nicht das Auto, das er am liebsten fahren würde. Da Frustration aber bekanntlich zu Aggression führen kann, regt er sich häufig über andere Autofahrer auf, denen er sich unter- und überlegen fühlt.

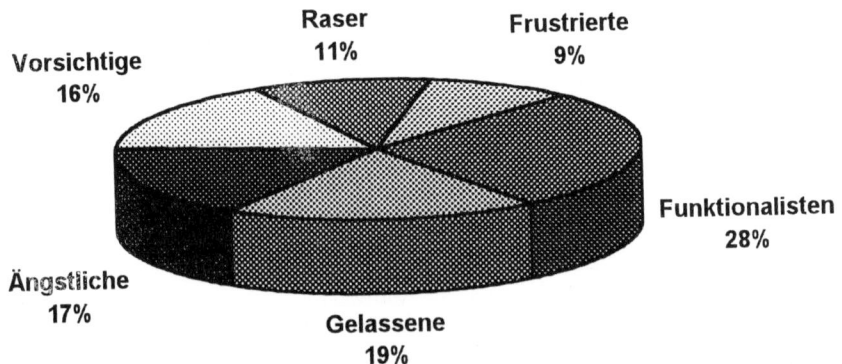

Vorsichtige 16%
Raser 11%
Frustrierte 9%
Funktionalisten 28%
Gelassene 19%
Ängstliche 17%

Quelle: Sicher Direct

Wir schaffen den Ruhestand ab!

Aufmüpfige Gedanken

Angelika Schlansky/Bernd Herzog-Schlagk
von der Gruppe Senioren zu Fuß e.V., Berlin

Zahlreiche Senioren von heute gehören zu den Pionieren des Kfz-Verkehrs von gestern. Als Überlebende des 2. Weltkrieges haben sie größtenteils die Massenmotorisierung begrüßt und viele, ja sehr viele von ihnen haben schon vorher jede neue Straße voller Freude registriert. Es soll noch heute Menschen unter den Senioren geben, die einem gerade mal 12 Jahre lang regierenden „Führer" trotz aller scheußlichsten Untaten zugute halten, dass er „Autobahnen" gebaut und das Volk mit seinem „Volkswagen" betrogen hat. Sein Unwesen und sogar dieser kleine Betrug waren schnell vergessen. Zumal es gleich nach der Zeit des Schutt-Wegräumens von der Straße auch schon losging mit der Totalmobilisierung. Es gab ja auch damals mehr Straßen als intakte Häuser, etwa so wie es heute mehr Autos als intakte Familien in Deutschland gibt. Der Slogan „Freie Fahrt für freie Bürger" war ein Befreiungsakt, das eigene Auto das höchste Glücksgefühl. Man wollte vergessen und hielt sich am Steuerknüppel fest. Die Frau hatte sich steineklopfend am Aufbau ausreichend emanzipiert, jetzt wurde sie wieder zur „Mitfahrerin".

Betrachtet man die Statistiken der Autofahrer nach Altersstruktur, ist erkennbar, dass viele Senioren sich heute an dieser „Freiheit" festhalten, obwohl oder vielleicht auch gerade weil sie nicht mehr richtig gehen, sehen oder hören können; das Autofahren ist für sie selbst immer noch das sicherste. Auch wegen der vielen Kriminellen, die bei eintretender Dunkelheit sofort zuschlagen würden, wenn man als Senior kein Schutzblech hätte. So sind unsere Senioren. Sind sie so?

Die ältere Generation hat versucht, die Leiden im Krieg und in den Nachkriegszeiten durch Konsum und Auto auszugleichen. Das ist sehr verständlich. Doch muss hinzugefügt werden, dass sie der Fluch der Autobesenheit nun einholt, so dass sie wiederum die Leidtragenden sind. Eine mehrfach betrogene Generation steht an der Spitze unserer Altersstruktur-Zwiebel. Sie bekommen die Folgen der Massenmotorisierung zu großen Teilen als Fußgänger zu spüren: auf den Bürgersteigen ist kein Durchkommen, das Queren der Straße ist gefährlich, die Zebrastreifen sind nahezu abgeschafft, die Wege zur nächsten Ampel oder Haltestelle sind weit, die Überfälle auf Senioren häufen sich.

Etwa 35.000 Menschen im Alter ab 65 Jahren verunglücken jährlich im Straßenverkehr. In den Mobilitäts-Tageszeiten wird ca. alle 10 Minuten in Deutschland ein Mensch ab 65 Jahren verletzt oder getötet. Warum gibt es keinen Aufschrei, dass es so nicht weitergehen darf? Auf die Autoeuphorie der jüngeren Jahre kann doch im Alter nicht die Todesstrafe beim Fahrbahnüberqueren stehen.

Die Senioren-Lobby wird offensichtlich hauptsächlich geführt von Funktionärinnen und Funktionären, die sich ein Leben ohne Auto noch immer nicht vorstellen können; obwohl die Mehrheit der von ihnen vertretenen Bevölkerungskreise ohne ein solches leben.

Für Senioren hätte die Einschränkung des Kfz-Verkehrs auf ein stadtverträgliches Maß, die Förderung des Fußgängerverkehrs mit allem, was dazu gehört, große Vorteile: auf freien Bürgersteigen geht es sich angenehmer und sicherer, häufigere Querungshilfen würden ihnen lange Umwege ersparen, Straßenbahnen und Busse könnten ihnen längere Strecken zu Fuß abnehmen. Durch mehr Geschäfte in der Nachbarschaft wäre die Selbstversorgung und Unabhängigkeit länger möglich.

Wäre das Zu-Fuß-Gehen in unseren Straßen angenehmer, könnten sich vereinsamte Senioren leichter „unters Volk mischen". Gäbe es mehr Fußgänger, könnten Senioren ein größeres Sicherheitsgefühl in punkto Überfälle haben und auch häufiger Hilfestellungen beim Überqueren der Straße. Sicher lassen sich nicht alle Unannehmlichkeiten des Alters beseitigen, es könnten aber die Vorteile von älteren Menschen eingebracht werden, wenn wir uns wieder blechlos bewegen würden.

Gesucht werden querdenkende Senioren, die noch unruhig genug sind, um diese Dinge mit anzupacken. Für sich selbst, für ihre Kinder und Enkelkinder.

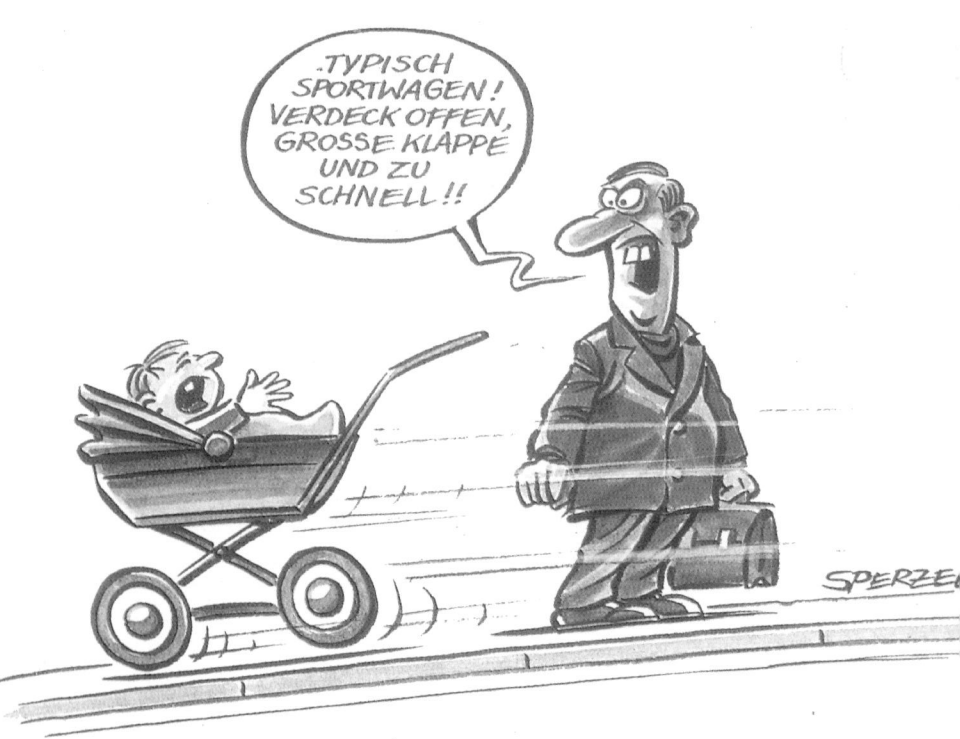

Senioren sind die großen Sorgenkinder im Straßenverkehr

Leserbrief zu *mobil und sicher* – Das Verkehrswachtmagazin 1/2000, „Generationenkonflikt im Straßenverkehr"

„Alt, arm, gebrechlich", diese drei Merkmale werden im Volksmund den Senioren zugeordnet.

Alt: Der Ausdruck ist relativ anzusehen. Der Tennisspieler Boris Becker zählt im Alter von 35 Jahren zu den Senioren in diesem Sport, betätigt er sich mit seinem Vermögen in der Wirtschaft, so bezeichnet man ihn als „Jungunternehmer". Der Bundeskanzler Konrad Adenauer, der bis zum Alter von 88 Jahren sein Amt wahrnahm, rechnete während seiner Regierungszeit nicht zu den alten Leuten.

Arm: trifft für hiesige Ruheständler im Sinne der Armut der Dritten Welt nicht zu. Man kann sich allerhand leisten.

Gebrechlich: ist Ansichtssache, das ist ein weitgestreuter Begriff. Manche Rentner schleppen sich mühsam am Stock dahin; die Mehrzahl ist noch als rüstig anzusehen!

Normbegriffe sollten eingeführt werden für Normalfußgänger: Sehen, Hören, Reaktionsvermögen, Gehfähigkeit, das lässt sich messtechnisch festlegen in Mittel- und Grenzwerten.

Wenn ein 80-Jähriger die Empfehlung bekommt, sich in einem Kurs der Verkehrswacht als „älterer Fußgänger im Straßenverkehr" schulen zu lassen, so entgegnet er: „Das gilt für die 90-Jährigen, ich gehöre nicht dazu." Betrachtet man das dargebotene Material aus Sicht des Fachmannes, so sind allerhand Mängel festzustellen. Wenn man Kenntnisse vermitteln will, so muss man funktionale Zusammenhänge darstellen, was nicht geschieht. Es wäre sinnvoll, die Unterweisung entsprechend umzustellen. Um die Sache reizvoll zu machen, sollte man den Titel ändern: „Moderne Verkehrsregeln für erwachsene Fußgänger". Damit werden alle angesprochen, die aus dem Jugendalter herausgewachsen sind, auch und besonders die Ruheständler. Leider ist die Idee bei den maßgebenden Personen der Verkehrswacht nicht anzubringen, und schon gar nicht beim Verkehrssicherheitsrat, denn das sind Idealisten mit geringen Fachkenntnissen.

Dipl.-Ing. H. Nagel, Künzell

NACHWORTE

Liebe Leserin, lieber Leser!

Mobilität ist – gerade auch für ältere Menschen – ein Stück Lebensqualität und eine entscheidende Voraussetzung für die Teilnahme am gesellschaftlichen Leben. Der Einkauf oder Arzttermin, Besuche von geselligen und kulturellen Veranstaltungen und Kontakte zu Freunden und Verwandten sind nur möglich, wenn Mobilität auch im Alter erhalten bleibt. Mobilität kann unterschiedlich aussehen. Ob als Fußgängerin oder Fußgänger, als Radfahrerin oder Radfahrer oder im Auto – die Teilnahme am Straßenverkehr ist Voraussetzung für die Alltagsorganisation und die Pflege sozialer Kontakte. Gesundheitliche Beeinträchtigungen führen im höheren Lebensalter aber oftmals zu Einschränkungen der Mobilität. Deshalb ist es für ältere Menschen wichtig, individuelle Möglichkeiten zur Mobilität zu finden, um ein selbständiges Leben führen zu können.

Viele ältere Frauen haben häufig keinen Führerschein. Sie gehen zu Fuß und nutzen in stärkerem Maße den öffentlichen Personennahverkehr. Fußgänger sind im Straßenverkehr besonders gefährdet, und für ältere Menschen ist doppelte Vorsicht geboten. Die Verkehrsplanung ist vor allem auf den Autoverkehr ausgerichtet. Für ältere Menschen stellt dies oft ein Problem dar. Ist die Beweglichkeit eingeschränkt, präsentiert sich die Welt in anderem Licht. Wichtig werden z.B. längere Grünphasen bei Verkehrsampeln und niedrige oder abgesenkte Bordsteine. Für Menschen mit eingeschränkter Sehfähigkeit sind starke Farbkontraste eine wichtige Orientierungshilfe. Das sollte bei Fahrbahnmarkierungen stärker berücksichtigt werden. Meist fehlen auch in Wohngebieten Bänke, die es älteren Menschen ermöglichen, Ruhepausen einzulegen und so auch etwas längere Wegstrecken zurücklegen zu können. Gerade das Spazieren gehen ist bei älteren Menschen eine beliebte Freizeitbeschäftigung mit der sie am Leben teilhaben und sich gesund erhalten.

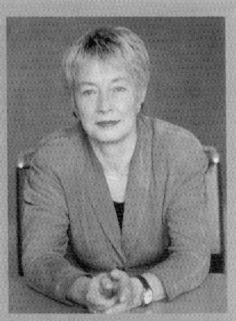

Dr. Christine Bergmann, Bundesministerin für Familie, Senioren, Frauen und Jugend, Berlin

Sehr viele Seniorinnen und Senioren sind sichere Autofahrer bis ins hohe Alter. Statistiken belegen ganz klar, dass sie nicht mehr Unfälle als andere Altersgruppen verursachen. Überdies zeigt die Erfahrung, dass sie selbst das beste Gespür dafür haben, wann die Sehkraft oder die Reaktionsfähigkeit nicht mehr ausreicht, um als Autofahrer am Straßenverkehr teilzunehmen. Viele Seniorinnen und Senioren sind aber auf Bus und Bahn als Verkehrsmittel angewiesen. Jedoch stehen die Bedürfnisse älterer Menschen beim öffentlichen Nahverkehr noch nicht an vorderer Stelle. Haltestellen ohne überdachte Sitzplätze, komplizierte Fahrkartenautomaten ebenso wie unübersichtliche Fahrpläne und nicht transparente Streckenführungen werden für viele ältere Menschen zum Hindernis. Viele Gemeinden haben dies erkannt und bieten zunehmend spezielle Angebote für ältere Menschen an.

Durch einen freundlichen Umgang kann für ältere Menschen einiges im Straßenverkehr erleichtert werden. Fehlende Sitzplätze in Bussen und Bahnen und zugeparkte Gehwege sind für ältere Menschen besonders beschwerlich. Fahrräder in Fußgängerzonen und Inline-Skater, die an den Fußgängern vorbeiflitzen, werden von vielen älteren Menschen als Bedrohung empfunden. Aber all dies kann durch ein menschliches Miteinander und Rücksicht ausgeglichen werden.

Der vorliegende *mobil und sicher*-Ratgeber gibt viele nützliche und wertvolle Tipps für die sichere Mobilität von Senioren und Seniorinnen.

Vielfach wäre es mit einfachen Mitteln möglich, bessere Voraussetzungen für ältere Menschen im Straßenverkehr zu schaffen. Vieles könnte ohne großen Aufwand geändert werden. Davon würden nicht nur die Seniorinnen und Senioren profitieren.

Dr. Christine Bergmann

Im Alter möglichst lange selbständig bleiben zu können, das ist der Wunsch, den älter werdende Menschen am häufigsten bekunden. Die Lebensqualität im Alter hängt entscheidend davon ab, ob ein Mensch mobil ist, d. h. weitgehend unabhängig von der Hilfe und dem Wohlwollen anderer. Daher hat das Auto als Verkehrs- und Transportmittel gerade für ältere Menschen enorm an Bedeutung gewonnen.

So verdoppelte sich in den Jahren zwischen 1982 und 1992 bei den Rentnerhaushalten der Grad der Ausstattung mit einem Auto von ca. 24% auf mehr als 51%, außerdem sind etwa 11 Millionen Führerscheinbesitzer älter als 65 Jahre – Tendenz steigend.

Zwar belegen einschlägige Untersuchungen, dass Senioren keine besonders gefahrenträchtige Teilnehmergruppe im motorisierten Straßenverkehr sind, jedoch lassen sich gesundheitliche Beeinträchtigungen mit Auswirkungen auf die Sehkraft, das Hörvermögen und die Reaktionsgeschwindigkeit mit zunehmendem Alter nicht leugnen. Dazu kommt, dass die Verkehrsdichte enorm gestiegen und das Verkehrsgeschehen insgesamt hektischer geworden ist.

Hier bietet der vorliegende *mobil und sicher*-Ratgeber wertvolle Hilfen, was die Einflussmöglichkeiten auf die Erhöhung der Verkehrssicherheit Älterer betrifft. Er gibt neben wissenschaftlich fundierten Informationen konkrete und praktisch umsetzbare Hilfen an die Hand, mittels derer die eigene Leistungsfähigkeit in puncto Sehen und Hören gecheckt werden kann. Außerdem gibt es eine Fülle von Tipps und Hinweisen für Senioren, die, nicht nur als Autofahrer, sondern auch als Radfahrer, als Nutzer des Öffentlichen Nahverkehrs und als Fußgänger am Verkehr teilnehmen.

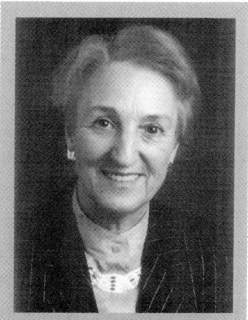

Roswitha Verhülsdonk, Vorsitzende der Bundesarbeitsgemeinschaft der Senioren-Organisationen e.V. (BAGSO), Bonn

Die Bundesarbeitsgemeinschaft der Senioren-Organisationen (BAGSO), die über ihre 66 Mitglieder und Mitwirkende die Interessen von mehr als 9 Millionen Menschen in ganz Deutschland vertritt, begrüßt und unterstützt die Bemühungen der Deutschen Verkehrswacht, an die individuelle Verantwortung jedes einzelnen Verkehrsteilnehmers zu appellieren. Dazu gehört auch die kritische Auseinandersetzung mit der eigenen Verkehrstüchtigkeit.

Sie sieht es jedoch als ihre spezifische Aufgabe, an der Gestaltung einer Verkehrsumwelt mitzuwirken, die eine **sichere** Mobilität im Alter ermöglicht.

So führte die BAGSO bereits 1993 auf Anregung des Seniorenausschusses des Hartmannbundes eine Befragung in den BAGSO-Nachrichten, ihrem vierteljährlich erscheinenden Magazin für Multiplikatoren in der Seniorenarbeit, durch. Hier machten ältere Fußgänger, Rad-, Bus/Bahn- und Autofahrer sehr differenzierte und praxisorientierte Vorschläge zur Verbesserung der Verkehrssicherheit Älterer. Seitdem hat die BAGSO das Thema „Ältere Menschen und Verkehr" immer wieder in ihren Publikationen, so auch in den „Fakten und Felder der freien Seniorenarbeit", aufgegriffen.

Die BAGSO tritt dafür ein, dass ältere Verkehrsteilnehmer als „Experten ihrer Situation" in städte- und verkehrsplanerische Überlegungen einbezogen werden, wie dies bereits erfolgreich in vielen Städten und Kommunen geschieht.

Roswitha Verhülsdonk

Sind wir Senioren ein Problem für den Straßenverkehr oder ist der Straßenverkehr ein Problem für uns Senioren?

Wir Seniorinnen und Senioren nehmen mehr am Verkehr teil. Wir haben mehr Freizeit, wir können spazieren gehen, Fahrrad fahren oder sonst wie einer sinnvollen Freizeitbeschäftigung nachgehen. Aber auch außerhalb dieser Freizeit-„Beschäftigung" sind wir in allen Bereichen des Verkehrs beteiligt. Altersbedingt gibt es allerdings manche Probleme für uns. Als Fußgänger haben wir Schwierigkeiten mit unebenen Fußwegoberflächen, mit zu kurzen Grünphasen von Fußgängerampeln, mit fehlenden Absenkungen bei Bürgersteigen und fehlenden Handläufen bei Treppen, auch bei Hauseingängen mit Stufen.

Bei den Fahrradfahrern gibt es für uns ein doppeltes Problem, wir Senioren sind gelegentlich „Täter" aber häufiger Opfer. In den letzten Jahren haben nicht nur die Fahrrad begeisterten Menschen überhaupt zugenommen. Dadurch unterliegen auch wir den Gefahren des Straßenverkehrs als Fahrradfahrer. Aber, sind wir auch rücksichtsvolle Fahrradfahrer? Sicherlich ist die Gefährdung durch uns für Fußgänger geringer, da wir langsamer fahren. Halten wir auch die Verkehrsregeln ein, fahren wir durch keine Fußgängerzonen, fahren wir auf keinen Fußwegen, die für Fahrradfahrer nicht freigegeben sind? Kontrolliert uns die Polizei auch so selten bei diesem rücksichtslosen Verhalten? Im Interesse aller Fußgänger ist eine häufigere Kontrolle und die Erhöhung der Bußgelder erforderlich.

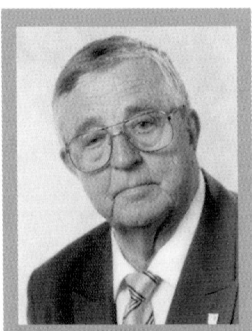

Horst Vanselow, Vorsitzender der Bundesseniorenvertretung, Norderstedt

Ganz andere Probleme ergeben sich bei der Benutzung der öffentlichen Verkehrsmittel: Bus, Straßenbahn (wo noch vorhanden) und der Bahn. Die erste Schwierigkeit ergibt sich bereits beim Lesen der Fahrpläne durch häufig zu kleine Schrift und die Benutzung der Fahrkartenautomaten. Eine weitere Schwierigkeit besteht durch die unterschiedliche Höhe der Bahnsteige und der Busse bzw. der Waggons. Auf diesem Sektor ist allerdings schon einiges geschehen – höhere Bahnsteige, Niederflurbusse – aber Gehbehinderte, besonders Rollstuhlbenutzer, haben auf manchem ZOB und erst recht auf Bahnhöfen große Schwierigkeiten beim Übergang von Bahnsteig zu Bahnsteig. Es fehlen auf den Bahnhöfen die Fahrstühle. Diese sind auch Mangelware bei den besonders von Senioren so beliebten Flussschiffen.

Für viele von uns erfolgt mit dem Ende des Erwerbslebens eine Umstellung auch als Autofahrer/in. Wir fahren nicht mehr täglich zu gleichen Zeiten zur Arbeitsstelle bzw. zur Wohnung, sondern zu anderen Zeiten und anderen Zielen. Dadurch ist manche Verkehrssituation ungewohnt. Aber durch die langjährige Erfahrung als Autofahrer bei uns Senioren finden wir uns schnell in die neuen Gegebenheiten. Wie überhaupt die „Erfahrung" als Autofahrer ein außerordentlicher Pluspunkt für uns ist. Allerdings sollten das Gehör und besonders die Sehkraft regelmäßig kontrolliert werden. In diesen Bereichen gibt es sicherlich Fehleinschätzungen der eigenen Leistungsfähigkeit.

Es sollten aber auch die immer wieder geänderten Verkehrsregeln – nicht nur die für Autofahrer – gelernt werden. Von der Polizei, den Verkehrswachten und den Seniorenorganisationen werden Informationsveranstaltungen angeboten, die unbedingt genutzt werden sollten.

Alle diese von mir hier dargelegten Themen werden in dem vorliegenden ***mobil und sicher***-Ratgeber angesprochen. Dieser Ratgeber ist kompetent, nützlich und lehrreich; er bietet eine Vielzahl von wertvollen Tipps damit wir bis ins hohe Alter mobil und sicher im Straßenverkehr bleiben. Ich empfehle diesen Ratgeber jedem Senior und jeder Seniorin sowie jedem erwachsenen Verkehrsteilnehmer.

Horst Vanselow

D ie Deutsche Verkehrswacht hat einen Ratgeber zum Thema „Senioren im Straßenverkehr" herausgebracht.... so gut – so lieb ... o d e r ???

Ab 60 gehört Mensch zu der Altersgruppe von Senioren, auf die der „Staat" gerne „aufpassen möchte", damit den Gruppen unterhalb von 60 nichts passiert !! Wer´s nicht glaubt, wird nicht selig, sondern erhält bei „Auffälligwerden" die „besondere Fürsorgepflicht des Staates" durch Zwangsmaßnahmen verpasst.

Eigentlich bin ich froh, dass das UNO-Weltjahr der Senioren 1999 mit all den hochsubventionierten Veranstaltungen vorbei ist... im Sinne „Hallo, ihr Jüngeren, schaut her, was wir über 60 noch alles können". Menschen bis 60 haben ein gelebtes Leben. Deshalb haben im besonderen Män-

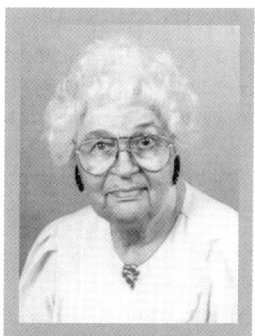

Trude Unruh – Gründerin der GRAUE PANTHER BEWEGUNG, seit 1952 Führerschein mit viel Gebrauch

ner ab 60 Wut, wenn (wir Frauen sind das immer noch generationenübergreifend gewohnt) jüngere (!) Autofahrer, egal wo und wie, bewusst fahrlässig Verkehrsregeln und -schilder missachten, um den Alten zu zeigen...wo es lang geht!

Also würde ich im „Ratgeber für Senioren" vorschlagen:

● Ruhe bewahren... auch wenn man meint, die eigenen Söhne, Töchter oder Enkel vor sich zu haben.

● Stur die vorgeschriebenen Verkehrsregeln und Schilder, egal ob im Stadt-, Landstraßen oder Autobahnverkehr, im Stau oder an Baustellen achten.

● Vor allem die vorgeschriebenen Kilometerbegrenzungen – auch wenn es schwer fällt – einhalten – Vorbild sein.

● Nicht negativ beeinflussen lassen von Rasern, Stoßstangenfahrern, Linksüberholern oder Slalomfahrern – immer auf die rechte Seite zurück.

● Lassen Sie den/die Beifahrer(-in) die Auto-Nr. aufschreiben, den Tag, die Uhrzeit, den KM-Stein. Schicken Sie diese Daten entweder der Polizei oder an GRAUE PANTHER Wuppertal Postf. 200655. Wir zeigen nichts an, aber unsere Mitglieder unter 50 wollen auch über Internet, die Autofahrerdiskriminierung nur wegen Geburtsdatum politisch weghaben. Also kein Führerschein mit automatischem Verfallsdatum.

● Für a l l e Verkehrssünder saftige Geldstrafen (oder ehrenamtliche Arbeiten).

● Gesundheitstest ja, aber für a l l e.
● Schluss mit dem Generationenkrieg auf den Straßen.

Täglich können wir lesen, wer die Verkehrsunfälle herbeiführt....kaum die über 60 ....

Neulich las ich in der WZ Düsseldorf folgendes:

„Geistlicher als Geisterfahrer"...„Einen Schutzengel hatte ein Pfarrer (46), der auf einer Schnellstraße in Siegen als Geisterfahrer unterwegs war. Zufällig entdeckten ihn zwei Polizisten. Als der Geistliche auf ihre Lichtzeichen nicht reagierte, verständigten sie ihre Kollegen. Von der Streife angehalten erklärte der Kirchenmann, er habe sich verfahren.. „Polizei – dein Freund und Helfer!" Bitte für alle Jahrgänge....

Also noch rein in den Ratgeber für „Senioren im Straßenverkehr":

● Unabdingliche Generationen-Achtung miteinander.

● Statt zu vieler Verkehrsschilder, an schlimmen Brennpunkten, z.B. Verhinderung von Geisterfahrern, extra große Hinweise im Vorfeld.

Viele dieser von mir genannten Inhalte werden in diesem ***mobil und sicher***-Ratgeber behandelt. Ich wünsche, dass möglichst viele Menschen diesen Ratgeber lesen werden, damit Vorurteile gegenüber Älteren abgebaut werden und mehr Sicherheit auf unseren Straßen erreicht wird.

Trude Unruh

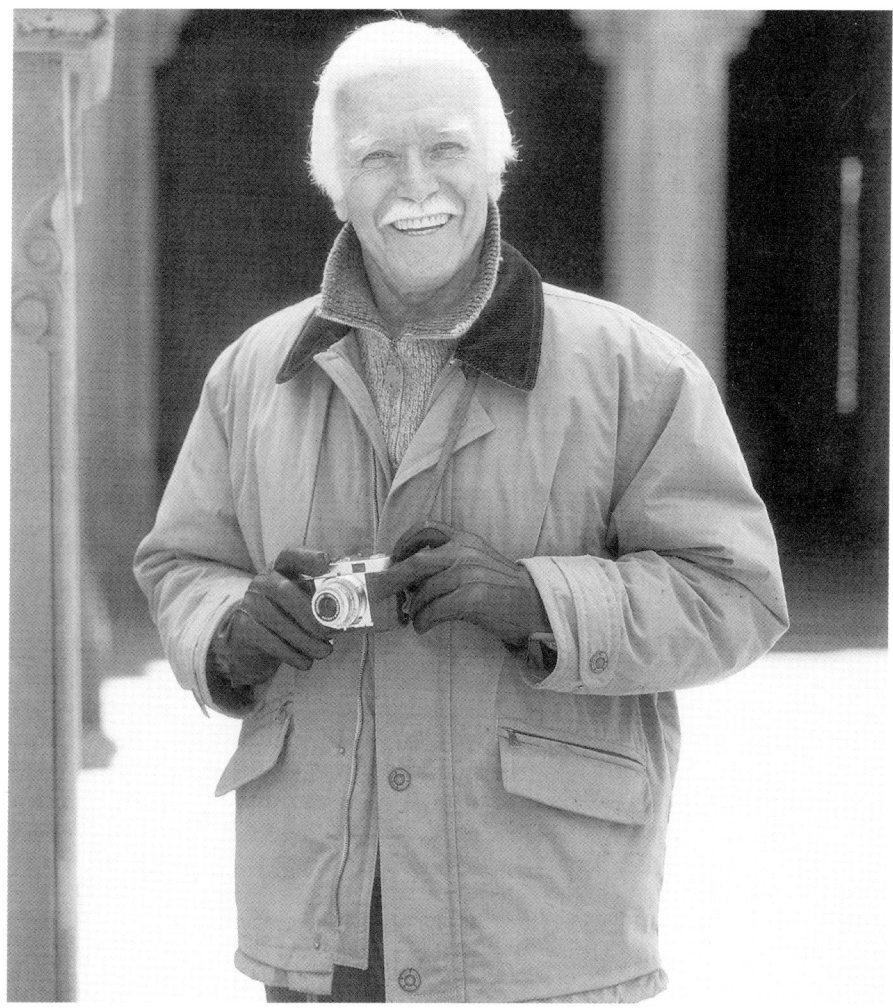

Fotonachweis

Allianz Versicherung/GP S. 84, 86; Apollo-Optik, S. 26, 34; autopress S. 57, 83, 90, 102, 119, 135, 143, 147, 154, 159, 164, 166, 169; Behr S. 15; BMW S. 52, 66; Bugatti S. 64; BKK Bundesverband/GP S. 121; Butschkow S. 32; C & A Mode & Co S. 8, 80, 122, 183; Citroen/GP S. 25; DEA S. 12, 55, 100; DaimlerChrysler S. 64; DVW S. 50, 59, 93,112, 116, 173; DVW/dpp S. 120; Fendt S. 62; GLOBUSpress S. 4, 71, 87; Kreifels S. 96; KGS S. 78, 124; Media Mobil S. 10, 79, 118, 153, 160; Mercedes/pbw S. 84; NBT S. 28; OPEL S. 29; Otto Versand/HP S. 46; Panorama S. 78; Quelle S. 38, 42, 74, 75; Renault S. 64; Schlanghaufer S. 92; Schulz zur Wiesch S. 77; Sicher Direct S. 5, 15, 19, 36, 128, 171, 176; Smart S. 64; vision works S. 43, 47; WEDOpress S. 16, 105; Wodicka S. 20

Wichtige Adressen

Verkehrswachten

Deutsche Verkehrswacht e.V. (DVW)
Am Pannacker 2
53340 Meckenheim bei Bonn
Tel. 02225 / 884-0
Fax 02225 / 884-68
E-Mail: dvw-ev@dvw-ev.de
www.dvw-ev.de

Landesverkehrswacht
Baden-Württemberg e.V.
Ulmerstraße 261
70327 Stuttgart (Wangen)
Tel. 0711 / 407030-0
Fax 0711 - 407030-20
E-Mail: landesverkehrswacht@lvw-bw.de
www.lvw-bw.de

Landesverkehrswacht
Bayern e.V.
Ridlerstraße 35a
80339 München
Tel. 089 / 540133-0
Fax 089 / 54075811

Landesverkehrswacht
Brandenburg e.V.
Verkehrshof 11
14476 Potsdam
Tel. 0331 / 504023
Fax 0331 / 501989

Landesverkehrswacht
Berlin e.V.
Reichstraße 100
14052 Berlin
Tel. 030 / 3040161
Fax 030 / 3040162

Landesverkehrswacht
Bremen e.V.
Hollerallee 6
28209 Bremen
Tel. 0421 / 343536
Fax 0421 / 343536

Verkehrswacht
Hamburg e.V.
Großmannstraße 210
20539 Hamburg
Tel. 040 / 785157/58
Fax 040 / 7898376
E-Mail:
verkehrswacht.hamburg@arcormail.de

Landesverkehrswacht
Hessen e.V.
Walldorferstraße 4-6
60598 Frankfurt a. M.
Tel. 069 / 634027
Fax 069 / 639391
E-Mail: lvw-hessen@t-online.de
www.verkehrswachthessen.de

Landesverkehrswacht
Mecklenburg-Vorpommern e.V.
Grevesmühlener Straße 20-22
19057 Schwerin
Tel. 0385 / 4868345
Fax 0385 / 4868346
E-Mail: lvw-mv@t-online.de
www.lvw-mv.de

Landesverkehrswacht
Niedersachsen e.V.
Arndtstraße 19
30167 Hannover
Tel. 0511 / 17580/81
Fax 0511 / 17582
E-Mail: lvw-nds@t-online.de
www.landesverkehrswacht.de

Landesverkehrswacht
Nordrhein-Westfalen e.V.
Friedenstraße 4
40219 Düsseldorf
Tel. 0211 / 30200311
Fax 0211 / 30200323
E-Mail: LVWNRW@aol.com
www.landesverkehrswacht-NRW.de

Landesverkehrswacht
Rheinland-Pfalz e.V.
Bahnhofsplatz 2
55116 Mainz
Tel. 06131 / 222510
Fax 06131 / 237323

Landesverkehrswacht
Saar e.V.
Metzer Straße 19
66117 Saarbrücken
Tel. 0681 / 57599
Fax 0681 / 57589

Landesverkehrswacht
Sachsen e.V.
Sosaer Straße 41
01257 Dresden
Tel. 0351 / 2015662
Fax 0351 / 2015153

Landesverkehrswacht
Sachsen-Anhalt e.V.
Nachtweide 36-43
39124 Magdeburg
Tel. 0391 / 2515297
Fax 0391 / 2515298

Landesverkehrswacht
Schleswig-Holstein e.V.
Westring 260
24116 Kiel
Tel. 0431 / 17333
Fax 0431 / 17334

Landesverkehrswacht
Thüringen e.V.
St.-Christophorus-Straße 3
99092 Erfurt-Marbach
Tel. 0361 / 77886-0
Fax 0361 / 77886420
E-Mail: LVW-THU@t-online.de

Sonstige

Automobilclub
Kraftfahrer-Schutz e.V. (KS)
Uhlandstraße 7
80336 München
Tel. 089 / 53981-0
Fax 089 / 53981-250
E-Mail: zentrale@auxilia.de
www.automobilclub.de

AMD ALLIANCE INTERNATIONAL
11460 Johns Creek Parkway,
Duluth, Georgia, U.S.A. 30097
www.amdalliance.org

Bundesministerium für Familie,
Senioren, Frauen und Jugend
Taubenstraße 42/43
10117 Berlin
Tel. 030 / 20655-1061/-1062
Fax 030 / 20655-1111
E-Mail: presse@bmfsfj.bund.de
www.bmfsfj.de

Bundesministerium für Verkehr,
Bau- und Wohnungswesen (BMVBW)
Krausenstraße 17-20
10117 Berlin
Tel. 030 / 2008-2040/41
Fax 030 / 2008-2059
E-Mail: poststelle@bmvbw.bund.de
www.bmvbw.de
Dienststelle Bonn
Robert-Schuman-Platz 1
53175 Bonn
Tel. 0228 / 300-0
Fax 0228 / 300-3428

Bundesanstalt für Straßenwesen (BASt)
Brüderstraße 53
51427 Bergisch Gladbach
Tel. 02204 / 43-0
Fax 02204 / 43-673
www.bast.de

Bundesarbeitsgemeinschaft der
Senioren-Organisationen e.V. (BAGSO)
Schedestr. 13
53113 Bonn
Tel. 0228 / 249993-0
Fax 0228 / 249993-20
E-Mail: info@bagso.de
www.bagso.de

Bundesarbeitsgemeinschaft
Seniorenbüros e.V. (BaS)
Pfarrer-Byns-Str. 1
53121 Bonn
Tel. 0228 / 614078
Fax 0228 / 614060
E-Mail: isis-bonn@t-online.de

Bundesseniorenvertretung e.V.
Stetinerstraße 13
22850 Norderstedt
Tel. 040 / 52878108
Fax 040 / 52878112
E-Mail:
bsv-seniorenvertretungen@t-online.de

Bundesverband „Graue Panther" e.V.
Kothener Straße 1-5
Postfach 200655
42206 Wuppertal
Tel. 0202 / 280700
Fax 0202 / 2807055
E-Mail: Info@graue-panther-online.de
www.graue-panther-online.de

DB AutoZug GmbH
Königswall 21
44137 Dortmund
Tel. 01805 / 251224
www.dbautozug.de

DEA MEDIATHEK der
Deutschen Verkehrswacht
Am Pannacker 2
53340 Meckenheim bei Bonn
Tel. 02225 / 88480/81
Fax 02225 / 88482
E-Mail: Info@mediathek.org
www.mediathek.org

Fußgängerschutzverein e.V.
Exerzierstraße 20
13357 Berlin-Wedding
Tel. 030 / 4927473
Fax 030 / 4927972
www.fuss-ev.de

Gesamtverband der Deutschen
Versicherungswirtschaft e.V. (GDV)
Friedrichstraße 191
10117 Berlin
Tel. 030 / 20205117/18/19
Fax 030 / 20206604/05
www.gdv.de

Institut für Straßenverkehr (ISK)
im GDV
Ebertplatz 2
50668 Köln
Tel. 0221 / 16024-0
Fax 0221 / 16024-49
www.gdv.de

Institut für Zweiradsicherheit e.V. (ifz)
Postfach 120404
45314 Essen
Tel. 0201 / 835390
Fax 0201 / 368514
E-Mail: ifz.Essen@t-online.de
www.ifz.de

Kraftfahrt-Bundesamt
Fördestraße 16
24932 Flensburg
Tel. 0461 / 316-0
Fax 0461 / 316-1650
www.kba.de

Kuratorium Deutsche Altershilfe
An der Pauluskirche 3
50677 Köln
Tel. 0221 / 9318470
Fax 0221 / 9318476
E-Mail: info@senioren-online.net
www.senioren-online.net

Kuratorium Gutes Sehen e.V. (KGS)
Kirchweg 2
50858 Köln
Tel. 0221 / 948628-0
Fax 0221 / 4846220
E-Mail: kgspress@sehen.de
www.sehen.de

Redaktion *mobil und sicher* –
Das Verkehrswachtmagazin
Am Pannacker 2
53340 Meckenheim bei Bonn
Tel. 02225 / 88472
Fax 02225 / 88487
E-Mail: mobilundsicher@t-online.de
www.mobilundsicher.de

Schweiz. Beratungsstelle für Unfallverhütung (bfu)
Postfach 8236
CH-3001 Bern
Tel. 00413 / 3902222
Fax 00413 / 3902230

Senioren für Andere e.V.
Roßkampferstraße 7
74072 Heilbronn
Tel. 07131 / 962831
Fax 07131 / 962482

Statistisches Bundesamt
Gustav-Stresemann-Ring 11
65189 Wiesbaden
Tel. 0611 / 75-1
Fax 0611 / 724000
E-Mail: verkehrsunfaelle@statistik-bund.de
www.statistik-bund.de

velotech.de GmbH
Dienstleistungszentrum für Produktsicherheit
Gustav-Heusinger-Str. 21
97424 Schweinfurt
Tel. 09721 / 82777
Fax 09721 / 84651
E-Mail: brust@velotech.de
www.velotech.de

Verband der Automobilindustrie e.V. (VDA)
Westendstr. 61
60079 Frankfurt/M.
Tel. 069 / 7507-0
Fax 069 / 97507-261
www.vda.de

Verband Deutscher Verkehrsunternehmen (VDV)
Kamekestr. 37-39
50672 Köln
Tel. 0221 / 57979-0
Fax 0221 / 514272
www.vdv.de

Verlag Schmidt-Römhild
Mengstraße 16
23552 Lübeck
Tel. 0451 / 7031-01
Fax 0451 / 7031-231
E-Mail: msr-luebeck@t-online.de
www.schmidt-roemhild.de

Verkehrswacht
Medien & Service-Center GmbH
Am Pannacker 2
53340 Meckenheim bei Bonn
Tel. 02225 / 884 - 41/42/44
Fax 02225 / 88450
E-Mail: vms@dvw-ev.de

Sicherheitstraining
bei der Verkehrswacht

DEUTSCHE VERKEHRS WACHT

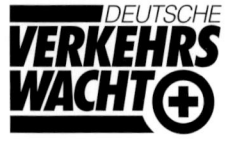

Gefahren erkennen, Gefahren vermeiden, Gefahren bewältigen

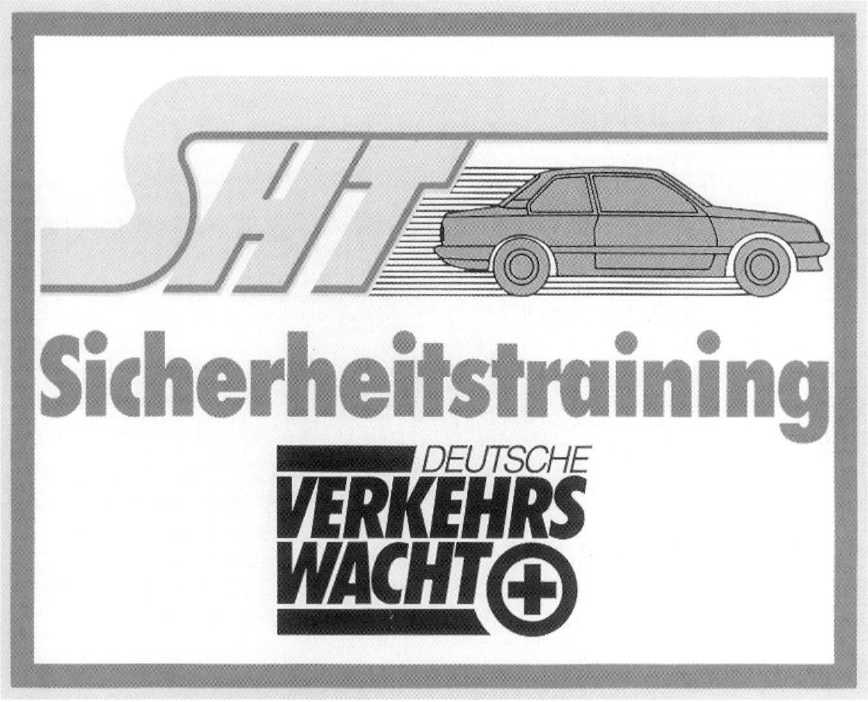

**Informationen
erhalten Sie bei den
Landesverkehrswachten
(siehe Adressen)**

Öko-Training
der Deutschen Verkehrswacht

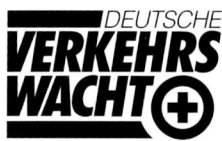

So sparen Sie Sprit und kommen sicher an...

1. Bei niedrigen Drehzahlen schalten und fahren!

2. Schwung nutzen und aufgebaute Energie ausnutzen!

3. Entscheidungsspielraum schaffen!

4. Motor abschalten, wo es sinnvoll ist!

5. Auf den richtigen Reifendruck achten!

6. Ballast entfernen!

7. Gelassen fahren!

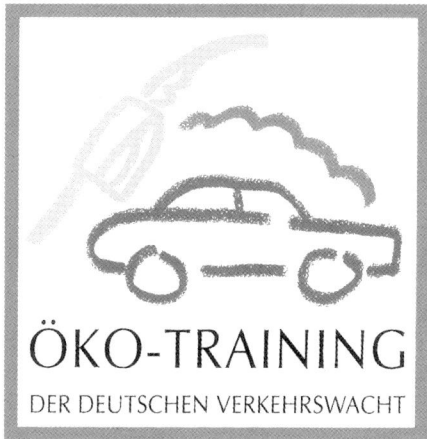

Informationen über Öko-Trainingskurse erhalten Sie bei der Deutschen Verkehrswacht oder den Landesverkehrswachten
(siehe Adressen)

Mit Hilfe unserer 7 Spartipps wird es Ihnen gelingen, den Kraftstoffverbrauch zu minimieren (um bis zu 25%) und sich sicherer im Straßenverkehr fortzubewegen, ohne dabei im Ergebnis langsamer zu fahren. Wie man am besten Kraftstoff spart, lernt man in einem Öko-Training der Deutschen Verkehrswacht.

Register

Alkohol 25, 45, 48, 132, 137
Alter 10, 15, 17, 23, 46, 119, 124, 129, 144, 152, 153, 170
Ampel 85
Arzneimittel 47, 48
Augen 22, 26, 31, 35
Augenerkrankung 23, 30
Aussteigen 93
Auto 13, 54, 59, 64, 65
Auto fahren 22, 49
Autofahrt 60
Autofahrer 13, 22, 23, 32, 33, 54, 56, 57, 84, 98, 108, 114, 117, 119, 127, 136, 139, 142, 157, 158, 163, 172, 174, 176
Autofahrer-Typen 174
Autoradio 59
Autowahl 65
AutoZug 94

Bahn 90, 95
Belastungsgrenzen 152, 153
Bevölkerungsentwicklung 11, 16, 155
Bewegung 37, 77, 149
Blutzuckerspiegel 49, 51, 58
Brille 22, 24, 32, 33, 34, 83
Bus 90, 91, 95

Checkliste 57, 58, 77, 78

Dämmerung 22, 23, 24, 87, 146
Diabetes 49
Düfte 43

Edelsteine 40, 41
Eigenverantwortung 57, 118
Ernährung 45, 105, 150,
Europäische Konferenz 167

Farbsehvermögen 29
Fahrbahn 84
Fahreignung 155
Fahrerlaubnis 157

Fahrtenmanagement 140, 141
Fahrverhalten 99
Fahrrad 18, 72, 73, 75, 77, 78
Fahrradhelm 73, 79, 163
Fahrtüchtigkeit 57, 164
Fahrzeug 57
Filmtipps 98
Fitness 46, 69
Fremdbild 10, 170
Fußgänger 17, 18, 22, 23, 24, 35, 36, 80, 81, 82, 83, 85, 87, 99, 107, 140, 162, 165

Gedächtnis 37
Gefahren 55, 69, 137
Gefühl 39
Gehirn 37
Gehirn-Jogging 37, 154
Geist 37, 44
Generationen 10, 11, 14, 15, 16, 111, 139, 141, 170, 173, 175
Generationenkonflikt 10, 170
Gerichtsurteile 119
Gesellschaft 15
Geschlecht 13, 14, 18
Geschwindigkeit 22, 24, 54, 70, 118, 132, 137, 163
Gesundheit 24, 44, 46
Gymnastik 61, 149

Haltestelle 91, 93
Handlungszuverlässigkeit 129
Heilsteine 41
Hören 36, 155
Hypoglykämie 49

Lebensqualität 13, 54
Leistungsfähigkeit 24, 46, 124, 131, 132, 140, 144, 152

Immunsystem 37, 40, 43

Kleidung 87, 117
Kopfverletzungen 73, 79
Kompensation 133, 144, 145,
Komplexität 54, 132, 137,

Körper 37, 39, 44, 125, 140

Makula-Degeneration 30, 31
Medikamente 25, 46-48, 163
Meidungsverhalten 55
Mental 39
Mobilität 13, 17, 125, 136, 145, 155, 157
Motorrad fahren 68

Öffentliche Verkehrsmittel 17, 90, 91, 92, 93, 95, 158, 164

Passive Sicherheit 65
Planung 56, 91
Politik 15
Psyche 39
Programme für Senioren 103

Rad fahren 72
Radfahrer 35, 72-75, 93, 99, 165
Radwege 75
Rechtsprechung 102, 119
Reflektierende Kleidung 73
Reflektoren 83
Ruhestand 175

Schlafen 43
Schwimmen 37
Seele 37, 39, 44
Sehen 22, 32
Sehtest 22, 26, 27
Senioren 14, 17, 54, 72, 82, 117, 134, 140, 164, 167, 175, 177, 179
Seniorenauto 64
Selbstbild 10, 157, 170
Selbsttest 23, 31
Selbsteinschätzung 57, 68
Selbstüberschätzung 54, 68, 69, 72
Sicherheit 83, 140, 149,
Sicherheitstraining 63, 70, 152, 154
Sicherheit 65, 165, 167
Sichtbarkeit 87
Sichtbedingungen 64, 65

Sitzposition 59, 65
Sonnenblendung 34
Statistik 10, 17, 72, 132, 139, 155, 170
Steuer 62
Strafe 47
Straße 84
Straßenverkehr 14, 16, 18, 22, 24, 29, 35, 37, 46, 57, 62, 72, 84, 142

Trinken 43, 44
Tabletten 48

Unfallgefahr 17, 22, 24, 54, 120, 162
Unfallrisiko 18, 36, 134, 140
Unfalltyp 19, 133
Unfallursachen 19, 54, 68, 72, 82, 137
Unterzuckerung 49

Veränderungen 15, 23, 137
Verkehrsbeteiligung 18
Verkehrstüchtigkeit 47, 164
Verkehrssicherheit 162, 165, 167
Verkehrsunfälle 17, 18, 54
Verkehrsverstöße 13
Verkehrswachten 104, 106, 184
Verletzungsschwere 17, 54
Videofilme 98
Vorbild 39, 143
Vorurteil 54, 173

Wahrnehmung 24, 35
Wahrnehmungs-Test 35
Witterung 87
Wohlbefinden 39, 44
Wohnmobil 62
Wohnwagen 62

Zebrastreifen 86
Zeitdruck 132, 153
Zielgruppenprogramme 107
Zug 94
Zweiradfahrer 22, 67

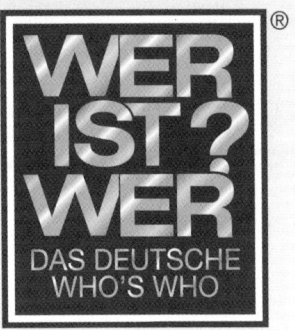

BEGRÜNDET VON WALTER HABEL

XXXIX. Ausgabe 2000/2001

Ca. 30.000 Kurzbiografien bedeutender zeitgenössischer Persönlichkeiten Deutschlands.

Eine wertvolle Informationsquelle, exklusiv, mit Geburtstagsliste (ohne Geburtsjahr) und ca. 1.800 Porträtfotos.

Ca. 1.680 Seiten, Großformat, weißer Kunstledereinband mit Goldschnitt, ISBN 3-7950-2029-8
Ladenpreis DM 410,-

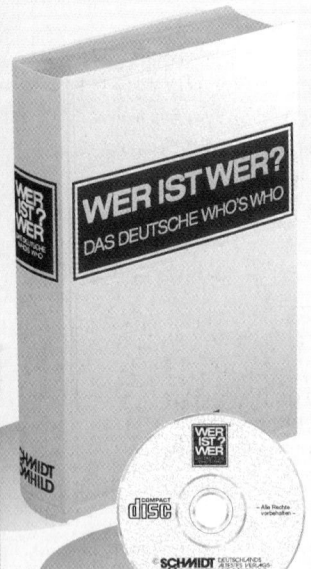

WER IST WER? auch als CD-ROM

Pressung des traditionsreichen Werkes auf CD-ROM, mit den Biografien der XXXIX. Ausgabe 2000/2001 und zahlreichen Porträtfotos.

Mit sekundenschnellem Zugriff auf
- Name, Vorname
- Geburtsdatum
- Beruf
- Wohnort
- Geburtsjahr

\+ Volltextsuche

Verpackung Buchbox, ISBN 3-7950-2030-1
Unverbindliche Preisempfehlung DM 248,-

Verlag Schmidt-Römhild
23547 Lübeck · Telefon 04 51/70 31-01 · Telefax 04 51/70 31-2 53
Internet: http://www.schmidt-roemhild.de · E-Mail: info@schmidt-roemhild.de

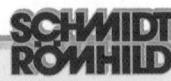